日常生活医学小知识

秦锡虎 主编

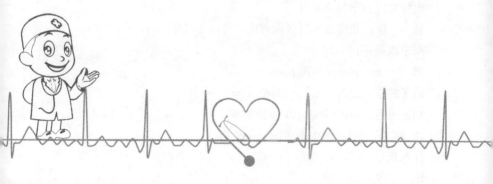

学苑出版社

图书在版编目（CIP）数据

日常生活医学小知识／秦锡虎主编 . -- 北京：学苑出版社，
2019.1

ISBN 978-7-5077-5629-6

Ⅰ . ①日… Ⅱ . ①秦… Ⅲ . ①医学－普及读物 Ⅳ . ① R-49

中国版本图书馆 CIP 数据核字（2018）第 293861 号

责任编辑：黄小龙
出版发行：学苑出版社
社　　址：北京市丰台区南方庄 2 号院 1 号楼
邮政编码：100079
网　　址：www.book001.com
电子邮箱：xueyuanpress@163.com
销售电话：010-67601101（销售部）　67603091　（总编室）
印　刷　厂：北京画中画印刷有限公司
开本尺寸：880×1230　　1/32
印　　张：10.125
字　　数：253 千字
版　　次：2019 年 1 月第 1 版
印　　次：2019 年 1 月第 1 次印刷
定　　价：48.00 元

《龙城科普系列丛书》编委会

编　　委：（按姓氏笔画排序）

王　彬　王广宝　芮云峰　李凯虎　何息忠　沈　戈
宋　平　张荃兴　张淑波　念保顺　鲁玉凤

《日常生活医学小知识》编委会

编　　委：（按姓氏笔画排序）

万　瑜　王　勇　王亚萍　叶新华　印木清　朱春富
刘广军　刘文明　许　峻　许红燕　孙镇江　严　婷
苏　丹　李小娜　李静燕　邹志清　张继红　陈　琦
杭　玏　周　栋　周志武　周晓云　孟卫芬　俞小卫
施如霞　恽文伟　秦丽丽　秦锡虎　倪昕晔　徐宇红
徐南伟　高剑波　黄　锦　黄丽玉　曹海涛　常　乐
蒋　华　韩惠芳　潘岁月　潘昌杰

主　　审：贾中芝
支持单位：常州市科学技术协会
　　　　　常州市第二人民医院

编写说明

拥有健康是人的一种基本需求和权利，也是社会和经济发展的基础，任何民族无不把健康视为人生的重要需求。

科普丛书作为健康教育的重要形式，在传播医学知识、提高国民健康素质方面发挥着重要的作用。为响应健康中国战略、推进健康中国建设、提高人民健康水平，本书编者结合工作经验及读者对健康的需求，将日常生活中大家关心的医学知识，通过科普的形式向广大读者展现出来，在保证科学性的同时，增加了趣味性和实用性。选择内容的时候，参考了编写者所在医院多年临床调查的数据，同时，在线上线下，征求了广大患者及家属的意见，并研究国家卫生健康委员会对于"大卫生""大健康"的要求。即便如此，本书所介绍的医学小知识也难免挂一漏万，请读者朋友批评指正。本书共分十六章，重点介绍了各个系统的常见疾病及相关的医学知识。该书不但具有先进的健康教育理念，而且与日常实践密切结合，故特别适合大众参考学习。

我们由衷地希望本书能为广大读者提供一些力所能及的帮助，并成为大家日常生活中的好帮手、好参谋。

谨以此书献给广大追求健康、热爱生活的读者！同时，也献给走过 81 载峥嵘岁月的常州市第二人民医院！

衷心地感谢所有在该书组稿和出版过程中给予帮助和支持的领导及同事！

编 者

2018 年 9 月

目　录

第一章　消化篇

一、胃病会传染吗？ ………………………………………… 001

二、胃药，您会吃吗？ ……………………………………… 003

三、有胃病，这些药就该戒掉！ ………………………… 004

四、便秘了，您还在吃泻药？ …………………………… 005

五、得了胆囊息肉，该怎么办？ ………………………… 006

六、肝（肾）囊肿要紧吗？ ……………………………… 008

第二章　循环篇

一、怎样预防高血脂？有哪些小妙招帮助控制血脂？ ……… 010

二、高脂血症人群如何健康饮食？ ……………………… 012

三、春节期间油腻腻，小心节后血脂高 ………………… 013

四、"救命药"硝酸甘油应该怎么吃？ ………………… 015

五、冠心病，饭该怎么吃？ ……………………………… 017

六、下肢动脉硬化闭塞症的危险信号，您知道吗？ …… 019

七、血栓发生前，身体会向您发送 6 个信号 …………… 020

八、身体有血栓，会发出 5 个"声音"！您听到了吗？ … 022

九、远离血栓，记住一个字！ …………………………… 025

十、生命在于运动——比取栓更重要的事情！ ………… 027

十一、抗栓：脑梗死防治第一招 ………………………… 028

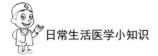

十二、脑血管病防治的一些错误认识 ·················031

十三、脑卒中的"黄金3小时" ·················033

十四、脑卒中与酗酒间不得不说的那些事儿 ·················034

十五、中青年人也要当心！不要认为脑梗是老年人才得的病 ·················035

十六、心超那些事儿 ·················037

十七、心脏不好还要做这3件事，迟早要吃大亏！ ·················039

十八、高血压的自我管理和保健 ·················040

十九、血压多少算正常？ ·················043

二十、秦医生手记：雷人的高血压 ·················045

二十一、秦医生手记：三议高血压 ·················046

二十二、小酌怡情，过量伤身，出现急性酒精中毒怎么办？ ·····049

二十三、血管自述：我是怎么一天天被堵死的！ ·················051

二十四、冠心病会遗传吗？ ·················052

二十五、您的心脏够年轻吗？ ·················053

二十六、心力衰竭：也许比肿瘤更可怕 ·················053

二十七、心律失常：让我欢喜让我忧 ·················060

第三章 呼吸篇

一、睡觉打鼾？注意！出现这些特征很危险！ ·················064

二、打鼾的那些事儿 ·················065

三、防治慢阻肺常见四误区 ·················066

四、家庭氧疗 ·················068

五、为什么老年人易患呼吸系统疾病？ ·················070

六、世界防治哮喘日：自由呼吸，您可以的！ ·················072

七、春季话哮喘 ·················073

八、夏天即将来临，哮喘患者应怎样锻炼？ ·················075

第四章 内分泌篇

一、餐后血糖一言不合就飙升！对策来了！ ……………… 077

二、谈"糖"色变 ……………………………………… 078

三、莫让衰老为糖尿病背锅 ……………………………… 080

四、激素与骨质疏松知多少 ……………………………… 082

五、血糖监测：要避免这 10 个错误 …………………… 085

六、郁闷的结节 ……………………………………………… 088

七、得了甲状腺结节怎么办？ …………………………… 090

八、浅谈甲状腺结节的健康饮食 ………………………… 091

九、甲亢患者"怎么吃"才健康？ ……………………… 093

十、关于甲状腺超声的那些事儿 ………………………… 097

十一、服用左甲状腺钠，如何避免踩"坑" …………… 098

第五章 神经精神篇

一、世界睡眠日：大家每天睡得好吗？ ………………… 101

二、讲究睡眠卫生，是健康睡眠的基本保证 …………… 103

三、是什么打扰了我们的睡眠？优质睡眠攻略 ………… 104

四、心灵也会"感冒"，适时心理体检 ………………… 109

五、过度悲伤真的会"心碎"，带您认识心碎综合征 … 110

六、焦虑情绪从何而来？三点好习惯缓解焦虑 ………… 111

七、关于眩晕的一些事儿 ………………………………… 113

八、晕车、晕船、晕机的原因与对策？ ………………… 114

九、您了解偏头痛吗？ …………………………………… 118

十、偏头痛"发作起来是真要命"，是不是有办法预防呢？ … 119

十一、左眼跳财，右眼跳灾？不，您可能是面肌痉挛 … 121

十二、炎炎夏日，警惕中风 ……………………………… 122

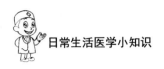

十三、有助于减少失智风险的一些好习惯 ·················124

第六章　骨骼运动篇

一、每天 6 个动作，跟肩周炎说再见 ·················128

二、肥胖的一千种"杀人"方法 ·················129

三、骨质疏松 = 缺钙？那些关于补钙的误区 ·················131

四、颈椎病还有这么多的症状！您知道吗？·················134

五、保护颈椎，预防颈椎病 ·················135

六、颈椎病头痛的重要原因，低头族请重视！·················137

七、腰椎间盘突出那些事儿 ·················138

八、小腿抽筋原因复杂，不仅仅只是缺钙 ·················140

九、肌张力障碍科普问答 ·················143

第七章　泌尿系统篇

一、护肾不是男人的专利
　　——"女神节"让我们一起关注女性肾健康 ·················145

二、您知道防治尿结石最简单的方法是什么吗？·················146

三、伤肾行为，您中招了吗？·················147

四、做个爱自己的"女王" ·················149

第八章　妇产篇

一、乳腺自查，您做对了吗？·················151

二、如何正确应对乳房疼痛 ·················152

三、关爱自己、呵护健康，每天都是女神节！·················155

四、子宫肌瘤知多少？·················158

五、"生不如死"的痛经之罪魁祸首：子宫腺肌病！ ············161

六、癫痫患者可以正常怀孕么？ ·······························162

七、科学胎教：准妈妈要弄明白三个问题 ···················165

八、无痛分娩：做快乐妈妈 ································167

九、走进妊娠期糖尿病的世界 ······························169

十、让我们一起坚持母乳喂养！ ····························170

第九章 小儿篇

一、新生儿要挤奶头？囟门不能碰？这12种育儿观不能信！ ···173

二、宝宝到底该穿几件衣服？这回全家人可以统一意见了 ······177

三、宝宝哭闹怎么办？那么哭声是代表什么呢？ ···········180

四、孩子摔倒后，我们该怎么办？ ·························182

五、科学育儿之把屎把尿的危害 ··························184

六、母乳喂养那些事儿 ···································188

七、如果"熊孩子"把体温计咬断了，家长该怎么办？ ·······191

八、如何应对孩子发热？这套秘籍送给您！ ················192

九、小儿退热用药知多少 ·······························196

十、儿童夏季腹泻怎么办，药师为您支支招！ ··············198

十一、水痘疫苗小贴士 ···································199

第十章 老年篇

一、老人过冬是个坎，来听听各科医生的建议！ ···········202

二、失能老年人居家养护 ·······························205

三、立秋之后，还需预防空调病 ··························207

四、老年痴呆 ···208

第十一章 风湿篇

一、怎样预防老年类风湿关节炎？预防措施有哪些？ ……… 210

二、痛风病人管住嘴：喝什么也很重要 ……… 211

三、痛风患者的治疗 ……… 214

四、高尿酸血症及痛风患者的饮食指导 ……… 215

第十二章 肿瘤篇

一、怎样预防食管癌？预防食管癌常吃哪些蔬果？ ……… 217

二、肿瘤患者如何合理饮食 ……… 218

三、化疗期间该怎么吃？ ……… 220

四、如何在家照顾化疗病人 ……… 221

五、什么是放疗？ ……… 224

六、放疗与肿瘤，您了解多少？ ……… 226

第十三章 皮肤篇

一、看看您的黑痣会恶变吗？ ……… 228

二、其实，没有狐臭的您是个"变态" ……… 231

三、手汗不是病，多了也不行 ……… 232

四、水痘小科普 ……… 233

五、光敏反应，夏日里的忧伤 ……… 235

第十四章 影像检查篇

一、X光拍片的六种误区 ……… 237

二、核医学检查对我们有多大影响？ ……… 240

三、关于"拍片"和"辐射"的一些真相 ……… 241

第十五章 药物篇

一、万能神药：阿司匹林 ……………………………………………… 245

二、"药"您知道：开封药品的"有效期" ……………………… 246

三、外伤，请小心用药！ …………………………………………… 249

四、吃了这些药，请对开车说不 ………………………………… 250

五、注意！吃了这些药，千万不要喝酒！ …………………… 251

六、家喻户晓的维生素，您真了解吗？ ……………………… 253

七、抗菌药物使用九大误区 ……………………………………… 256

八、抗生素，使用莫随意！ ……………………………………… 258

九、抗生素皮试小知识，您都知道吗？ ……………………… 259

十、抗生素、抗菌药、消炎药，傻傻分不清楚 …………… 260

十一、过期药怎么办？药师来帮忙！ ………………………… 263

十二、如何整理家庭小药箱 ……………………………………… 264

十三、夏日预防中暑，药师教您正确用药 …………………… 266

十四、夏天出游，有"药"无患 ………………………………… 269

十五、冬季冠心病患者巧用硝酸甘油 ………………………… 271

十六、药剂用对，才能见效 ……………………………………… 273

十七、药师告诉您：感冒到底要不要用抗菌药物 ……… 275

十八、"药"正确用才有效 ……………………………………… 277

十九、安全用药，健康相伴 ……………………………………… 280

二十、正确看待药品不良反应 …………………………………… 282

第十六章 营养篇

一、深夜食堂之健康吃泡面 ……………………………………… 285

二、您真的了解燕窝吗？ …………………………………………… 286

三、不吃主食减肥？是时候停止了！ ………………………… 287

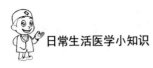

四、今天您吃全谷杂粮了吗？ ………………………………288

五、秋意浓，养生润为先 ………………………………290

六、素食，您吃对了吗？ ………………………………292

七、帕金森患者，饮食有讲究 ………………………294

附 家庭急救：不可忽略的话题 ………………………296

第一章 消化篇

一、胃病会传染吗？

很多胃病是由幽门螺杆菌引起的，什么是幽门螺杆菌？

幽门螺杆菌或幽门螺旋菌（Helicobacter pylori，简称 Hp），是一种螺旋形、微厌氧、对生长条件要求十分苛刻的细菌。1983 年首次从慢性活动性胃炎患者的胃黏膜活检组织中分离成功，它会引起胃黏膜轻微的慢性发炎，甚至会导致胃及十二指肠溃疡与胃癌。

感染症状是怎样的？

1. 上腹部饱胀、不适或疼痛、嗳气、反酸和食欲减退，其疼痛程度不一，可能是微痛，也可以是钝痛等，或者仅有一点不适，很难察觉。

2. 口臭：感染了幽门螺杆菌，患者口气会很重，口腔内会有明显的异味，并且这种异味很难清除，原因可能是与幽门螺杆菌感染直接产生的硫化物有关。

3. 癌变：早在 1994 年，世界卫生组织就把幽门螺杆菌归为一级致癌物，并且证据确凿。当然，癌变这个过程很长，与个体因素还密切相关，但两者之间没有必然性。

4. 菌群失调：幽门螺杆菌在体内长期的寄生、繁殖，可能诱发菌群失调，引起腹泻、厌食等一系列的症状。

部分患者没有特别明显的症状，这时一般都是通过检查来判断

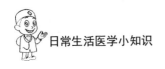

有无幽门螺杆菌感染的。

预防方法有哪些?

避免群集性感染。据了解,幽门螺杆菌的感染具有家庭聚集的倾向特点,父母感染给子女的概率较高,望幽门螺杆菌感染者积极做好预防家人感染的相关工作。集体用餐时采取分餐制是明智的选择,家里有幽门螺杆菌病患者时应该暂时采取分餐,直至完全治愈。

注意饮食卫生。防止"病从口入",我们要做到饭前便后要洗手,禁止吃生冷等一些不新鲜的瓜果蔬菜,吃前要清洗干净。

定期餐具消毒。幽门螺杆菌会传染,家中有人感染时,一定要分餐,并且使用家用消毒柜每日每餐后对餐具消毒。更换牙刷,对病人的杯子等洗具按时用巴氏消毒,早晚使用漱口水。漱口水要有杀菌功效,即其配方为化学药剂,如主要成分度米酚,麝香草酚或复方甲硝唑液。中草药成分漱口水无效。

如何进行治疗呢?

1. 规范、足疗程治疗:彻底消灭幽门螺杆菌并非难事,约90%的细菌感染者经过14天治疗后,体内的幽门螺杆菌往往能被消灭殆尽。初次治疗时要选用疗效好的药物和方案,规范治疗,尽量一次彻底治疗,减少耐药。不规范用药容易导致治疗失败以及耐药发生,因此我们不建议自行买药治疗。

2. 复查时间窗:通常在用药结束后1个月左右进行复查,隔太久不能排除再感染,隔太近不能排除药物影响。

家庭成员应同时检测和治疗幽门螺杆菌感染。

检测方法

幽门螺杆菌的检测须在空腹状态或者餐后两小时后进行,患者近一月内未服用抗生素、铋制剂、两周内未服用质子泵抑制剂等药物，否则会造成假阴性的检测结果。

1. 快速尿素酶法：主要指必须通过胃镜取活检标本检查的方法，是目前消化病学科的常规方法。该方法能直观有效地观察患者是否感染 HP；同时具备快速、安全、准确、临床检测操作方便、无放射性、收费较低等特点。此外，胃镜除了可以检测到幽门螺杆菌，还可以判断胃内炎症、溃疡、息肉或肿瘤等情况，但不适合复查，受取材所限，有假阴性可能。

2. 呼气试验：呼气试验是仅针对幽门螺杆菌的检查，包括碳 13 呼气试验和碳 14 呼气试验；13 尿素呼气试验是最新、快速、无痛苦而且无辐射的幽门螺杆菌检测技术，不需要做胃镜，只需轻松呼气，测定呼气成份，便立即能检测出是否有幽门螺杆菌感染，结果准确度高达 97%，但收费较高。碳 14 呼气试验收费较低廉，但对人体有放射性，孕妇和小儿慎用。呼气试验尤其适合复查患者。

3. 金标尿素酶检测：标本为血液、血清、指尖血，主要检测幽门螺杆菌抗体。检测特点是方便、快捷、15 分钟出结果，且不受许多条件的限制。但检测结果为既往感染，并不能说明目前存在 HP 感染。所以一般仅用于流行病学调查。

医学家们认为，预防和彻底消灭幽门螺杆菌并非难事，应当进行全民普查，至少应该对接受过胃部手术、有过胃病、或亲属中有过胃癌的人进行幽门螺杆菌的检查。

胃药，您会吃吗？

胃病的类型主要有胃炎、溃疡，泌酸过多、消化不良、胀气等。治疗胃病的药物种类较多，并且作用机制各有不同，因此不同的服药时间对药物的作用效果有较大影响。我们只有掌握了正确的服药

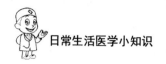

方法，才能发挥药物的正常作用，反之则达不到有效的治疗效果。

常用药物的正确服药方法

1. 抗酸类药物：质子泵抑制剂类药物需空腹服用，例如奥美拉唑、兰索拉唑；H2 受体拮抗剂需要在餐前服，例如法莫替丁、雷尼替丁；铝铋制剂，例如铝碳酸镁等要在餐后 1-2 小时或感到不适时服用，以便适时抑制胃酸的分泌。

2. 胃黏膜保护剂：服下后可在胃里形成一层保护膜达到保护胃黏膜的目的，使其免受胃酸剂胃蛋白酶的刺激，从而促进溃疡的愈合；磷酸铝、硫糖铝为凝胶剂，饭前半小时和睡前半小时服药最佳。

3. 胃肠动力药：例如多潘立酮、莫沙必利，要在进餐前 15-30 分钟服用，食物服下后正好加速胃的蠕动。

4. 助消化药：餐中或餐后服下，与食物混合在一起，效果较好，例如复方消化酶、胰蛋白酶等。

有胃病，这些药就该戒掉！

患胃病而又必须服以下药时，要在饭后半小时或与胃黏膜保护剂同服，如有胃部不适应及时停药和对症处理。

1. 解热镇痛药

如阿司匹林、扑热息痛、水杨酸钠、去痛片等。这类药物退热效果较好，但对胃黏膜有较强的刺激作用。因此，有胃病史的人患感冒发热时，不应服此类药物，可选用物理降温和中成药退热。

2. 消炎镇痛药

常用于治疗关节炎等疼痛性疾病，对胃黏膜有较强的刺激和损伤。常见的有消炎痛、布洛芬、芬必得、炎痛喜康等。因此，患胃病而又必须服该药时，要在饭后半小时或与胃黏膜保护剂同服，如有胃部不适应及时停药和对症处理。

3. 糖皮质激素

具有抗炎及免疫抑制等作用，临床应用很广，但它可诱发或加剧溃疡病，甚至引起出血或穿孔。常见的有强的松、可的松、去炎松、地塞米松等。

便秘了，您还在吃泻药？

便秘是临床常见的复杂症状，而不是一种疾病，主要是指排便次数减少、粪便量减少、粪便干结、排便费力等。

许多便秘的患者，在排便困难时首先想到的是服用泻药。泻药是能增加肠内水分，促进肠蠕动，软化粪便或润滑肠道促进排便的药物。临床主要用于功能性便秘。还有一些减肥茶您吃过吗？里面的番泻叶、决明子可不能常吃哦！

常吃泻药有以下危害

1. 因为很多泻药可能损伤肠壁神经丛细胞，长期使用会损伤肠道壁，甚至诱发肠道肿瘤；

2. 泻药对肠道的反复刺激会造成胃肠功能紊乱，会造成药物依赖性，大肠的平滑肌会萎缩而无法自行蠕动；

3. 长期服用泻药可能引起水分与电解质从肠道流失，造成脱水、电解质平衡紊乱、软化骨骼、维生素与矿物质量缺乏；

4. 使用泻药还会影响肠道对营养物质的吸收，导致营养不良，进而引起身体瘦弱，多病、贫血等症状；

5. 长期服用泻药，只是暂时缓解了症状，而不是调整恢复肠道的正常排便功能，久而久之就形成了对泻药的习惯性与依赖性，结果是服药就泻，不服就便秘。由于经常服用泻药，导致泻药对肠道的刺激作用逐渐减弱，不少患者只有不断增加泻药用量方可奏效；

6. 常用的泻药如大黄、何首乌、番泻叶、决明子等都含有恩醌类成分，长期服用会造成蓄积中毒、黄疸。

改善便秘，拒绝泻药

1. 合理搭配膳食，适当多吃粗粮、果蔬。韭菜、芹菜、白菜、胡萝卜、木耳等富含膳食纤维，能促进肠道蠕动，还可适当喝点酸奶。

2. 每天喝 1.5–2 升水，一瓶矿泉水约为 500ml，便秘的人每天要喝 3–4 瓶，一次喝半瓶，一次大量喝水比每次少量喝、多次喝效果要好。但心脏不好者喝水不宜太冷、太猛。需要注意的是，这里说的是喝水，不能用咖啡、浓茶和含糖量过高的饮料代替。

3. 适当运动，放松心情。便秘的人推荐常做提肛运动，收缩和舒张肛门，锻炼肛门肌肉。

4. 调节情绪，心态要积极。排便受中枢系统控制，一旦出现焦虑抑郁，干扰了中枢系统，排便功能就可能紊乱。反过来，由于便秘引起的不适，可以导致精神紧张、焦虑，会加重便秘。

得了胆囊息肉，该怎么办？

随着生活水平和体检普及率的提高，相信许多市民都会对写着"胆囊息肉，建议复查"的体检报告犯难，那么得了胆囊息肉究竟该怎么办？花一分钟看完这篇科普您或许会找到答案。

胆囊息肉是指胆囊壁向腔内突起的一类病变，也称为胆囊隆起性病变，多数为胆固醇息肉。

流行病学调查表明，胆囊息肉在居民中的发病率为 10% 左右，由于极少部分胆囊息肉有癌变的潜能或者其本身就是早期胆囊癌，为预防癌变或避免胆囊癌漏诊，一般建议对直径大于 1cm 的、单发的、且无法确定为胆固醇性的息肉行胆囊切除术。

然而现状是手术切除后胆固醇息肉及胆囊腺肌症（良性）仍然占大多数，而胆囊癌仅占不到 1%。尽管临床上以息肉直径大于 1cm 为标准行切除胆囊术在国内外已达成共识，但是，不可忽略的是胆囊切除本身会带来医疗费用负担、手术本身风险（如感染、胆漏等）及胆囊切除术后消化功能的变化（如腹泻、腹胀等）等方面的问题。

举个简单的例子，就是为了防止罪犯（胆囊癌）搞破坏，我们目前的选择是将一些表现不好的嫌疑人（大于 1cm 的可疑胆囊息肉）都抓起来（手术切除），虽然大部分嫌疑人都仅是有些怪癖的普通人（胆固醇性息肉），但抓捕过程仍然存在一定损失及风险。

那么我们花费如此大的代价要消灭的胆囊癌究竟多可怕？

我们来拓展一下知识面，胆囊癌死亡率为 0.8/10 万，常以单发为主，其恶性程度高，患者的平均生存期仅半年，发病年龄 55-65 岁，早期无特异性临床表现，或只有慢性胆囊炎的症状，并且据调查表明：半数以上胆囊癌患者合并胆囊结石。

说了这么多，究竟该如何取舍呢？根据胆囊癌的特点，如果您的胆囊息肉是多发的，或者息肉定期复查已超过 3 年呈缓慢生长，亦或您年龄小于 50 岁且并未合并胆囊结石或胆道引起的腹痛等因素，那么胆囊癌的发生率相对较低，在您选择治疗时如果将这些因素综合考虑在内或许能"刀下留胆"；但如果您上述的因素占得八九不离十，并能接受手术并发症的风险，那么积极手术治疗对您的获益可能较大。

事实上肝胆外科每年都会遇到个别胆囊息肉手术患者，术后病

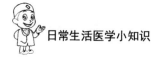

理提示：腺瘤伴部分腺上皮轻/中度不典型增生，预示着手术杜绝了其进一步进展为癌的可能，在一定几率上避免了"罪犯"的诞生。

综上所述，从医生的角度来看，大于1cm的胆囊息肉，尤其是单发的，转归为胆囊癌的风险是不容忽视的，遵循国内外共识本身也是防微杜渐，毕竟不怕一万就怕万一，推荐手术是较为稳妥的方案；而从患者的角度而言，若能根据自身状况作出最有利的选择则不失为良策。

肝（肾）囊肿要紧吗？

每年单位体检常有一些人拿着体检报告来咨询："我体检查出来肝（肾）上有个囊肿，您看看严不严重？要不要治疗，又该怎么治疗呢？"

什么是肝（肾）囊肿？

通俗的讲，肝（肾）囊肿就是长在肝或肾里的一包水；它是一种先天性、非遗传性病变，可以单个，也可能合并几个囊肿。

肝（肾）囊肿危险吗？

首先这是一种良性病变。绝大多数肝或肾囊肿生长缓慢，多数病人无任何症状，仅在体检时偶然发现。

少数巨大的肝或肾囊肿可出现压迫症状，患者自觉肝或肾区有酸胀或胀痛不适。少有合并囊腔内感染或囊肿破裂出血。但绝大部分情况下，肝（肾）囊肿并不严重。

肝（肾）囊肿需要治疗吗？

大部分肝（肾）囊肿患者无需治疗，仅仅需要定期随访复查B

超即可。

　　而对于囊肿较大、位置表浅、压迫症状明显的患者，建议行囊肿穿刺抽液并注射硬化剂治疗。此法是在 B 超引导下，使用一根细针穿刺进入囊腔内，将囊液抽尽后，注入硬化剂破坏囊壁，避免囊肿复发。此方法创伤小，仅需卧床休息数小时，次日即可出院。

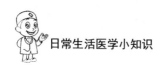

第二章 循环篇

怎样预防高血脂？有哪些小妙招帮助控制血脂？

高血脂是我们生活中常见的三高之一，严重威胁着我们的身体健康。但是，在生活中很多朋友并没有把高血脂当成一回事，从而不接受治疗。

高血脂常见的几种并发症

1. 血脂与冠心病：冠心病是最常见的心脏疾病，是由于冠状动脉狭窄阻塞，导致心肌缺血而引起的心肌功能障碍或器质性病变。而高血脂会造成血液中脂质堆积，导致血液循环受阻，心肌缺血，从而引发冠心病。因此，长期坚持调脂是降低冠心病的重要方法。

2. 血脂与脑梗塞：血液中胆固醇增高会引起动脉硬化，长此以往造成动脉腔狭窄，如果发生在脑血管，就会引起脑梗塞。预防脑梗塞便要预防动脉硬化，而高血脂是引发动脉硬化的高危因素，除此之外，还应预防高血压、肥胖、吸烟、糖尿病等。因此，脑梗塞患者在治疗时，还应做好调脂工作。

3. 血脂与糖尿病：高血压、高血脂、高血糖被人们称为"三高"，三种疾病可相互作用，如高血脂可加重糖尿病患者病情，且研究发现，糖尿病合并高血脂的人罹患冠心病、脑中风、肾脏疾病、神经病变比单纯糖尿病的人机率要高，因此，糖尿病患者应注意调节血脂。在治疗糖尿病的同时，还需注意测定血脂和血糖水平，一旦有异常，

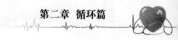

应采取积极的治疗措施。

4. 血脂与脂肪肝：脂肪在肝内大量堆积就会造成脂肪肝，患者常合并血脂增高，除此之外，缺乏运动、长期大量饮酒、腹部脂肪堆积、糖尿病、肥胖及病毒性肝炎等都是引起脂肪肝的危险因素。患者在尽早治疗的同时，应祛除病因，改善生活方式和饮食结构。

日常 17 个小妙招帮助控制血脂

1. 保持每日食物的多样性；

2. 谷类是每日饮食的基础；

3. 适量进食动物性食物；

4. 每日进食适量豆类及其制品；

5. 每日吃 1 斤蔬菜和适量水果；

6. 控制能量摄入；

7. 适当提高蛋白质摄入量；

8. 减少糖类和甜食；

9. 控制脂肪和胆固醇；

10. 每日补充膳食纤维；

11. 限制钠盐的摄入；

12. 宜多食含钾食物；

13. 多食含钙食物；

14. 适量采用橄榄油和玉米油；

15. 禁止饮酒；

16. 蛋白质摄入应以植物蛋白为主；

17. 脂肪摄入应以不饱和脂肪酸为主。

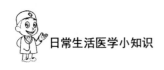

高脂血症人群如何健康饮食？

高血脂可直接引起一些严重危害人体健康的疾病如冠心病、脑卒中等，部分血脂异常的患者通过调整饮食和改善生活方式可以达到理想的血脂水平。但是如果血脂控制的不好，那么一系列的疾病都会接踵而至。

过多的摄入高脂食物会在腹部会形成难看的大肚腩，长期高脂饮食还会引发高脂血症，多余的脂肪堆积在肝脏细胞内就会形成脂肪肝，如果堆积在血管内皮下就会形成脂质斑块，继而发展成为动脉粥样硬化引发心脑血管等疾病。

那么该如何健康饮食来避免高脂血症呢？

1. 减少脂肪的摄入

减少脂肪的摄入是控制热量的基础，猪油、黄油、肥羊、肥牛、肥鸭、肥鹅等动物性脂肪的脂肪酸含量较多，脂肪容易沉积在血管壁上，增加血液的黏稠度，使血清胆固醇水平升高。

2. 限制胆固醇的摄入量

胆固醇是人体必不可少的物质，但摄入过多的胆固醇害处不少，膳食中的胆固醇每日不宜超过300mg，忌食如动物内脏、蛋黄、鱼子、鱿鱼等胆固醇含量高的食物。稻谷、小麦、玉米、菜籽、大豆等植物有降低胆固醇作用，提倡多吃。

3. 供给优质的蛋白质

提倡摄入优质的蛋白质，例如猪、牛、羊、鸡的瘦肉；还有鱼肉、虾肉；牛奶、蛋类、豆制品等都是优质蛋白质。

4. 适当减少碳水化合物的摄入量

不要过多吃糖和甜食，因为糖可转变为甘油三酯。每餐应七、八分饱。应多吃粗粮，如小米、燕麦、豆类等食品，这些食品中纤维素含量高，具有降血脂的作用。

5. 多吃富含维生素、无机盐和纤维素的食物

鲜果和蔬菜中的维生素C、无机盐和纤维素较多，能够降低甘油三酯，促进胆固醇的排泄。

春节期间油腻腻，小心节后血脂高

"更能消几番风雨，最可怜一堆肉躯"

——冯唐

前阵子冯唐的《如何避免成为一个油腻的中年猥琐男》引起了广泛的热议，油腻腻似乎总是一个不被许多人待见的词。这不，春节小长假，走亲访友少不了，各种饭局一场接一场，油腻腻的一餐又一顿，冷不丁就会被"高脂血症"这个磨人小妖精缠上。

现在和大家一起来聊聊"高血脂"的误区

误区一：瘦人不会得高血脂

小编一同事，身高160，体重只有80多斤，按理说是相当苗条一身材了，可是屡次血脂查下来却很高，所以说高血脂并不是胖人的专利。瘦子朋友也千万别掉以轻心。膳食中的脂质对体内脂蛋白水平具有重要影响作用。在摄入大量饱和脂肪酸及胆固醇的人群中，其血胆固醇水平比摄入量较低者高出10%–25%。

误区二：血脂高点，没有什么大不了

千万别小看血脂,高脂血症与冠心病、脑血管病等都有重要关系。全球进行了许多有关降低胆固醇防治冠心病的研究，结果明确表明，

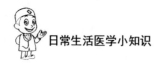

胆固醇降低 1%，冠心病事件发生的危险性可降低 2%。防控血脂异常应成为我国心血管疾病防治的重中之重。近些年，高血脂与缺血性卒中关系的认识也在逐渐加深。

误区三：血脂高，首先要吃药

很多朋友体检一查出来血脂高，就忧心忡忡地到医院请大夫开药吃。其实大多数的患者若体检出血脂异常，首先应采用非药物疗法。主要包括控制饮食、增加运动、减轻体重、戒烟限酒等。坚持 6~8 周，多数患者可以收到明显的效果，很多轻症患者的血脂能恢复正常，从而避免药物治疗。生活方式的干预应长期坚持，并定期监测血脂指标。

误区四：只有血脂高的人，才要服药

有些人有疑惑，为什么明明自己血脂不高，医生却让他长期服用降脂药物呢？不同患者的理想血脂水平是不同的，对于没有合并冠心病、糖尿病、卒中、外周血管疾病以及高血压的患者，低密度脂蛋白 < 3.4mmol/L 即可，高血压患者，特别是同时合并吸烟、肥胖的患者要求更高，最好能控制在 < 2.6mmol/L，若已发生冠心病、中风或某些糖尿病患者可能更为苛刻，控制在 < 1.8mmol/L。所以，为达到不同的治疗目标，治疗过程中一定要遵守医嘱用药，切不可自作主张，随意停药。

误区五：血脂正常了，就不需要服药了

降脂药也需要坚持服用，一旦停药，血脂又会回升，影响治疗效果。在血脂达标后，大部分病人仍需用原来的剂量持续服用，没有冠心病或中风等疾病的患者可在医生的指导下逐渐减小服用剂量，找到最低有效剂量后长期服用，可以减少副作用。

误区六：他汀类药物副作用大

任何药物都有可能存在一定的副作用，他汀类药物也是如此，但如果合理使用，副作用的发生率很低，一系列的临床数据证实，他汀治疗是利大于弊。他汀的副作用主要包括肝脏损害和肌肉损害。在部分患者中，他汀可导致转氨酶水平一过性轻度增高，只要在正常水平的三倍以内就不必担心，没消化道症状可继续服药，即使极少数人真有肝损害，一般停药后就可恢复。罕见情况下，他汀可致肌肉组织损伤，其特征为肌肉疼痛、无力和肌酸激酶升高。如果使用中出现这些症状，应及时咨询医生或药师。

"救命药"硝酸甘油应该怎么吃？

我们都知道科学界最具权威的奖项，就是诺贝尔奖，对于诺贝尔本人来说，他对人类最大的贡献就是发明了炸药，而炸药的主要成分就是硝酸甘油。

后来一些科学家们发现了硝酸甘油具备防治冠心病和心绞痛的作用。

经过他们的精心研究，令人恐惧的炸药硝酸甘油华丽变身，成为我们现在所说的"救命药"。

硝酸甘油可以扩张冠状动脉和静脉血管，降低心肌耗氧量的同时，增加回心血量，从而缓解心肌的缺血、缺氧的症状，进而达到治疗心绞痛的作用。

然而，这么好的药，我们在服用过程中，仍存在着三大误区。

误区一：站着或坐着服药

如果站着服药，由于重力作用，血液淤积到下肢，会使回心血

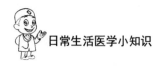

量减少，所以不能快速有效地缓解心绞痛的发作；此外，由于脑部供血不足，容易发生体位性低血压，进而诱发跌倒等不良事件的发生，所以站着服药不可取。

那我们再看看坐着服药呢？

坐着服药仍然会有一部分血液淤积到下肢，致使血液不能快速地回到心脏，所以不能快速地缓解心绞痛的发作，但是可以预防跌倒等不良事件的发生，所以坐着服药不是最好的方法。

最后我们来看看躺着服药。

躺着服药会使回心血量迅速增加，快速地缓解心绞痛的发作，而且还能有效地预防跌倒等意外事件的发生，所以躺着服药是最正确的方法。

误区二：吃药以水送服

当硝酸甘油被吞到肚子里，就会被我们的肝脏所降解，最后剩下的有效成分不到10%，这样硝酸甘油的作用就大打折扣了，所以硝酸甘油禁止以水送服。

正确的做法是，硝酸甘油必须舌下含服。

即使在含服的时候舌下会有严重的烧灼感，也坚决不能以水送服。硝酸甘油3分钟起效，5分钟达到效应的高峰，如果您连服3片仍不见效，应立刻就医。

误区三：硝酸甘油贴身保存

硝酸甘油结构不稳定，极具挥发性，遇热更易挥发，所以硝酸甘油禁止贴身保存。正确的做法是可以放到随身携带的包里，以备不时之需。

硝酸甘油一定要避光保存，当打开一瓶新的硝酸甘油时，一定要注明开瓶时间，开瓶之后的硝酸甘油有效期最长只有半年。

最后为方便大家记忆，我给大家总结一个口诀：

舌下含服取卧位，既能预防也应急；

剂量过大有征兆，头痛心悸血压低；

三片无效有问题，急性心梗要考虑；

随身携带防不测，药物失效及时替。

冠心病，饭该怎么吃？

冠心病常见于老年人，但随着人们生活水平的提高，高热量、高脂肪的不良饮食结构的改变，加之生活节奏加快和精神压力变大等原因，冠心病的发病逐渐呈现年轻化的趋势。

所以，关于"冠心病，饭该怎么吃？"也越来越受大家的关注。

答案抢先知：冠心病患者吃饭时应合理摄入热量，要低盐、低脂、低热和低胆固醇，多吃粗粮和果蔬，限制胆固醇和饱和脂肪酸的摄入，避免暴饮暴食，还要注意营养均衡。

什么是冠心病？

冠心病是由冠状动脉粥样硬化所致的管腔狭窄，冠状动脉供血相对不足，引起心肌缺血、缺氧的心脏疾病。研究表明，冠心病心血淤阻型患者会比较容易出现脂质代谢紊乱，以血总胆固醇、甘油三酯、低密度脂蛋白胆固醇增高，高密度脂蛋白胆固醇降低为主。

那么，我们该如何吃？

1.摄入热能比例需合理

冠心病的发生，与饮食习惯有很大的关系，健康的膳食对于预防及护理冠心病有重要的作用，所以每次进食时热能的摄入比例显得尤为重要。在饮食方面，应灵活掌握每天膳食的次数与分量，做

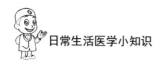

到定时定量、少食多餐，每日 4-5 餐，每餐 6-7 成饱。

2. 饮食要多样化

进食时，应选择低盐、低动物脂肪、低热量、低胆固醇食物；要多吃粗粮、蔬菜和瓜果等。粗粮和果蔬含有丰富的膳食纤维、维生素、无机盐和微量元素等，对于降低血脂和丰富营养有一定的帮助。例如，在日常进食时，可以多吃香菇、豆角、黄豆、扇贝、花生仁、木耳、紫菜和海带等食物。

3. 适当限制胆固醇和饱和脂肪酸的摄入

经常过多摄入高胆固醇和脂肪，会增加冠心病的发病率及加重其病情，所以要适当限制胆固醇和饱和脂肪酸的摄入。但可以增加多不饱和脂肪酸的摄入，每日从食物摄取的胆固醇以小于 300mg 为宜。多不饱和脂肪酸包括亚油酸和亚麻酸，食用它们代替膳食中的饱和脂肪酸可使血清中总胆固醇、低密度脂蛋白胆固醇水平显著降低，并且不会升高甘油三酯的含量。在动物脂肪，如肥油、猪油等会比较常见胆固醇和饱和脂肪酸，而各种菜籽油、豆油和花生油则富含多不饱和脂肪酸，所以在烹饪时，尽量使用植物油而不用动物油。需要注意的是，不能不摄入胆固醇，使用植物油时也不能过量，需要保持营养的均衡。

4. 健康的饮食习惯

进食时，需要避免暴饮暴食，不要喝浓茶和咖啡等会加快心率的食物，忌烟忌酒。

总之，冠心病患者进餐时应合理摄入热量，要低盐、低脂、低热和低胆固醇，多吃粗粮和果蔬，限制胆固醇和饱和脂肪酸的摄入，不可暴饮暴食。另外，除了饮食以外，我们还需要保持放松的心态，早睡早起，减小压力和加强锻炼等。

下肢动脉硬化闭塞症的危险信号，您知道吗？

下肢动脉硬化闭塞症是周围血管病中的一种，是危害人类健康的慢性疾病。在美国，年龄 ≥ 65 岁的老年人中约有 12%–20% 患有下肢动脉硬化闭塞症，在疾病早期 70%–80% 患者无明显症状，但疾病末期 10 年内则有 12% 的人群出现截肢等严重后果，每年约有 10 万例缺血者接受血管重建手术。因此早期发现下肢动脉硬化闭塞症高危人群尤为重要。

下肢动脉硬化闭塞症高危人群包括：

1. 下肢活动后易疲劳（或跛行）或缺血性静息痛者；

2. 年龄 ≥ 65 岁；

3. 年龄介于 50–69 岁且有显著心血管风险因素（特别是糖尿病和吸烟）；

4. 年龄 ≤ 50 岁，有糖尿病和一个以上动脉粥样硬化风险因素（吸烟、血脂异常、高血压或高同型半胱氨酸血症）；

5. 下肢脉搏异常的个体；

6. 已患冠状动脉粥样硬化疾病、颈动脉疾病、肾动脉疾病的个体；

7. Framingham（弗明翰心血管疾病风险）评分为 10%–20% 的个体；

8. 有过胸痛经历的个体；

除此之外，日常生活中会增加下肢动脉硬化闭塞风险的因素还包括：吸烟、糖尿病、肥胖（体重指数超过 30）、高血压（≥ 140/90mmHg）、高血脂（总胆固醇 ≥ 240mg/dL 或 6.2mmol/L）、年龄增长，特别是 ≥ 60 岁、外周动脉疾病、心脏病和中风的家族史、高同型半胱氨酸血症。

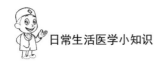

其中高血脂、高血压和吸烟是三大高危因素，常常互为因果，相互影响。如果血脂过高，容易造成"血稠"，在血管壁上沉积，逐渐形成小斑块（就是我们常说的"动脉粥样硬化"）。这些"斑块"增多、增大，逐渐堵塞血管，使血流变慢，严重时血流中断，如果发生在下肢，会出现肢体坏死、溃烂等。总而言之，下肢动脉硬化闭塞症往往由动脉粥样硬化引起，而下肢动脉硬化闭塞症的形成，也往往是全身动脉硬化的集中表现，下肢动脉闭塞越严重，患者的全身动脉狭窄程度也就越严重。因此我们应当多了解其危险因素，尽早地预防和避免危险因素，如积极控制血脂、血压，以免受到更大的伤害。

血栓发生前，身体会向您发送 6 个信号

脑血栓又称缺血性脑中风，中老年人发病较高。国内外医学统计资料表明：脑血栓的致死率几乎占所有疾病的第一位，有人将其称为危害健康的"第一杀手"。

临床医学实验证明：在心脑血管疾病中，80% 的病例是由于血管中形成血栓而导致的。

脑血栓前兆

1. 哈欠不断：患缺血性脑血栓病者，80% 的患者发病前 5-10 天会出现哈欠连连的现象；

2. 血压异常：血压突然持续升高到 200/120mmHg 以上时，是发生脑血栓的前兆；血压突然降至 80/50mmHg 以下时，也是形成脑血栓的前兆；

3. 鼻子出血：这是值得引起注意的一种危险信号。多次鼻子大量出血，再加上眼底出血、尿血，这种人可能在半年之内会发生脑

血栓；

4.步态异常：步履蹒跚、走路腿无力是偏瘫的先兆症状之一。如果老年人的步态突然变化，并伴肢体麻木无力时，则是发生脑血栓的前兆信号；

5.突然发生眩晕：眩晕是脑血栓的前兆中极为常见的症状，可发生在脑血管病前的任何时段，尤以清晨起床时发生得最多；

此外，在疲劳、洗澡后也易发生；特别是高血压患者，若1—2天反复出现5次以上眩晕，那么发生脑出血或脑梗死的危险性增加。

6.突然发生剧烈头痛：①突然发生的剧烈头痛，伴有抽搐发作；②近期有头部外伤史，伴有昏迷、嗜睡现象；③头痛的性质、部位、分布等发生了突然的变化；④因咳嗽用力而加重的头痛，疼痛剧烈，在夜间痛醒。

如果您的家人出现上述情况，应尽早到医院检查、治疗。

预防脑血栓

1.稳压最重要：我们知道，脑血栓高发多是因为血压不稳造成，所以，稳压是预防的关键。

玉米：稳血压、通血管的绝佳方法，玉米富含脂肪，其脂肪中的不饱和脂肪酸，特别是亚油酸的含量高达60%以上。有助于人体脂肪及胆固醇的正常代谢，还可以减少胆固醇在血管中的沉积，从而软化动脉血管。

醋泡玉米：玉米500g、食醋2斤（陈醋比白醋要更适合本方）。将玉米洗净煮熟，滤干待用；准备一个干净罐子，要能密封，陶瓷和玻璃的最佳。将煮熟的玉米放进玻璃器皿内，倒入食醋，浸泡24小时。把浸泡后的玉米取出，在阴处晾干。每日早晚各嚼服20—30粒。

这个方子降血压的辅助效果起作用的主要是玉米。醋的作用主要是降血脂，但最近的研究表明，醋对高血压患者也相当有益。

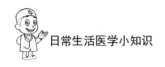

专家提醒： 用鲜玉米泡出来的效果更好。老年人容易胃反酸，吃之前可以用水冲一下玉米，稀释一下酸味，这样吃起来会舒服一点。

2. 及时补水，降低血液黏稠度：喝水少，血液浓稠度就高，容易出现血栓等症状，引发心血管疾病。

专家提醒： 春夏季节温度升高，皮肤蒸发量加大。老年人在春夏季节要及时补水，不要渴了再喝。半夜醒来时适量喝点水，以降低血液黏稠度，对预防血栓形成大有好处。

3. 食疗推荐：多吃一些保护心血管的食物也是很有帮助的。

海带：海带中含有丰富的岩藻多糖、昆布素，这类物质均有类似肝素的活性，既能防止血栓又有降胆固醇、脂蛋白、抑制动脉粥样硬化的作用。

西红柿：不仅各种维生素含量比苹果、梨高 2-4 倍，而且还含维生素。它可提高机体氧化能力，消除自由基等体内垃圾，保护血管弹性，有预防血栓形成的作用。

苹果：富含多糖果酸及类黄酮、钾及维生素 E 和 C 等营养成分，可使积蓄于体内的脂肪分解，对推迟和预防动脉粥样硬化发作有明显作用。

茶叶：含有茶多酚，能提高机体抗氧化能力，降低血脂，缓解血液高凝状态，增强红细胞弹性，缓解或延缓动脉粥样硬化。经常饮茶可以软化动脉血管。

注意观察身体变化，并做好上面这三点，血栓一定会绕道走，这些方法值得收藏！

身体有血栓，会发出 5 个"声音"！您听到了吗？

您是不是经常听到，一个人好好的，突然间早上起来的时候半身无知觉，说话也含糊不清了，去了医院检查，结果是脑梗。

这是由一个隐藏在血管内的元凶：血栓导致的。

但血栓可不是脑部独有的疾病，而是一种全身性疾病，症状也是多种多样，但是有些症状很容易被忽视。

血栓就像是游走于血管内的幽灵，一旦堵塞血管，会使血液的运输系统瘫痪，其结果可能是致命的。而且血栓可发生在任何年龄、任何时间，严重威胁生命健康。

今天我们就带大家认识一下，身体因患血栓而发出的5种求救声！

血栓的 5 个预警

1. 睡觉单侧流口水

特别是老人，如果睡觉的时候总是单侧出现流口水的情况，就要小心是不是因为血栓导致的了，因为血栓会导致咽腔局部肌肉功能失调。

2. 胸闷胸痛、呼吸困难

很多老年人比较容易得肺血栓，而血栓在早期的时候很容易会出现的一种征兆就是胸闷胸痛。

这是因为肺血栓会导致肺部血流受到阻碍，从而使肺部的血液供应不足，就会造成胸闷的情况，严重者会导致胸痛。除此之外，胸部血栓还会导致呼吸困难，严重者会导致猝死。

3. 头晕目眩，语言不清

老年人在得脑血栓之前就是高血压患者，所以他们在最早的时候非常会容易出现的一种症状就是头晕目眩，尤其是经常高血压的人，如果每天出现眩晕的次数超过五次，就一定要警惕脑血栓是否会发生。

另外，脑部血栓还会导致言语不清，如果家中老人说话含糊不清，就要引起足够重视了！

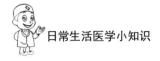

4.间歇性跛行

血栓导致人体的血脉流通不畅。而下肢动脉出现血栓就会导致下肢发麻、发凉，所以如果出现间歇性跛行，也要注意检查是否是血栓。

5.腹　痛

可能很多人不知道，腹痛有时候也是因为血栓，这是因为肠动脉血栓的出现。即便生活当中，很多人可能对肠静脉血栓的形成不够重视，但大家一定要注意一旦经常性发生腹痛的症状，要及时到医院去检查。

预防血栓记住一个字

专家指出，静脉血栓是完全可防可控的。世界卫生组织提醒，连续 4 个小时不运动就会增加患静脉血栓风险。所以，要远离静脉血栓，"动"是最有效的防控措施。

长期久坐不动，最容易诱发血栓

过去医学界认为，乘坐长途飞机与深静脉血栓发病关系密切，而最新研究发现，长时间坐在电脑前也已成为发病的一大诱因，医学专家把这种病称作"电子血栓"。

坐在电脑前 90 分钟以上，会导致膝部血液流动减少 50%，从而增加了血栓形成的几率。

温馨提示：树立"久坐不动易患血栓"的观念，在生活中改掉"久坐不动"的习惯，是预防血栓的必备方法！

走起来，从头到脚防血栓

走路是世界最佳运动之一，既简单易行，强身效果又好，不论男女老少，什么时候开始这项运动都不晚。

　　在预防血栓方面，走路能保持有氧代谢、增强心肺功能，促进全身从头到脚的血液循环，防止血脂在血管壁堆积，避免血栓形成。

　　温馨提示：每天至少快走 30 分钟，直到身体发热，甚至微微出汗，即可达到预防血栓，锻炼身体的目的。看完本篇文章，望您能多多关注家中的老人，如有异常，请及时就医。并且在平时生活中，督促他们保持"动"起来，把血栓挡在门外！

远离血栓，记住一个字！

　　脑梗、心梗、肺栓塞……

　　这些凶险的疾病背后都拥有一个相同的源头那就是血栓，如何通过良好生活习惯、饮食习惯来减少血栓的形成呢，其实抓住一个字就行了。记住"动"这一个字，每天都"动起来"，就能远离血栓！世界卫生组织提醒，连续 4 个小时不运动就会增加罹患静脉血栓的风险。所以，要想远离静脉血栓，"动"是最有效的防控措施。

一、能早动不晚动

　　临床上老人彻夜打麻将、年轻人长时间玩电脑造成肺栓塞的案例很多，等感觉腿麻想动时，可能已出现血栓。建议在血栓发生前就尽早开始运动。

二、能主动不被动

　　坐长途飞机时，多数人会选经济舱，由于空间比较狭小，腿部活动区域有限，可能发生静脉血栓，这种情况被称为"经济舱综合征"。

　　即使是公务舱和头等舱，如果不主动活动，也可能出现静脉血栓。建议大家坐飞机时经常伸脚尖、勾脚尖，伸缩大小腿肌肉，同时多喝水，在稀释血液的同时增加排尿。大家在选座位时就应当注意不

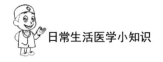

要靠窗户，而应靠走道。如果靠窗坐，很多人会少喝水，减少起身上厕所的麻烦。这个选座方式作为建议已写入了国外的相关指南。

三、能多动不少动

有些患者怕伤口疼痛、渗血，就不动或少动，这反而会增大静脉血栓风险。虚弱无力、腰腿痛的老人平时活动少，一旦生病更不愿运动。

医生应动员患者活动，并嘱咐其预防跌倒。确实不能自行活动的患者，可先遵医嘱接受按摩，身体情况允许后在床上适当活动。

没有出现血栓的人群，也应该适当地锻炼身体。

对于已发现血栓的患者，不建议进行剧烈的运动，也不建议按摩，否则可能加重病情。

已发现血栓的患者，应在医生的指导下服药，严重者需及时进行手术治疗。

四、血栓最易"拴住"以下五类人

大多数的血栓是没有任何症状及感觉的，甚至到医院心脑血管专科做常规检查时，血脂、血压、心电图等指标也都正常。而实际上，人们却在不知不觉或自以为心脑血管没问题的情况下突然发生血栓。以下几类人要特别注意：

1.高血压人群

以前发生过血管事件、高血压、血脂异常、高凝状态和高半胱氨酸血症的人群要特别小心。其中，高血压会引起小血管平滑肌阻力增加，血管内皮受损，增加血栓发生的几率。

2.遗传人群

包括年龄、性别及一些特定的遗传特征，目前研究发现，遗传是最主要的因素。

3.肥胖和糖尿病人群

糖尿病患者具有多种促进动脉血栓形成的高危因素，这一疾病可能导致血管内皮的能量代谢出现异常，使血管发生损伤。

4.生活方式不健康的人

包括吸烟、不健康饮食和缺乏锻炼。其中，吸烟会引起血管痉挛，导致血管内皮损伤。

5.长时间不动的人

卧床、长时间不动等均是静脉血栓发生的重要危险因素。教师、司机、售货员等需长时间保持一个姿势不动的人，风险也相对较大。

血栓是隐蔽杀手，大多数的血栓没有任何征兆！血栓可发生在任何年龄、任何时间，一旦形成，严重威胁生命健康，人人都应具备防栓意识，所以大家一起动起来，远离血栓吧。

生命在于运动——比取栓更重要的事情！

古代进京赶考的白衣书生需要走上几个月才能到京城，由此流传了许多才子艳遇的佳话。随着科学的发展，世界在变小，人称"地球村"。现如今，高铁和飞机使几个小时就可以进京成为现实。这是挺好的事情。

但是，在全世界范围内，运动都在逐渐减少。当然我们都清楚，运动是好的，但是究竟运动会有多大的益处呢？

今天我们主要来关注一下我们日常上班的运动：步行和骑自行车，究竟会有多大的好处呢？

为了解决这个科学问题，为了诠释"生命在于运动"的古训。来自于英国格拉斯哥大学的研究团队进行了一项大型的前瞻性研究，研究结果发表在著名的 BMJ（英国医学杂志）。这个就步行和骑自行车上班的事情所带来的好处，彻底让我震惊了：步行上班可以让

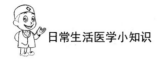

心脑血管疾病发生率下降27%；心脑血管死亡率下降52%。可以看到步行上班对患过与没患过血管疾病的人都有很好的益处，健康人预防得病，已经得病的预防死亡，这简直就是有病治病，无病健身。

如果您骑自行车上班，那么好处更大。骑自行车上班可以让心脑血管疾病发生率下降46%；心脑血管疾病死亡率下降52%；癌症发生了下降45%；癌症死亡率下降40%；全因死亡率下降41%。

我的天呐，不知道这个结果您是否能够想到？

今天的叙述对我们有什么启示呢？

如果您是一名医务工作者，尤其是从事于心脑血管专业的大夫，一定要认识到运动的好处，在患者住院期间反复强调体育运动的重要性。在患者的出院医嘱里，我们可以建议：每周进行3次以上，每次30分钟，自己能够耐受的体育运动。

对于一个取栓、放支架、天天吃药的患者，体育运动不做好有可能您的辛苦会白费。另一方面说做好体育运动，把疾病消灭在萌芽之中，或许比发病后积极的治疗有更重要的现实意义。

无论您是谁，如果您希望有一个健康的身体，那么，您一定要运动起来！

抗栓：脑梗死防治第一招

现代生活方式的改变，脑梗发病率日益增长，发病年龄也越来越年轻，最近见到最年轻的脑梗患者只有15岁。脑梗的患者即使得到了积极治疗，大多数仍会遗留不同程度的神经功能障碍，生活质量明显下降。

电视、报纸、广播里关于治疗脑梗、疏通血管的"药物""保健品"无处不在，忽悠了不少人。如果这些"药物""保健品"只是赚钱无损健康倒是罢了，问题在于，通常情况下不仅花了钱，并且还耽误了科学治病。中国的脑中风复发率世界第一，当今的这种"忽悠"难辞其咎。那么，得了脑梗该怎么治呢？

1. 发病 3 小时以内到达医院，您可能躲过一劫

脑梗是由于颅内某个动脉血液供应被切断所致。切断血液供应的因素大多数情况下是一种被称为血栓的凝血块。在血栓形成的最初 4.5 小时内，血栓还未形成非常牢固的团块，溶栓药物可以将血栓溶解。但强大的溶栓作用也会带来极高的出血风险，因此在脑梗 4.5 小时以后，脑血栓的形成已经非常牢固，再应用溶栓药物也难将血栓溶解，徒增脑出血的风险。溶栓治疗是脑梗治疗中非常有效的疗法，但也是要求非常苛刻的治疗方法，必须要在发病 4.5 小时以内，并且还要满足许多条件，比如病人有没有新近的手术、卒中和出血情况、病人的血糖、血压、肾功能、凝血状态、血小板数目、颅脑的影像学和其他用药情况等，综合判断患者获益和风险的情况后才能进行溶栓。上述评估通常需要大约一个多小时的时间。因此，并非所有的脑梗都能溶栓。很多患者和家属来医院后提出"给我溶栓吧！"的要求大多数情况下是不可完成的任务。

2. 阿司匹林是个关键

血小板像滚雪球一样长大，形成大血栓，是造成血管堵塞的重要原因之一。因此，无论是预防脑梗复发还是治疗脑梗，我们最常需要的就是抑制血小板聚集。阿司匹林，历经百年的经典药物，是治疗脑梗的支柱药物之一。每天 75–325 mg 的阿司匹林就可以起到强大地抑制血小板聚集的作用。当今医学历经多项研究，毫无例外认为，只要没有禁忌证，脑梗患者就应该接受阿司匹林的治疗。

3. 怎样吃阿司匹林才能减少对消化道的刺激？

诚然，阿司匹林最常出现的副作用就是消化道不良反应（恶心、呕吐、上腹部不适或疼痛），发生率大约为 3–9%，其中消化道溃

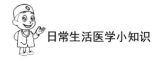

痈的发生率不足3%。目前的肠溶剂型可以减少阿司匹林对胃的刺激，但是很多人并不知道阿司匹林肠溶片的正确服用时间。

正确答案是：空腹。

因为肠溶片只在肠道的碱性环境下才溶解，空腹胃酸作用下阿司匹林肠溶片不会在胃内溶解。进食后胃酸被中和，PH值升高，反而可能会使阿司匹林肠溶片提前溶解，导致对胃刺激增加。

4. 可以间断服用阿司匹林吗？

阿司匹林对血小板的抑制作用可以维持约7天左右。人体内80%以上血小板功能受到抑制就可以发挥预防心脑血管病的作用。人体每天有大约1/10血小板是新生成的，因此每天1次服药只需要把新生成的有功能的血小板抑制住，就能维持90%以上的血小板不发挥作用。因此，阿司匹林只需要每天服用1次，无论早晚都可以。

如果您停用阿司匹林超过1周，阿司匹林抗血小板的作用就消失殆尽了。在此之后的停药期间，发生脑梗的风险和没有吃药前是一样高的。更有甚者，据研究，阿司匹林停药几天后，体内的环氧化酶活性可能出现"报复性升高"，导致所谓的阿司匹林停药的反跳现象，血栓形成的风险会增加。因此，不到万不得已，阿司匹林的使用应该是细水长流的。

5. 是否50岁以上的人们都需要服用阿司匹林？

不是所有人服用阿司匹林都可以获益。对照一下，如果有下述3项及以上危险因素者，建议服用阿司匹林。① 男性≥50岁或女性绝经后；② 高血压；③ 糖尿病；④ 高胆固醇血症；⑤ 肥胖（BMI≥28kg/m²）；⑥ 早发心脑血管疾病家族史（男<55岁、女<65岁发病史）；⑦ 吸烟。

6. 如果不能吃阿司匹林，可以吃其他的药代替吗？

氯吡格雷是另一种常用抗血小板药物，预防脑梗效果与阿司匹林相当，甚至略胜一筹，而且消化道副作用更少。缺点是价格比阿司匹林昂贵。西洛他唑、普拉格雷、替卡格雷、替格瑞洛等可以作为候选。

7. 房颤需要吃阿司匹林吗？

房颤是常见的心律失常，房颤患者的脑梗风险高，且房颤形成的脑栓塞常常面积较大，病情较重。因此房颤患者预防心源性脑栓塞非常必要。预防房颤脑栓塞最重要的药物是抗凝剂，代表药物是华法林。阿司匹林对于房颤所导致的心源性栓塞效果不佳。遗憾的是，因为"恐惧出血风险""监测麻烦""没人说过需要抗凝"等种种原因，我国房颤患者只有不到 10% 接受抗凝治疗。我们正在努力让更多人能通过服用华法林等药物进行抗凝治疗来预防致命的脑栓塞。

脑血管病防治的一些错误认识

脑血管病多为急性发病，主要表现是肢体麻木无力、言语不清、昏迷等，严重者甚至导致死亡。所以一旦发病，应及时送医，争取在第一时间（发病 6 小时内，最好在 3 小时以内）得到救治。多年来这一理念在医学界坚持不懈的宣传下，已形成社会共识，这是可喜之处。然而，人们对于脑血管病还是存在许多认识误区，值得重视和纠正。

误区一：先兆不辨，错失良机

对策：重视先兆，及时就医

其实，部分脑血管病患者并非急性起病，之前的肢体麻木、头晕等症状都是脑卒中发生的先兆，提示脑血管已处于高危状态，这是"上帝对病人的眷顾，派天使前来提醒"。患者应当珍惜、重视这样的信息，及时到医院进行检查和治疗，才有可能避免严重的后果。

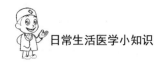

误区二：重药物轻康复

对策：早期康复、早日获益

部分脑血管病患者过于依赖药物治疗，在脑卒中的康复过程中没有进行正确的康复训练，往往遗留下了不良的后遗症。主要表现为关节僵硬、活动受限，上肢屈曲挛缩，下肢僵硬、步态不稳等，严重影响生活质量。

已有大量文献证明，脑血管病患者早期采用正确的康复训练，可以防止病理性运动模式的出现，促进患者正常的运动功能恢复，提高治愈率和生活质量。临床研究也显示脑卒中病人只要生命体征稳定，就可以开始康复治疗，越早进行越好。这样的恢复效果比没有进行或者较晚进行康复训练的患者要好很多。

误区三：重治疗轻预防

对策：预防为主，越早越好

脑血管病的形成是个缓慢的过程，有许多危险因素，如高血压、糖尿病、高脂血症、肥胖、冠心病、吸烟等。有研究表明：早期发现和控制上述危险因素，可以降低脑血管病的发病率。到目前为止，还没有一种药能够将严重的脑动脉硬化恢复正常，将坏死的神经细胞复活。所以预防脑血管病的发生就显得尤其重要，早防早治早健康。脑血管病重在预防，预防措施做的越好越能最大限度的降低脑血管病对中老年健康的危害，这也是目前神经科专家的共识。

脑卒中的"黄金 3 小时"

什么是脑卒中？

脑卒中就是我们常说的脑血管病，俗称中风。60%-70% 的脑卒中是"缺血性卒中"。即当脑血管被血凝块堵住或变窄，脑部血液循环障碍，缺血、缺氧所致的局限性脑组织的缺血性坏死或软化。

另一类脑卒中是"出血性卒中"，脑血管不是"堵塞"而是"破裂"，血液流入大脑，造成脑组织的损伤。

脑卒中的常见症状有哪些？

突然的颜面部、肢体的麻木或无力，尤其是身体的一侧；

突然不能说出物体的名称，说话或理解困难；

突然的单眼或双眼视物不清；

突然行走困难，头晕，伴有恶心、呕吐，肢体失去平衡或不协调；

突然不明原因的严重头痛，可有恶心、呕吐。

什么是脑卒中"黄金 3 小时"？

脑卒中是急症，3 小时内是脑中风的最佳抢救时间，在此时间内应用溶栓药物治疗，患者是有极大希望能恢复工作或自理能力。但如果超过 3 个小时，特别是 6 个小时后，患者的神经细胞会出现坏死，预后极差。

脑卒中"黄金 3 小时"抢救重点在于早期症状的快速识别

推荐使用"120"评估方法，尽早识别自己或家人是否患有脑卒中，及时治疗可挽救患者生命，提高生活质量。时间就是大脑，少

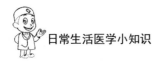

一分延误，多一份康复！请立即把患者送入有溶栓治疗条件，有经验和能力为患者进行诊疗的医院进行救治。

脑卒中与酗酒间不得不说的那些事儿

大家熟知，饮酒会伤害肝功能，引起肝硬化。有没有人考虑过，饮酒也会引起脑卒中呢？今天让我们了解一下脑卒中的危险因素之一：酗酒。

根据最近的一项有趣的研究发现，大量饮酒会消减大概 5 年的寿命。这个结论来自瑞典一项关注双胞胎的不同生活方式对健康影响的研究。共有 11644 名双胞胎入组这项研究，研究者观察了大量饮酒和脑卒中风险之间的关系，发现每天饮酒两杯者卒中的风险比每天半杯饮酒者大 34%。且酗酒者比不饮酒者寿命平均少 5 年。

大量饮酒是脑卒中的一个危险因素，它是如何促发脑卒中呢？一般来说，酒精摄入量增加，会导致血压的升高。医学家们一致认为，酗酒会增加出血性卒中和缺血性卒中发生的风险；此外，在几项研究中医学家们发现，每天少量的饮酒具有一定的预防缺血性脑卒中的作用，这也许是因为酒精降低了血液中血小板的凝血能力。然而，大量饮酒却会严重消耗血小板数，损害血液凝固，影响血液黏稠度，导致出血。此外，大量饮酒之后，酒精从体内清除时，又会发生一个反弹效应，这种反弹的结果是，血液黏稠度和血小板的水平扶摇直上，因此，在大量饮酒后，又会增加缺血性卒中的风险。

总之，酗酒实在不是一个好习惯，饮酒需谨慎。

中青年人也要当心！不要认为脑梗是老年人才得的病

脑血管病具有"高发病率、高复发率、高致残率、高病死率"四高特点，是造成人类死亡和致残的重要原因。很多人认为脑梗是老年人才得的病，其实不然，根据临床资料结果显示，脑梗的魔爪已经逐渐伸向年青的群体，现在中青年人患脑梗的越来越多了。

据统计，我国每年有 200-250 万新发脑梗患者，死于脑血管病约 160 万人，全国每年因本病支出接近 400 亿元人民币，给国家和众多家庭造成沉重的经济负担。其中青年脑卒中患者占所有脑卒中9.77%，而且脑梗还有继续年轻化的趋势。

脑梗死的防治已经引起社会各界的广泛关注，预防脑梗死不单单是中老年人要注意的事情，青年人也应重视以下几点而防患于未然：

1. 合理膳食

青年人膳食要均衡要"好色"，红黄绿白黑通吃最好。红指红葡萄酒，每日饮 50mg-100mg，黄指胡萝卜、红薯等黄色蔬菜，绿指绿叶蔬菜，白指燕麦片，黑指黑木耳、蘑菇等，这些食物有助于软化血管，降低血脂及血黏度。切忌暴饮暴食。

2. 适当运动

青年人一定要留出一点时间锻炼身体，以有氧运动为好。下班后可以在小区慢走 1 小时，适时抽出时间去户外运动，如秋高气爽的季节可去登山。还可以选择去健身房等多种锻炼方式，最重要的是贵在坚持。

3. 戒烟戒酒，以茶代酒

长期大量吸烟是肿瘤、脑卒中、心梗等多种疾病的危险因素。

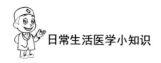

长期过量饮酒会造成酒精性脂肪肝甚至肝硬化、肝癌。因此青年人要戒烟戒酒，以茶代酒，绿茶最好，这样既可以补充身体所需的水份，防止高黏血症，又可以发挥绿茶抗氧自由作用，起到防止动脉硬化的作用。

4. 及早发现及治疗高血压

高血压是脑卒中的第一杀手，易对脑肾造成危害。青年人要注意定期监测血压，发现血压高时要通过生活调节，低盐低脂饮食进行控制，若收缩压大于 140 mmHg，舒张压大于 110 mmHg 应听从医嘱进行药物治疗将血压控制于理想水平。

5. 心脏疾患要早治

许多心源性疾患，如：先天性心脏病、风湿性心脏病、心房颤动是引发青年人缺血性脑卒中的一个主要原因。一旦发现患有上述疾病，一定要及早诊治，祛除或控制这些导致脑梗的危险因素。

6. 不可小视的打呼噜

打呼噜不是睡得香的表现，是呼吸的气流受阻的表现，肥胖者多发。它可引起体内缺氧，从而导致血黏度增高，严重者引起睡眠呼吸暂停，诱发脑卒中的发生。青年人可通过减轻体重，戒烟酒，侧卧位，避免过劳来预防，严重者要去医院进行矫正治疗。

7. 补充叶酸及 B 族维生素

研究表明，高同型半胱氨酸血症是引起青年人脑卒中的一个独立的危险因素。高同型半胱氨酸血症可以加速动脉硬化的进程，增加卒中的危险，补充叶酸和维生素 B12、B6，可以有效降低胱氨酸的水平，从而预防血酸形成，谷类及新鲜水果蔬菜中叶酸维生素 B12 等含量丰富可多吃。

心超那些事儿

"医生！我才做了心电图，为什么还要重复再做心超？"

"医生！我和刚刚那人一样，都是躺在检查床上，都是上衣拉起，都是心脏检查，怎么发票上价格都不一样？"

这些问题常常被问起，今天的科普就为您送上：心超那些事儿。

什么是心超？

心超就是心脏彩超的简称，术语叫超声心动图，即应用一维、二维、三维超声及彩色多普勒等技术对心脏进行检查，以达到对心脏疾病进行诊断的目的，它分为两大种：一种探头贴着胸口皮肤，叫经胸超声；一种像做胃镜，探头塞进食管里检查心脏，叫经食道超声。

心超检查到底是看什么的？

如果把心脏比做是四居室的房子，做心脏彩超是看房子有多大，墙壁牢固不牢固，房门关的严实不严实。它相当于"透视眼"，不需要开胸就可以看清楚心脏的功能、结构和大小。主要用于诊断瓣膜性心脏病、先天性心脏病、各种心肌病，对于冠心病，特别是心肌梗死的节段运动异常有很高的诊断价值，它还可以检出心包疾病，定位和半定量评价心包积液。对心脏内及心包内各种占位有提示作用，另外，在先天性心脏病的介入及手术监护、各类心脏瓣膜疾病的手术监护中，心超均起到定位及引导的作用。

心超检查的优势有哪些？

心脏彩超是唯一能动态显示心腔内结构、心脏搏动和血液流动

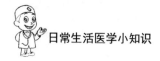

的仪器。心超探头就像是摄影机的镜头，随着探头的转动，心脏各个结构可以清晰地显示在屏幕上。比如先天性心脏病，其纷繁复杂的畸形都可以在心脏彩超上显示出来。我们可以看到心壁上残缺的孔洞和通过这些孔洞的血流，可以看到由于胚胎发育的异常造成的心脏结构左、右及前、后位置上的变化，以及由此造成的血流路径的变化。

心超检查的注意事项

胸部从外到内有好多重要的器官，因为常规超声波检查需要贴紧皮肤，胸部的超声做起来会比较尴尬，为了又好又快地完成心超检查，请记住：在医生眼里患者是没有性别之分的。

心脏彩超检查对人体有辐射吗？

超声是没有辐射的，探头发出的是超声波，可以给刚出生的小宝宝做检查，完全绿色无毒无公害，如果有辐射我们超声医生不早就射没了。

心脏彩超检查前能不能吃饭？

经胸心超检查前可以吃饭，经食道超声检查前6小时不能吃饭，不喝水。

心脏彩超检查时怎么穿衣？

正常情况下心脏大部分位于左侧胸腔，小部分位于右侧胸腔，所以检查时需要暴露左侧胸口皮肤，所以请尽量穿分体的宽松衣服。不要穿紧身衣连衣裙。左手放枕边，右手放身侧，甭管医生在哪儿，脸朝左侧卧。

小儿心超检查有什么要求？

1-3 周岁的孩子因为哭闹而不能配合检查，需要找医生开水合氯醛口服或灌肠，熟睡后再行心超检查，新生儿除外。

熟悉了这些，您就会发现其实心超检查流程并不是那么复杂。

心脏不好还要做这 3 件事，迟早要吃大亏！

心脏病是我们国家中老年人死亡的一大原因，一旦发现心脏不好，就一定要做好日常的保健。因为心脏病患者不宜激动，不宜体位变化太大、用力过猛等。日常生活中还要注意以下三件事，如果不注意，就很容易诱发心脏病。

烟酒不离口

喝酒会让身体摄入乙醇，而乙醇对于心脏的影响很大，可使心肌的收缩能力有所降低。长期喝酒会增加心脏的负担，毒害心脑血管，诱发心律失常。一般有冠心病的人群还可能伴随着动脉硬化或者高血脂，而喝酒会让这些症状和疾病都有所加重。

烟草中含有烟碱会起到升高血压和加快心跳的作用，吸烟以后心脏的耗氧量会有所增加，还会产生血管痉挛、血流异常等不好的影响。吸烟的男性患上冠心病的几率比不吸烟的高出 3 倍以上，而已经患上冠心病、心脏病的人群，就更要避免吸烟，以免诱发心绞痛或者猝死。

过度劳累、熬夜

熬夜是导致疲劳的一大因素，即使您睡够了 7 个小时，也不能排除熬夜对身体的影响。有研究表示，男人如果在 12 点后睡觉，动

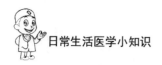

脉硬化的发生率以及心脏病的发生率都会有所增加。另外，一些劳累的行为比如开夜车、上夜班、过劳等，都可能导致心脏病的发生率增加。

已经有了心脏问题或者高血压、动脉硬化的人群，更要当心不要过度疲劳。因为疲劳的时候最容易导致心脏功能紊乱，从而诱发猝死。

动作幅度过大、刺激

心脏病患者怕的就是过于刺激，很可能瞬间导致冠心病和心绞痛的发作。那么什么叫做过于刺激呢？有可能是突然来的噪音，或者居住在噪音较大的地方。另外，还可能是起床的幅度过大、便秘时用力过猛、生气暴怒、过度忧愁等，这些都是刺激的因素。

拿起床作为例子，人在睡眠过程中心脏一般是比较平缓的，如果起床速度过快，心脏猛然开始迅速跳动，就会增加心脏的刺激。如果是还有高血压的人就更要小心了，清晨一般是血压比较高的时期，而且头一天服用的药物刚好可能失效，所以起床一定不要过猛，防止血压迅速升高。另外，闹铃也注意不要设置的声音过大、能不用闹铃最好就不要用。

高血压的自我管理和保健

高血压是一种常见病和多发病。此病一般起病缓慢，患者早期常无症状，或仅有头晕、头痛、心悸、耳鸣等症状，表面上看是一种独立的疾病，实际上是引发心、脑血管和肾病变的一个重要的危险因素，如果控制不好就会导致脑中风、心肌梗死和肾功能衰竭等一些常见的高血压并发症。所以，高血压病友管理好血压是必须的。

血压控制的目标

1. 正常血压：90-120/60-80mmHg；

2. 正常高值：130-139/80-89mmHg；

3. 高血压：收缩压 >140mmHg 或舒张压 >90mmHg。

血压测量的方法

上臂肱动脉血压测量步骤：

1. 暴露上臂；

2. 将袖带系于肘横纹以上 2-3cm 处，气压导管位于手臂中间；

3. 调整松紧度，袖带内应能放入一指；

4. 保持平静，避免情绪激动；

5. 如使用水银血压计，应保持血压计底座与心脏水平持平。

测量时间

平静状态下，避免剧烈运动；行走后应休息 5 分钟以上；可增加睡前测血压一次。常见的两个高峰：上午 6-8 点，下午 4-6 点。

动态血压监测

并不是所有高血压患者的高峰都是一样的，每个人首先应该了解自己的血压动态水平，自己的高峰低谷水平和时间，从而更有针对性进行血压监测。方法有以下两种：①自测动态血压：选择比较空暇的一天，频繁多次测量并记录，按时间顺序绘制动态走势图；②至医院进行 24 小时动态血压监测。

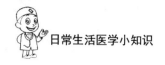

生活方式调整

（一）保持心理平衡

1. 情绪与高血压的发生发展有一定关系，人在受到精神刺激后，交感神经兴奋，血管收缩痉挛，导致血压骤升。应尽可能避免工作和生活中的过度紧张，保持心情愉快，培养良好的性格；保持心情舒畅，有事多与家人朋友沟通。

2. 同时有抑郁焦虑的病人常常出现血压不稳，用药控制很难，这时候最好在用减压药的同时采用抗抑郁治疗，从临床观察来看效果非常好。

（二）适量运动

1. 参加适量运动。

2. 运动前，应先了解自己的身体状况，以便决定运动种类、强度、频度和持续时间。

3. 中老年人宜参加有氧、伸展、增加肌力练习的三类活动，具体项目可选择健步走、慢跑、太极拳、气功、游泳等，运动时一定要循序渐进，切不可随意加大运动强度和增加运动时间，以防反射性迷走神经兴奋，外周阻力增加而使血压骤升，从而诱发心绞痛、脑出血、充血性心衰等并发症。

（三）减轻体重

体内脂肪堆积是促发高血压病的最重要因素之一，据统计，肥胖者患高血压病的几率为正常体重者的2-3倍。医学家认为，只要减轻体重5%以上，自然就有明显的降压效果，同时还能改善脂质代谢，消除和减轻其他危险因素。

（四）戒烟戒酒

尼古丁对心肌、血管有刺激作用，使心率加快，血管收缩，血压升高。吸烟是脑血管病的独立危险因素，所以血压已经增高的患者，戒烟刻不容缓。

（五）饮食控制

1. 限盐：高盐摄入可引起血压升高，低盐饮食可使血压降低。研究表明，每人每天减少 2g 食盐，可使收缩压平均下降 2mmHg，舒张压可下降 1-2mmHg。

2. 控制脂肪和碳水化合物摄入：血脂增高可使动脉硬化加重，同时使血压不能有效地控制，因此，要经常监测血脂，饮食上注意不要吃饱和脂肪酸，不要吃油炸食品。碳水化合物一般指的是主食，但是也包括水果、土豆、藕等含淀粉的食物。要改变一些过去的习惯，少吃精米精面，多吃杂粮粗粮。

3. 摄入优质蛋白质：多摄入优质蛋白质会使高血压的发病率下降，在日常生活中一味强调素食来预防高血压是不可取的。我们在饮食中应适当地选择动物蛋白，如鸡、鸭、鱼、牛奶等。应每日吃 1 个整蛋。

4. 补钙：高钙饮食是控制高血压的有效措施之一。高血压患者每天补钙 1g，连用八周，就可使血压明显下降。芝麻、虾皮、牛奶含钙量高。

5. 补钾：钠高钾低是高血压发生的因素之一，研究证明：钾可促进钠的排泄，有降低血压的作用。蔬菜和水果中含有丰富的钾，所以要多吃一些。

血压多少算正常？

血压不高于 140/90mmHg 就算正常？

您落后了！

美国颁布了最新 2017 版高血压指南。该指南提出将高血压的诊断标准由传统认为的 140/90mmHg 下调为 130/80mmHg，这将意

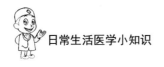

味着，在美国只要血压超过 130/80mmHg，即可被诊断为高血压。

这个版本的指南发布后，在医疗领域引起了强烈反响和热议，在普通人群中受到的关注度也较高。

那么有人会问："我量了一次血压是 136/84mmHg，也是高血压吗？是不是要长期吃降压药治疗？"

但请看清楚前提是"在美国"，这是根据美国人的体质制定的标准，而不是我们国家的。我国目前仍在沿用原本的指南，也就是 ≥ 140/90mmHg，虽然血压 136/84mmHg 不能诊断为高血压，但并不意味着不需要干预治疗。需要治疗不代表需要长期口服降压药，高血压的治疗最基础的应该是改变生活习惯、饮食结构和适量运动等。对于没有高血压家族史、心脑血管疾病、慢性肾脏病或糖尿病等病史的人群，如果血压没有超过 140/90mmHg，不需要用降压药治疗。但是如果有上述情况，则应尽早咨询心血管病专家，根据个人实际情况再制定更为合理的治疗方案。

如果血压超过了 140/90mmHg，通过坚持合理的生活饮食习惯超过三个月后仍然不能将血压降至理想范围，那么此时您可能需要开始口服降压药物治疗。而具体用药也要通过医生的评估再行决定，而不能照搬家人、邻居或朋友的用药。

在门诊就诊的很多高血压病人都有一个认知误区：

"我一旦吃了降压药就停不下来了，所以我选择不吃药。"

事实是：不吃药的话，持续偏高的血压会对您的心脏、大脑、肾脏、眼睛及全身中小动脉造成长期损害，发展为高血压性心脏病、冠心病、脑梗塞、肾衰竭、失明等疾病，更严重的会突发血压升高造成颅内出血进而危及到生命，有的人就算把命保住了却造成了终身残疾。所以，与其等到这一天的到来，不如平时就把血压控制好，阻止这一天的发生。

事实上，收缩压在 139mmHg 与 141mmHg 时，发生心、脑、肾等病变的风险没有本质的区别，140/90mmHg 只是一个概念，而并非绝对标准，因此也不能因为血压没有超过 140/90mmHg 而忽略了关注血压。

秦医生手记：雷人的高血压

近来，全球医学界传播着一条雷人的消息：11 月 13 日，美国心脏协会重新定义高血压标准为 ≥ 130/80mmHg，迅雷不及掩耳之间，3000 万美国人成为高血压患者。按新标准，美国成人中有 1.03 亿人为高血压患者。有人笑谈：一觉醒来发现自己变成了高血压患者。这不禁令人联想起医学史上一桩桩离奇的故事。

主张通过洗手来防止产褥热的现代医院流行病学之父塞麦尔维斯，被"正常人"投进了"疯人院"并惨死其中；早年的 X 光先驱因没有意识到这种电离辐射对人体组织有致命的预后伤害而接连不断地成为"X 光烈士"。医学的进步总是以千百万人"试错"为代价的。让我们再来回顾一下另一桩"镭人"的故事吧！

1902 年居里夫人发现了镭，其具有强烈的放射线，可以杀死细胞和细菌。这一伟大的发现，让居里夫人在 1903 年荣获诺贝尔奖。

在她的指导下，人们第一次将放射性同位素用于治疗癌症。自此，医生和大众相信镭具有各种"保健"作用，疯狂地添加进各种物品中，如含镭牙膏、保健镭水、含镭玩具、含镭巧克力、含镭面包等。在 20 世纪初的四十年间，镭成为人类争相哄抢的宝贝。关于镭是"通向健康的自然之路"，是"永恒的阳光"，能让人"长生不老、返老还童、包治百病"等言论甚嚣尘上。美国实业家 EbenByers 每天喝一瓶昂贵的镭药水，四年后却患下颌骨癌在剧痛中死去；一批又一批蘸着口水制作含镭夜光表的年轻姑娘英年早逝，这才最终揭开了镭凶恶的面纱！人类文明的猛然加速和沧桑巨变，起源于现代科

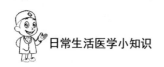

学的诞生和发展。当物理、化学、生物各个领域捷报频传，新的技术和发明层出不穷，科学便日益渗透到了衣食住行的细微末节。显而易见，如果离开现代科学，今天的社会连一天也不能运转。但是在加速过程中，产生的种种观点、言论、标准、切点是否是唯一的、科学的、不可更改的，我们需要辩证地看待。著名心血管病专家胡大一教授在如何定义和诊断疾病这个医学核心问题上，没有绝对客观的答案。高血压不是一个黑白分明的疾病，其标准是一个相对主观、可由人为决定的，仅依靠科学事实很难定义高血压。如果临床需要一个切点，那么切点的确定必须考虑科学事实。高血压诊断标准修订过多次，切点不断下移，医学的进步实质上一直在有意无意地降低切点。比如 2000 年前后美国修订的标准，使得美国高血脂患者增加 85%，骨质疏松患者增加 85%，糖尿病患者增加 14%。

本次修订是 2014 年以后的切点又一次大幅度下移，直接把美国成人的高血压比例由 35% 急升至 46%。让一个国家一半左右的人成为病人的切点，是否具有充分科学依据我们尚且不论，从哲学的角度，病人一定是占正常人的少数。

今天我以一个中国大陆外科医生的身份对美国心脏协会的高血压标准指手画脚，并不是想要冒充"大佬"，而是想起了艾青的一句话：为什么我的眼里常含泪水，因为我对这土地爱得深沉。

秦医生手记：三议高血压

这几天，国内盛传一条振奋人心的信息，我国要修造一条"红旗河"：长达 6100 多公里，起从雅鲁藏布江，跨怒江，经澜沧江，过长江，穿黄河，越八百里秦川，沿河西走廊，入塔里木盆地，滋润塔克拉玛干沙漠。从此羌笛"无须"怨杨柳，春风"已度"玉门关。

人体与自然界也一样，也有高原，平原和盆地。血管就像人体内的河流，大脑就是人体的青藏高原。血管内缺血了，大脑就干旱（脑梗塞），严重了就荒漠化（脑梗死），血管破了就沼泽化（脑溢血），最佳状态就是水不多也不少，风调雨顺，五谷丰登，安居乐业。然而"良田美池桑竹"的"世外桃源"毕竟只在书本中得见，为了谋求生存、打造适宜的生活环境，于是聪明自信的人类开始改造自然，创造出许多像灵渠、红旗渠、京杭大运河、都江堰这样的不朽工程，福泽古今。

　　国外的改造工程亦不少，比如伊泰普大坝、胡佛大坝、阿斯旺水库等。前苏联在上世纪四十年代提出了"自然改造计划"，以卡拉库姆运河为代表的引水工程和水利设施纷纷在中亚大地上出现，将咸海的源头水流锡尔河与阿姆河的河水分流到周边的沙漠和荒地中，大力发展种植业。水利设施的建设滋养了作物，将不毛之地改造成棉粮生产基地。

　　1980 年，苏联棉花年产量占到世界的 20%，其中 95% 产于锡尔河及阿姆河流域地区，约 40% 的稻谷，25% 的蔬菜、瓜果，32% 的葡萄也产于该地区。然而，咸海的源头之水被分走用于灌溉，咸海水域开始衰减。1960 年至 2010 年，短短 50 年间，咸海面积已经衰减了 90% 以上，550 万岁的咸海即将寿终正寝。干涸的湖底沉积了大量的盐分，每当大风刮过就会形成可怕的"盐沙暴"。这些含有大量盐分的沙土随风飘散，沉积到周边的田地里，造成土地盐碱化、沙漠化，使该地区作物产量急剧下降，曾经美丽富饶的咸海几乎变成了荒漠。人类妄图改造自然，却终被自然反噬的例子比比皆是，"人定胜天"终究是一个梦想。

　　相对心脏而言，大脑和手足就是河流的末端，上臂相当于中游，保证人体全流域有充足的"水源"是生存基本的要求，保证大脑的血液供应更是"重中之重"。不幸的是，大脑偏偏处于"流域最末端"，而且因为人体直立行走的原因，使其还处于"高原上"，更加增加了血液输送的难度。随着年纪的增长，血管老化、斑块堵塞等导致血流不畅、流量下降、供给不足，人体的自我调节机制往往通过增大压力来弥补，这就是高血压的大致原理。然而，过高的血压容易使血液将血管壁撑破，过低的血压却让远端供血不足，这真是个两难的选择。防治脑溢血，好比修筑阿斯旺水坝，阻止了尼罗河泛滥，成功地化解了洪水对埃及的威胁。可是，几十年后人们发现，由于河水不再泛滥，也就不再有雨季的大量河水冲刷，尼罗河下游土壤开始盐碱化，肥力也丧失殆尽，甚至于多位学者主张将阿斯旺水坝炸了。美国人已经从一百年前的造坝改成现在的拆坝，截止到2015年，他们已经拆除了境内的1300多座大坝。

对自然界河流"疏或堵"的两难选择是科学研究的热点，关注度极高，但是极具讽刺的是，与我们自身休戚相关的体内"河流"压力高低的两难选择却鲜有人涉及。目前，医学界一面倒的观点都是"降压降压再降压"，血压的标准一降再降。通过降低日常血压的确降低了脑溢血的发生率，但是一味地降低血管压力难道不会像降低自然界河流的水位一样而产生各种副作用吗？近四十年来，塔里木河引水分流工程日益增多，导致下游400多公里河道断流，罗布泊也完全干涸，这就是典型的例子。同理，进行降压治疗的人群中，脑梗、心梗、下肢缺血的比例是否有明显增加，有人关注吗？

人是动物，一直在运动中：躺、蹲、坐、站、走、跳，弯腰低头。直立时心脏到大脑的垂直高度约40cm，平卧时为0，弯腰低头时为负数。然而，没有科学家研究过人体在不同体位下颈内动脉和颅内动脉的压力到底是基本恒定的还是随体位起伏的，我个人推测应该是有起伏的，因为脉管中的血液是液体，尽管受血管壁等其他因素的影响，但是，凡是液体就要遵循流体力学的基本原理。立位时大脑的血压比卧位时低约40cm水柱，"高枕无忧"或许就掺杂着高血压疾病防治的玄机。

用静止状态上臂（中游）测得的血压来预判这动荡的颈内动脉和颅内动脉（末游）压力，不相当于刻舟求剑吗？防治水患最关键的是要防止天降暴雨时短时间水量对河堤的危害，防治脑溢血同样要研究瞬间高血流高血压对血管壁的破坏力。像目前这样依赖静态的定位的上臂血压去指导全球 10 亿多"高血压病人"吃药，或许相当于筑坝防洪，难免顾此失彼，有待进一步思考研究。

小酌怡情，过量伤身，出现急性酒精中毒怎么办？

我国有悠久的酒文化，早在古代，酒就受到了人们的欢迎，它的保健、治病功效更被医家们所看好，因而被广泛应用于医药领域。

适量饮酒大体有以下好处：①预防心血管病；②消除疲劳和紧张；③开胃消食；④舒筋活血；⑤促进新陈代谢。

但过度饮酒就会让好事变成坏事，主要有以下这些危害：①大量饮酒对心肌有明显的损害；②酒精可引起血管收缩，血压升高；③饮酒过量伤肝、胃、肠等内脏器官，很多人长期饮酒最终会导致脂肪肝和肝硬化，更严重的会发生肝癌；④急性酒精中毒，危及生命。

什么是急性酒精中毒？

急性酒精中毒，也称为急性乙醇中毒，是指由于短时间摄入大量酒精或含酒精饮料后出现的中枢神经系统功能紊乱状态，多表现行为和意识异常，严重者损伤脏器功能，导致呼吸循环衰竭，进而危及生命。

无论国内还是国外，急性酒精中毒的发病均呈上升趋势，有研究甚至认为，酒精的危害超过海洛因。虽然急性酒精中毒的直接病死率不高，但因其群体庞大，会成为多种急症的诱发因素，所以应对其危害予以重视。

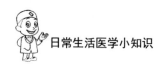

急性酒精中毒的诊断并不难，应具备以下两点

1. 明确的过量酒精或含酒精饮料摄入史；

2. 呼出气体或呕吐物有酒精气味并有以下之一者：①表现易激惹、多语或沉默、语无伦次，情绪不稳，行为粗鲁或攻击行为，恶心、呕吐等；②感觉迟钝，肌肉运动不协调，躁动，步态不稳，明显共济失调，眼球震颤，复视；③出现较深的意识障碍如昏睡、浅昏迷、深昏迷，神经反射减弱，颜面苍白，皮肤湿冷，体温降低，血压升高或降低，呼吸节律或频率异常，心搏加快或减慢，二便失禁等。

此外，临床确诊急性酒精中毒在上述条件的基础上血液或呼出气体酒精检测为乙醇浓度 ≥ 11mmol/L。

酒精中毒的治疗有以下几条

1. 单纯急性轻度酒精中毒不需治疗，居家观察，有肥胖、通气不良等基础疾病要嘱其保暖，侧卧位防止呕吐、误吸等并发症，双硫仑反应严重者宜早期对症处理；

2. 消化道内酒精的促排措施；

3. 药物治疗（促酒精代谢药物、促醒药物、镇静剂、胃黏膜保护剂等）或血液净化疗法；

4. 对症与支持治疗。

最后，希望所有的饮酒者能够理性对待喝酒这件事，用健康的方式饮酒，给自己带来健康，给家人带来欢乐。

血管自述：我是怎么一天天被堵死的！

十几岁之前的我

有弹性且柔韧，像橡皮筋一样。滑：血管内壁没有任何物质沉积，如血脂、血栓、斑块等。

十几岁之后的我

胆固醇就开始在动脉内皮下沉积，形成脂肪条纹。但这不会造成动脉硬化阻塞血管，真正发生心梗、脑梗可能还需要二十几年的时间，但是少年时做以下这些事都是在给我添堵：

营养过剩：摄入过多的高油、高糖的零食，血管里的脂肪越来越多。

运动太少：不运动，血液循环慢，容易增加血管中的脂肪条纹。

肥胖：高血压、高血糖、血脂异常的检出率很高，动脉硬化、血管堵塞加速。

四十岁之后的我

斑块易脱落，引起梗塞随着年轻时血管中物质的沉积，步入 40 以后，心肌梗死、中风等心脑血管疾病发生率迅速增加，下列因素会使我变得非常危险：

压力大：人到中年，上有老，下有小，颇有压力。而压力等因素也更容易导致血管中的斑块破裂。

腹部肥胖：内脏脂肪进入消化系统，影响肝脏脂类代谢，导致新陈代谢紊乱，更容易堵塞血管。

烟不离手：香烟中的尼古丁可促进动脉粥样硬化发生的低密度

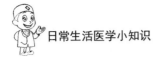

脂蛋白增高，使保护动脉免于发生粥样硬化的高密度脂蛋白降低，同时使血压升高，并导致动脉粥样硬化发生。

喝酒过度：大量饮酒不但可导致脑血流量减少，还可损害肝脏影响脂质代谢，导致动脉粥样硬化。

冠心病会遗传吗？

随着人们生活水平的提高和饮食习惯的改变，冠心病已然成为现代社会的一种高发病。很多人会问，我父母有冠心病，会遗传给我吗？我有冠心病，会遗传给我的子女吗？现实中确实存在一家几代人都有冠心病的现象，这提示冠心病有家族遗传的倾向。但是，冠心病不是遗传病。

动脉粥样硬化在家族中有聚集发生的倾向，遗传因素或者说家族史确实是冠心病的危险因素之一。研究表明，经年龄、性别、总胆固醇、血压、吸烟、糖尿病、左心室肥大等分层次控制后，冠心病患者的亲属比非冠心病组的亲属患冠心病的几率高 2~3.9 倍。而且，冠心病患者的一级亲属比一般人群有更多的危险因素。此外，冠心病家族史在婴儿期即有影响，研究显示遗传因素在生命早期冠心病中起到的作用比在生命晚期冠心病中的作用更重要。阳性家族史伴随的危险性增加可能是基因对肥胖、血脂异常、高血压和糖尿病等其他易患因素介导所致。

所以，冠心病有家族遗传倾向，但并不是遗传病。如果您有冠心病的家族史，您更需要在年轻时就注意健康的生活方式，戒烟、运动、避免肥胖、定期体检，及时发现血脂异常、高血压、糖尿病，在医师的指导下改变生活方式，控制血脂、血压、血糖，把冠心病的风险降到最低。

您的心脏够年轻吗？

知道自己心脏的年龄吗？美国人平均心脏年龄比实际年龄大 7 岁！快来测试一下，看看自己的心脏年龄吧。

如果您的测试结果很不幸的属于心脏老龄化者，那么就看看如何给自己的心脏减龄吧！虽然吸烟、高血压、高血脂、肥胖、不健康的饮食、缺乏体育锻炼和糖尿病等因素都会增加您的心脏年龄。但上述的因素都可以通过控制加以改善，不管民众的实际年龄多少，只要做出实际改变，就可以减轻心脏年龄，进而达到降低心脏病或中风的发生几率。您可以选择以下途径给心脏适度"减龄"：①戒烟：如果您是烟瘾者，请及时戒烟，还要避免二手烟；②饮食健康：少吃高盐和富含反式脂肪的食物，多吃新鲜蔬菜水果；③适量体育锻炼：每周保持 2.5 小时中等强度的体育锻炼，如快步行走；④减轻体重：保持健康的体重；⑤情绪稳定：保持乐观的情绪和平和的心态，放松心情。当然，以上途径仅能起到预防和减缓作用，如果已患高血压、高血脂的患者，还是应当及时到医院就诊，听取医生的建议，按时服用降血脂（如他汀）、降血压的药物，才能更有效地减缓心脏的衰老。

心力衰竭：也许比肿瘤更可怕

张老的心脏病又发作了，这次电话是他儿子从急诊抢救室打来的，原来是冠心病急性发作伴心力衰竭，血管造影证实左冠状动脉起始部位狭窄 75% 左右，心脏科紧急冠脉扩张并置入支架后胸闷心悸症状消退，心力衰竭缓解。

那么，心力衰竭又是怎么回事呢？

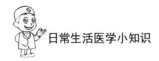

顾名思义，心力衰竭从字面理解就是心脏工作动力衰退耗竭的意思，又简称为心衰，它并非是单纯的一种疾病，而是众多心脏疾病最终结局之一，少数是由于非心脏疾病累及到心脏后导致的严重心脏机能障碍，进一步恶化有可能发展为心源性休克甚至心脏骤停而死亡。那么，心力衰竭到底是怎么回事呢？回答这一问题前首先要感谢390年前英国医生威廉·哈维发现的血液循环原理，如果一个人每分钟心跳72次，那么在1小时内，就从左心室流出540磅血液，相等于一个人体重的3倍！这数据驳倒了此前盖仑"血液是肝脏制造的""血液一去不复返"的谬论，肝脏1小时能造出这么多血液？这么多血液为何没把人体胀破？这多余的血液又流到何处去了呢？哈维指出：人体内的血液是循环流动的，从心脏流出，经动脉血管，流入静脉血管，重新返回心脏，他将这一血液循环原理写入《动物心血运动的研究》一书。尽管该学说存在静脉动脉之间没有明显联系这一缺陷，但在哈维去世4年后，意大利医生马尔比基进一步发现了把动脉和静脉连接起来的"毛细血管"，哈维的血液循环理论至此宣告完成，并得到公认。现在我们在已经弄清楚血液在肺循环完成携带氧气同时排出 CO_2 实现肺部气体交换之后就成为动脉血，回到心脏的动脉血再被心脏通过收缩运动送到全身各处组织器官。各个器官组织利用氧气完成代谢过程，此后携带代谢产物 CO_2 通过静脉系统导血回右心，右心推动血液再次通过肺循环实现氧和 CO_2 交换过程，如此往复完成血液循环。临床医学根据心脏解剖学和生理学特点左心负责全身组织器官血液供应，右心只负责把血液送到肺部，于是心衰也划分为左心衰、右心衰和全心衰，根据病理生理学和血流动力学特点分为因收缩乏力导致的收缩期心力衰竭和因舒张功能障碍导致的舒张性心力衰竭，根据起病缓急划分为急慢性心力衰竭等。

相信非医务人员对这种复杂的分类已经眼花缭乱，其实，简单理解心脏就是作为一个泵站把血流沿着密闭的环路不停地循环流动。一般情况下，心功能不全等同于心力衰竭，因此，临床医学通常把短时间内急性发病心功能不全也叫做急性心力衰竭。心功能不全被定义为由不同病因引起的心脏收缩或（和）舒张功能障碍，不论哪种类型都会反映在心脏供血一方面不能满足全身组织器官代谢对血流的需要，导致因组织器官缺血而发生氧代谢障碍，另一方面心脏回心血流阻力高造成瘀血；因此，从前心力衰竭又称之为充血性心力衰竭。最具代表性的就是急性左心衰竭引起的肺水肿，是典型的心源性肺水肿。

心脏血流动力学规律的发现还应该感谢一位疯狂的医生，他就是德国医生沃纳·福斯曼，1929 年，年仅 25 岁的沃纳·福斯曼，偷偷完成了一个震惊世界的实验，他把无菌导尿管送入了自己的心脏。从这一天开始，现代心脏病学终于高高扬起了前进的风帆。此前，奥地利著名医生西奥多·比尔罗特曾经预言，"在心脏上做手术，是对外科艺术的亵渎。任何一个试图进行心脏手术的人，都将落得身败名裂的下场"。沃纳·福斯曼医生敢于挑战学术权威的行为不只是特立独行，即使现在看来也是一次大胆的冒险行为，当时还一度受到了学术界的讥讽和排斥。自从 1628 年，Harvey 发现血液循环后循环生理学创立，直到 300 年后才弄清了血流动力学原理，这是很了不起的发现，多年之后心导管检查和心脏手术已经广泛开展，正是医务工作者的无私奉献精神让血流动力学研究与实践提前获得了突破，他的学术成就终于获得了应有的尊重并于 1956 年 10 月获得了诺贝尔医学奖。

弄懂了血液循环我们再聊聊心脏做功，心脏主要是承担着泵血功能。人类通过呼吸会把氧气吸入肺内再扩散进肺内微小血管即肺静脉，肺静脉把携带了氧气的血液送回左心室，携带了氧气的动脉血从心脏运送到全身各个组织器官，这个过程中心脏在为全身工作

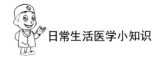

的同时自身也要需要消耗氧气把葡萄糖转化为能量用于做功，心脏不论是收缩还是舒张均是主动耗氧过程，就是自己吃饱了才能干活，只是收缩期氧气消耗比舒张期更多一些，左心室承担的做功最多，也最容易衰竭。冠心病心肌缺氧或心肌肥厚等原因均可导致氧消耗增加，自身血液供应不足类似于口粮不足挨饿，心肌肥厚类似于人口过度增长口粮相对不足，以上均可导致舒张功能减退，即所谓舒张功能障碍。舒张功能障碍类似于相对健康的马拉着一辆装不满的车子，工作效率就会大幅降低和衰退，还要按时完成工作任务，马最终会疲劳和能力衰竭。

面对心力衰竭心脏是如何实施自救呢？心功能衰退前最初是以心率增快和收缩力增强来实现心脏每分钟射血的增加，保证机体应激（应急）状态的需要，直到这一机制失效进入临床心力衰竭。于是，心脏最后的自救主要有两种方式，一种是心肌细胞感受心脏压力升高后分泌具有利尿强心作用的细胞因子被称之为脑钠肽（BNP）和心钠肽（ANP），为自己减负和加油，临床可以通过检测这两种标志性物质来发现心力衰竭。另一种则是以心脏重构的形式实现心脏结构再造。后面这种自救方式主要出现于长期慢性心力衰竭，其结局就是心肌和血管分子生物学异常和形态学上的心脏扩大，不及时挽救就会进入心衰晚期。有流行病学调查研究显示，心脏原因导致的心力衰竭5年生存率不足50%，反复发作的晚期心力衰竭1年生存率不足50%，换句话说，心力衰竭的心脏远期预后不如某些恶性肿瘤。即使是专业医护人员对心力衰竭本质的认识都需要漫长的实践过程和理论积累，由于患者的个体差异很大，具体的临床实践中还涉及很多复杂的临床问题，绝不是一下子就能掌握和判断。

心力衰竭在病理生理学上表现为血流动力异常和神经激素系统激活两方面特征的临床综合征，通俗地说就是血压波动为代表的变化和分子水平的形态学恶化。其中冠状动脉硬化、高血压病、心脏瓣膜疾病、内分泌疾患、细菌毒素、急性肺梗塞、肺气肿或其他慢性肺脏疾患等均可引起心脏病并最终导致心力衰竭。感染、妊娠和分娩，大手术、劳累、静脉内迅速大量输液等均可加重患病心脏的负荷，起到雪上加霜的作用，我们称之为心力衰竭的诱发因素。

　　说了那么多心力衰竭的病理生理学知识，接下来谈谈心力衰竭的治疗。

　　心力衰竭的心脏就如同患病的马拉着一挂车，车子又不能停下来，否则，生命终止。此时，从思维逻辑上解决病马拉车的问题有以下办法：一种办法是卸货减轻病马负担，目前临床医生采取的利尿、扩张静脉、甚至血液净化途径减轻心脏负荷等措施就是达到这一目的。第二种办法是让车子走下坡路，这也是减轻病马负担的好办法，临床扩张动脉用的硝普钠、乌拉地尔等药物属于这种。第三种办法就是让马车慢下来，节省病马的体力，临床医学称之为减慢心率，一种称之为 β 受体阻滞剂的药物倍他乐克就是这种药物，最常用于慢性心力衰竭。第四种办法是用鞭子抽打病马逼迫其工作，这是万不得已时的无奈之举，否则，心脏骤停就会发生，临床使用西地兰、地高辛等强心剂就是这类办法。还有第五种办法换个健康的马，心脏移植就是最好的办法，可惜供体来源有限，对心脏病患者也有各种承受手术的要求。第六种也是最理想的办法就是治愈病马，可惜这只能适用于那些可逆性心脏病，比如酒精性心肌病、甲亢性心脏病等，大多数情况目前尚不能实现，有待于未来有志者攻破这一医学难题。目前临床往往采用综合性的急救措施进行治疗。针对急性心脏衰竭的治疗主要从两个方面入手，首先需要消除病因和诱因，最常见的病因当属冠心病，所有心脏病患者应尽量避免疲劳、养成好的生活习惯，如戒烟、戒酒、控制血脂、低盐饮食等，消除动脉硬化病因和诱因，积极治疗可逆性的病因。如针对冠心病患者的四级预防，包括健康生活方式、重视体重、血脂、血压和血糖管理等，

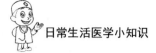

对于已经患冠心病的患者抗血小板抗血栓治疗，对已经发生心肌梗死者实施如冠脉搭桥手术、安置支架等冠脉重建治疗就是属于挽救性治疗和并发症的治疗等。其次是针对血流动力学异常的治疗，目前还是强心，利尿，扩张血管等治疗，尽可能地减轻心脏负荷，挽救濒临心源性休克的心脏，防止心脏性猝死，给病因治疗提供机会。针对慢性心力衰竭则强调预防诱因和稳定心脏功能，同时改善心脏重构治疗，即分子生物学治疗，延长心脏寿命。

治疗心力衰竭的逻辑思维是这样滴：

心力衰竭属于高死亡率的疾病，对于非医务人员，应强调预防为主，预防和减少诱发因素，重视基础疾病的治疗和管理。面对难以避免的应急（应激）因素时应尽量及时咨询专业医务人员，做到有备无患。一旦发生心力衰竭应取头高脚低体位，保证脑供血和减少静脉回流，努力减轻心脏负荷。抓紧拨打急救电话争取早就医获得专业性救治，具体用药应在专科医生的指导下进行，还要根据病情变化注意定期和不定期随访以获取专业性健康指导。

医学知识延伸阅读：心力衰竭常见的并发症

1. 急性心源性肺水肿

急性肺水肿是由于左心衰导致的左心室压力升高传导到左心房，肺静脉血流回流左心房障碍引起的，肺毛细血管压进一步升高，肺毛细血管渗出血浆成分，使肺组织间隙，肺泡和细支气管内充满液体成分而形成的一种危象，临床上多见于急性弥漫性心肌损害、急性心肌炎；急性机械性阻塞，如严重瓣膜狭窄、心房粘液瘤；急性心脏容量负荷过重，如瓣膜穿孔损伤，腱索断裂，室间隔穿孔，主动脉窦破裂，静脉输血、输液过多、过快；急性心室舒张受限，如急性大量心包积血积液、严重心律失常等。特征性表现为夜间阵发性呼吸困难、心悸气急、坐起减轻心率增快超过 100 次 / 分，严重时候不能平卧、咳嗽粉红色泡沫血性痰液，呼吸困难、皮肤黏膜紫绀。

2. 心房颤动

心房颤动是一种常见的心律失常，60 岁以上的人有 1% 的发生率，心房颤动患者死亡率较无房颤者高 1.5~1.9 倍，心房颤动的发生与年龄和所患的心血管疾病类型有关，而心功能不全是最易并发心房颤动的心血管疾病之一，心功能不全伴发心房颤动发生栓塞性并发症，如脑血管栓塞导致的缺血性脑卒中的风险明显增加。也可发生其他器官栓塞，如脾脏栓塞、肾栓塞、肢体动脉栓塞、甚至冠状动脉栓塞。因此，房颤患者治疗上重点是病因和诱因的去除，如甲亢患者首先应控制甲状腺功能，治愈甲亢。其次，不能治愈心脏疾病者或者长期房颤不能逆转为窦性心律时退而求其次，减慢心率到 60~70 次 / 分，目的是降低心脏氧耗，避免加重心力衰竭。在此基础上再实施抗凝治疗，达到改善患者远期预后和生活质量的目的。

3. 心源性休克

由于心脏排血功能低下导致心排血量不足而引起的休克，称为心源性休克。是心力衰竭的最严重情况，常见于冠心病和心肌病晚期，心排血量突然显著减少时，机体来不及通过增加循环血量进行代偿补充调整，正常情况下机体通过神经反射可使周围及内脏血管显著收缩，以维持血压并保证心脑等重要脏器的血供，临床上除一般休克的器官灌注不足、脏器功能障碍、血压降低表现外，不及时纠正很快导致恶性心律失常进入昏迷和死亡。

4. 心脏骤停

为严重心功能不全的最终结局或心脏病的终末期表现，此时需要实施心肺复苏，关于这部分内容有很多心肺复苏的科普文章供读者阅读。

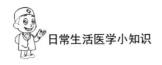

预防护理

如何减少心衰的发生，首先要预防冠心病，要从改变生活方式做起，饮食方面不要吃过于油腻和过多的高热量食物，就是不要吃的过饱，比如动物内脏和大鱼大肉等，天天酒足饭饱绝不是好现象，高脂饮食是引起"三高"（高血糖、高血压、高血脂）为主要表现的代谢综合征的重要致病因素，要尽量避免，晚餐 7-8 分饱即可，主张清淡饮食，适当运动，每天坚持步行 3-4 公里或步行一万步就是最好的锻炼。

每星期能够有两三次，每次 30 分钟的有氧运动，对于防止心脑血管疾病大有益。阳光心态，从容面对生活。争强好胜，情绪大起大落等都会导致心脏病的高发。冬季不能只要风度，不要温度，要注意保暖，避免受凉，感冒流行期间少去人员聚集场所，特别是患有贫血、甲亢、糖尿病等慢性疾病和年老体弱者，一旦出现发热，一定要及时到医院就诊，做到早发现，早诊断，早治疗，不要待在家里讳疾忌医。

最后，祝大家身体健康！

心律失常——让我欢喜让我忧

日常使用电脑过程中我们都可能遇到这样的问题，刚才还好好工作的电脑怎么死机了？此时你只需重启电脑或找到原因修复电脑就照常工作了。

心脏偶尔也会罢工，只是不像电脑那么容易重启，即使重启成功复跳也容易造成不可逆性脑损伤！究竟是怎么一回事呢？让我们从心脏的生物学结构来看看心脏是如何工作的吧。

一、心律失常是心脏本能的自救行为

心脏具有四个腔室，左心房和左心室、右心房和右心室组成的闭环系统，左右心房和对应的心室之间又有瓣膜分开保证血流单向流动，不会返流。

心脏还具有三个电生理特性：兴奋性，说白了就是自动放电特性，一般一个心肌细胞每次放电电流在 50~70mv；自律性，就是自动有规律和有顺序地依次放电，而不是随意滥放电；传导性，心肌细胞不但会放电，还会充当导线传导电流，由窦房结传到心房再越过交界区到达心室。心脏的机械物理特性，规律收缩性，每次电兴奋传到心肌细胞就会偶联一次心脏收缩活动。从心房到心室依次节律性收缩，不会发生强直收缩，这样所有心肌有规律的收缩舒张活动就把血液泵出心脏，通过导血出心的管路叫做动脉送达千家万户，就是各个组织器官。

正常心脏的主导心律是位于右心房和主动脉旁的大约 1cm 长的窦房结管理和领导的，心律以统治和管理者的名字命名，因此称之为窦性心律，正常范围是 60~100 次/分，这个心率能够维持稳定血压，由于以强势和快速反应著称，生理学上称为"超速抑制和强势占领"。中层干部则是心房和房室交界区，他们的节律是 50 左右次/分，称之为房性心律和交界区心律，当窦房结由于种种原因不能承担主导心律主持工作时，这些中层干部可以勉强维持心率和血压的稳定防止心脏停跳，这就形成了两级保护机制，心室自主心律一般 20~40 次/分，则不能维持稳定血压，显然这层保护没有实际意义。

平时心房、交界区和心室因能力有限处于蛰伏状态，并不出头露面，只有当窦房结不能承担工作时他们才承担主导心律起到二级保护作用。比如当冠心病患者冠状动脉受累影响窦房结供血或者心肌炎累及窦房结时会导致窦房结无法正常工作，此时心房或者交界

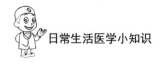

区接过来主导心脏跳动就像中层干部自觉承担工作一样，形成房性心律或者交界区心律，既防止发生心脏骤停的危险，又等于给自己安装了一个起搏器带动心脏跳动，想想看，没有这一机制心脏是多么危险，此时的心律失常对心脏就是保护，是有益的心律失常。

二、心律失常是心脏在呼救

一个正常的心脏工作是非常有组织秩序的，只有在患病情况下才出现心律失常，因此，绝大多数心律失常是有害的。

心律失常的害处到底有哪些呢？如果把心脏看做是个团队，那么窦房结就是这个团队的领导班子，心房和房室结就是中层干部，心室肌细胞是群众。如果形象地比喻有害的心律失常就是底层群众挑战领导权威，严重的心律失常则是心脏内部的一种颠覆和篡权行为。

尽管心律失常是利弊并存的异常心脏工作方式，是心脏紧急情况下启动的自保机制，但它会带来一系列问题，医学上称并发症。比如会导致心脏和组织器官耗氧增加，工作效率降低；还会导致血栓形成，引起组织器官栓塞，如脑栓塞、肺栓塞等；有些心律失常可能导致血压不稳定，医学上统称血流动力学障碍。能够导致血流动力学障碍的心律失常称之为严重心律失常，比如以缓慢心律臭名昭著的病态窦房结综合征、三度或高度房室传导阻滞，以快速心室心律主导的室性心动过速、心室扑动、心室颤动等，这些心律失常如不尽快控制可以发生心脏骤停导致患者死亡。

导致心律失常的原因众多，其中包括基础心脏疾病导致的：冠心病、先天性心脏病、风湿性心脏病、扩张型心肌病、病毒性心肌炎、高血压性心脏病等；也包括诱发因素导致的：物理因素如外伤导致脑干、心脏、大血管、颈部脊髓损伤，中暑导致的多器官衰竭等；化学因素如各种中毒；生物因素如病毒、细菌、真菌等感染；功能原因：血钾异常、过度疲劳、各种缺氧等等。治疗原发病和消除心律失常的诱因是最重要也是根本治疗措施，其次是采取药物、电除颤、介入或手术治疗等手段消除致命的严重心律失常。

三、普通群众如何预防心律失常

那么作为普通群众如何预防心律失常呢？首先要预防和避免罹患心血管疾病，在饮食健康方面，需要清淡饮食，低盐低脂饮食，均衡营养；在心理健康方面要求积极乐观，平和心态，适度运动；一旦感觉身体不适及时咨询医生或就诊体检。

众多周知，人体还有很多奥秘没有弄清楚，人体是这个地球上最复杂的生物，包括心律失常也是如此，真正弄清其病因和原理还需要医学工作者投入更多精力和时间。但是，也不要过于恐惧和悲观，大量研究已经证实，乐观豁达积极健康的生活方式有助于预防悲剧发生，善良和智慧的人生的确有益于健康。总之，从容科学的生活和工作方式有助于远离心律失常的危险。

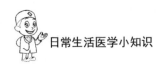

第三章　呼吸篇

睡觉打鼾？注意！出现这些特征很危险！

　　人的一生大约有 1/3 的时间是在睡眠中度过的，浓重的夜色为这 1/3 涂上了一层神秘的色彩，而发生于睡眠中的许多现象一直是人们试图解开的谜。

　　在生活中我们有时会遇到这样的情况：一个素来"健康"的朋友在某个夜里的睡梦中莫名地突然死去；殊不知这意外的死亡很可能与我们睡眠中司空见惯的另一种现象有关，那就是打鼾及频繁的呼吸停止。

什么是睡眠呼吸暂停综合征？

　　睡眠呼吸暂停综合征也被称为睡眠呼吸暂停 / 低通气综合征，是一种可由多种原因引起的睡眠中上气道阻塞或中枢性呼吸抑制，以睡眠中反复发生的呼吸变浅或暂停，及日间嗜睡、疲乏等主要症状为特征的一种常见的综合征。

　　睡眠呼吸暂停综合征的表现特点：①响亮而不均匀的打鼾声；②睡眠过程中出现呼吸停止现象；③睡眠时异常动作；④白天嗜睡，看电视、开会、坐车、听课时不可抑制的睡眠；⑤白天疲乏无力，头脑昏昏沉沉；⑥肥胖；⑦晨起口干，头痛，头晕；⑧记忆力减退，反应迟钝，学习成绩下降，个性改变；⑨男性性功能减退；⑩夜间遗尿。

　　怎样检测是否患有睡眠呼吸暂停综合征？并不是每个患者都具

备以上临床特点，特别是在病情较轻时，患者本人常常浑然不觉，其妻子、儿女、朋友常常最有机会观察到病人呼吸暂停的发作，他们的观察与叙述常可提供有价值的诊断线索。

当您发现身边有这样类似问题的朋友或者亲人时，可以带他去医院做一个便捷的多导睡眠图监测，从而为进一步治疗提供依据。

打鼾的那些事儿

以往在老百姓眼里，打鼾就是睡眠良好的标志，但随着医学的普及，大家逐渐开始重新认识打鼾。今天，我们就来一起聊聊打鼾那些事儿。

日常生活中，那些特别容易打鼾，而且日间工作经常感到疲劳、困倦的人，可能就是患了睡眠呼吸暂停综合征。

得了睡眠呼吸暂停综合征，会有什么影响？

夜间反复呼吸暂停会导致夜尿增多，晨起口干、头痛，白天嗜睡，记忆力下降，还会造成体内炎症因子不断释放，使全身脏器损害。

已有充足证据表明，阻塞型睡眠呼吸暂停综合征与高血压、冠心病、心律失常、心力衰竭、肥胖症、2型糖尿病、脑卒中和交通事故密切相关，因此特别提醒司机朋友，如果日间常感困倦，要及时就诊。

什么人容易得睡眠呼吸暂停综合征？

肥胖者，老年人（咽部肌肉松弛可造成入睡后气道受压），上气道病变（鼻腔阻塞、扁桃体肥大、软腭松弛、咽部肿瘤、舌体肥大）、下颌畸形、有阻塞型睡眠呼吸暂停综合征家族史、长期大量饮酒、服用镇静催眠药物或肌肉松弛药物、长期吸烟及患有其他相关疾病

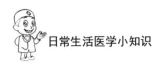

（甲状腺功能低下、肢端肥大症、胃食管反流病、神经肌肉疾病）者需提高警惕。

如何确诊自己得了睡眠呼吸暂停综合征？

一旦出现夜间打鼾、鼾声不规则、白天嗜睡、肥胖等情况即可前往睡眠专病门诊，或者呼吸科、五官科进行多导睡眠图监测。

可是，确诊只是最简单的工作，更重要的是全身靶器官，即可能受缺氧损害的呼吸循环系统的评估，所以还要监测血压，查心电图、血常规、血糖、甲状腺功能等。

睡眠呼吸暂停综合征如何治疗？

首先是改变生活方式，如减肥、侧卧位睡眠、戒烟、戒酒、加强身体锻炼。大多数中重度阻塞型睡眠呼吸暂停综合征患者适合夜间使用无创呼吸机来撑开塌陷的上气道，纠正上气道狭窄，改善缺氧。

外科医生会建议有手术指征的患者进行手术，改善或纠正上气道狭窄。

防治慢阻肺常见四误区

慢性阻塞性肺病（COPD）是一种可以预防和治疗的常见疾病，其特征是持续存在的气流受限。气流受限呈进行性发展，伴有气道和肺对有害颗粒或气体所致慢性炎症反应的增加。急性加重和合并症影响患者整体疾病的严重程度。此病患病人数多，死亡率高，社会经济负担重，已成为影响人类健康的重要的公共卫生问题。COPD目前居全球死亡原因的第 4 位。我国的流行病学研究表明，40 岁以上人群 COPD 患病率为 13.7%，患病率之高，十分惊人。

慢阻肺是一种不可逆的呼吸系统疾病，病情迁延难愈、容易复发，不少老年朋友在防治过程中存有误区，不利于疾病的康复。

误区一：慢阻肺可以根治

支气管的慢性炎症会造成小气道的狭窄、阻塞，甚至塌陷，使肺泡壁破坏、弹性减弱，影响肺的排气能力。这一破坏过程是不可逆转的，而且每次复发后，病情会进一步加重。不少老年朋友正是因为存在这一误区，才会盲目地相信一些偏方、秘方。目前认为，慢阻肺如同高血压、糖尿病一样，没有办法根治。但如果能坚持早期、规范使用药物治疗，进行积极的康复锻炼，可以明显减轻症状、改善活动耐量和生活质量。

误区二：慢阻肺要长期用抗生素

不少患有慢阻肺的老年朋友认为，慢阻肺既然有炎症，就需要长期服用抗生素，这是一种误区。慢阻肺本身不需要应用抗生素治疗，只有急性加重合并细菌感染的时候，才会酌情使用。长期使用抗生素会加重老人的肝肾负担，还会导致耐药菌的产生，最后出现无药可用的结果。慢阻肺患者应该通过长期的基础、规范治疗，来预防慢阻肺的急性加重。

误区三：吃药效果更快

有的慢阻肺患者认为吃药的效果更快，作用也长久，而吸入剂的使用只是暂时缓解症状，这也是一种误区。实际上，与口服药物相比，吸入药物起效快、作用强、副作用小，是慢阻肺患者首选的给药方式，适合长期使用（比如长效抗胆碱能药物）。慢阻肺患者需要掌握每种吸入装置的使用方法。

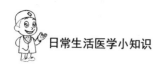

误区四：不需要反复检查

一项调查结果显示，慢阻肺患者中只有6.5%曾经做过肺功能检查。不少患者认为，只要按时吃药就可以，没有必要反复检查，等到出现了活动后气促、呼吸困难等症状，到医院就诊时才发现，此时病情已经到了中、晚期，治疗难度大大增加。慢阻肺患者每隔半年进行一次肺功能检查，有助于观察病情的进展，合理地调整治疗方案。肺功能的检查无痛苦，只是对着肺功能仪吹几口气，就能客观评价气道阻塞程度。

家庭氧疗

临床上常见到一些患者因慢性阻塞性肺疾病或肺心病而住院，经治疗后病情基本得到控制，但由于有慢性呼吸功能不全，动则气急、发绀，生活质量较低下。此类患者需要在家中继续进行长期氧疗，因此称之为家庭氧疗。家庭氧疗较住院治疗大大地节省费用，亦可避免院内感染。今天我们就来聊聊家庭氧疗的相关知识。

什么样的人需要长期家庭氧疗呢？

通常适用于患有支气管哮喘、慢性气管炎、肺气肿、心绞痛、呼吸衰竭及心力衰竭等疾病者。

家庭氧疗有什么用处呢？

1. 减轻低氧血症；

2. 缓解低氧引起的肺动脉高压，减轻红细胞增多症，降低血液黏稠度，减轻右心室负担，延缓肺心病的发展；

3. 缓解支气管痉挛，减轻呼吸困难，改善通气功能障碍；

4. 改善患者体质、睡眠和大脑功能，提高运动耐力和生活质量；

5. 改善慢阻肺患者预后，延长生命；

6. 减少住院次数，节约医疗费用。

吸氧流量及浓度怎样控制呢？

慢性阻塞性肺疾病患者要采用持续低流量吸氧的方式，一般为1-2升/分钟，吸入氧气的浓度为25%-29%。当进行活动时可将氧流量调高0.5-1升。治疗性的长期氧疗需要每日吸氧15-24小时。

家庭氧疗有哪些注意事项呢？

1. 合理选择吸氧时间

对严重慢性支气管炎、肺气肿，伴明确肺功能异常、氧分压持续低于60mmHg的患者，每日应给予15小时以上的氧疗；对部分患者平时无或仅有轻度低氧血症，在活动、紧张或劳累时，短时间给氧可减轻"气短"造成的不适感。

2. 注意控制氧气流量

一般为1-2升/分钟，且应调好流量再使用。采用低流量吸氧，因为高流量吸氧可加重慢阻肺患者的二氧化碳蓄积，引发肺性脑病。

3. 注意用氧安全

供氧装置应防震、防油、防火、防热。氧气瓶搬运时要避免倾倒撞击，防止爆炸；因氧气能助燃，故氧气瓶应放于阴凉处，并远离烟火和易燃品，至少距离火炉5米，距暖气1米。

4. 正确使用制氧机

家中备有制氧机的患者须将制氧机放于干燥，整洁，通风的地方，空气流通口不应该被堵塞，要远离任何烟火或可能产生火花的地方2米。应仔细阅读说明书后再使用。

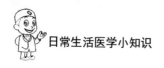

5. 消　毒

鼻导管、鼻塞、湿化瓶等应定期消毒。

6. 注意观察吸氧效果

如吸氧后紫绀减轻或消失，呼吸减慢而平稳，心率减慢、血氧分压和氧饱和度上升，则效果好；反之则应停止吸氧。

7. 正确记录氧疗日记

包括氧疗时间、流量以及氧疗后的病情变化，以便为调整治疗方案提供依据。

为什么老年人易患呼吸系统疾病？

正常人每天通过上呼吸道吸入大约 1 万立升的外界空气到达肺内，由此呼吸系统则暴露于各种细菌、病毒、粉尘等物质存在的大环境中，长此以往，大环境的这些物质就会对机体产生不利影响，空气中的细菌及过敏源随呼吸进入肺内毛细血管网，损伤了肺小血管进而导致了疾病的发生。

呼吸系统疾病的发生，除外在致病因素的影响，内在机体因素也起着十分重要的作用。

老年人的组织代谢机能减退，支气管周围的弹性纤维网减少，因而对呼吸道的清洁能力降低，就容易发生感染；另外，由于机体抵抗能力降低，免疫功能减退，周身脏器功能的衰退，如吞咽功能减低，异物因不能及时排出而有损于呼吸道的通畅；心、肺、脑、肝和肾脏功能的减退，都使机体的内在因素发生很大变化而导致感染的发生。

老人呼吸系统疾病的健康指导

1. 饮食指导

患有呼吸系统疾病的老人常常伴有体重减轻。由于呼吸困难，老人常需费力呼吸，因此，老人应进食足够的热量以维持体重。鼓励老人少量多餐，选择高热量、高蛋白、高维生素、清淡易消化的食物。对急性呼吸系统疾病的老人要鼓励多饮水，以减轻痰液的黏稠度。

2. 氧 疗

氧疗可纠正缺氧和防止因缺氧所致的心、肺及全身各脏器功能的损害，特别是对慢性阻塞性肺部疾病的老人可改善缺氧状况，提高老人的日常活动能力。采用鼻导管或面罩低流量湿化吸氧，根据病情确定每日氧疗时间，家庭用氧者吸氧期间应严禁吸烟，以防意外。

3. 康复锻炼计划

老人应和家属、医师等一起制订个体化的锻炼计划。呼吸康复锻炼计划重点在于提高老年人整体生活活动水平，强调肺功能重建，增强活动耐力，提高病人的独立生活能力，增强自尊。呼吸锻炼计划包括有效咳嗽，膈肌训练等。膈肌训练的方法是：先将手置于腰间，用鼻子缓慢吸气数次以感觉膈肌的移动，然后可一手置于胸部、一手置于腹部，膈肌呼吸应以腹部运动为主，掌握以后开始练习用鼻子深吸气，收缩腹部缩唇呼气，吸呼比例为 1∶2。这项训练每日应做 3–4 次，每次 10–15 分钟。

规律的有氧运动能改善心肺功能和耐力，有助于减少肌肉的氧耗并促进心理健康。步行是一种简单、方便的运动。运动量以停止运动后 5 分钟心跳可恢复到原来水平为佳。开始步行时间宜短些，逐步增加距离，调整速度，每周不少于 3 次，每次 30 分钟。

还可进行耐寒训练，室内要开窗，多接触新鲜空气。从夏季开始坚持冷水洗脸，并逐步扩大面积，持之以恒。衣服不要穿得过于厚重。

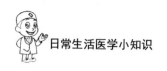

日常生活医学小知识

世界防治哮喘日：自由呼吸，您可以的！

人活着就会有呼吸，试想一下，当您呼吸困难甚至不能呼吸时，是怎样一种感受？

然而，哮喘病已经成为当今世界上最为普遍的疾病之一，尤其是在儿童中，哮喘病的传播更为广泛。据全球哮喘防治创议委员会估计，全球约有3亿人受到哮喘病的困扰；据世界卫生组织预测，至2025年哮喘患者将增至4亿人。而我国哮喘患者已从十年前的不足2000万人增至3000万，且患病人数一直持续增长。

世界卫生组织将每年5月的第一个周二定为世界防治哮喘日。而真正做到哮喘的防治要认清以下几点：

1.目前哮喘无法根治

由于哮喘属于多基因遗传性疾病，病因繁多，发病机制很复杂。目前所用的药物，均不能彻底根治哮喘。

2.无法根治，但可控制

虽然目前不能彻底根治哮喘，但只要哮喘患者密切配合医生，坚持认真用药并做好预防工作，完全可以和正常人一样生活、学习和工作。

3.要与哮喘打持久战

支气管哮喘是一种气道慢性炎症，需要患者与哮喘进行持久战，无论是药物治疗，还是采取各种预防措施，如避免接触致病因素和危险因素，都需要持之以恒。

4.控制哮喘，得靠自己

长久以来，大家都习惯了一种医疗服务模式——有病找大夫。但得了哮喘，除了要去找大夫治疗，患者必须认识到，要真正控制哮喘还得靠自己。因为治疗措施的实施和坚持，必须由自己去实现。

5. 不要随意更换医生

在防控哮喘过程中，医生和患者的目标是一致的。在具体治疗过程中，医患双方需要有互相了解、沟通和磨合的过程。哮喘患者最好固定找一两位医生看病，不要随意更换医生，以便医患双方制定防控计划、调整防控方案和实施定期随访。

6. 预防胜过治疗

减少哮喘复发不仅可以减轻痛苦、降低医疗费用，还可以增强信心和提高生活质量，这就要求大家通过反复观察、实践，逐步摸清哮喘的诱发因素、发病规律和治疗反应，制定出防止哮喘发作的方案，并掌握相关技术。

春季话哮喘

春天，正是踏青赏花的好时节，朋友圈里晒的大好春色让张阿姨看的心痒难耐。红梅公园的梅花开得正盛，她立即决定带上孩子去玩儿个高兴。谁知，当晚她就出现了胸闷气喘的情况，家人赶忙把她送到医院。一问才知道，张阿姨本身就有哮喘的毛病，5年前就明确诊断了，但是不发作时和平素无异，就把医生的嘱咐扔在了脑后。

什么是哮喘？

哮喘是一种气道慢性炎症性疾病，典型症状为咳嗽、胸闷、喘息及呼吸困难，常在夜间或清晨加重。对于儿童来说，慢性或反复咳嗽有时可能是支气管哮喘的唯一症状。

什么原因会诱发哮喘？

其发病诱因主要有过敏原、感冒及特异性刺激等。

常见的过敏原：一般物质如空气中的尘埃、尘螨、花粉、地毯、

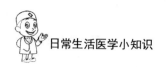

动物毛发、衣物纤维等；刺激物如香烟、喷雾；食物如虾、蟹；奶类食品如芝士、乳酪、牛奶等。

感染：上呼吸道感染、支气管炎和感冒都是诱发哮喘的常见因素，这些疾病大多数是由病毒所引起。

空气污染：空气中有许多不同种类的污染物，例如工厂排出的二氧化硫，就可能诱发哮喘。

气候转变：每当天气急剧变化或季节转换的日子，例如在夏秋之间，或者由冬季进入春季，温度和空气中湿度的转变会令患者的呼吸管道产生敏感的反应，进而诱发哮喘。

预防和治疗哮喘要注意什么？

注意温度变化：每年的 3-5 月、10-11 月是寒暖交替季节，由于气温变化频繁，往往是哮喘的多发季节，患者应比一般人注意保暖；但另一方面也不能保暖的太过分，因为有时过热也会促使哮喘的发作。室内应做好温度以及湿度的控制。

适当锻炼：在缓解期应适当的参加体育活动，如气功、太极拳、散步、跑步、游泳、医疗体操、呼吸训练等，如能长期坚持，循序渐进，可以增强体质，减少发病。

脱离过敏源：尽量找出过敏原，避免与之接触，是预防哮喘复发的重要措施。有些过敏原如尘土、尘螨，虽难以避免，但应尽量减少吸入；床上用品要经常洗晒；室内保持清洁、通风；不要饲养猫、狗等小动物；对花粉过敏者，可将与过敏有关的花木移开，在开花季节，尽量避免接触。

学会自我管理：了解哮喘防治的知识，密切配合医生，进行长期的自我监测，科学使用抗炎药和支气管扩张剂，定期随访医师。

严格避免不喘不治，喘了再治：长期以来部分患者和家属，只注意对发作期的治疗，哮喘症状一旦缓解，就误判为治愈而停止治疗，结果造成了哮喘反复发作,久治不愈,严重者还会发展成为肺气肿、肺心病而失去劳动能力。哮喘加重是发作性的,但气道炎症是长期存在的。一旦哮喘控制,应至少维持吸入治疗 3-6 个月,然后请医生根据情况制定下一步治疗方案。

夏天即将来临,哮喘患者应怎样锻炼?

"运动"不仅是一种必不可少的健康生活方式,也成为了一种时尚。适度的运动对身体健康有很大的益处,但对于哮喘患者来说,运动不当很有可能会诱发或加重哮喘发作,我们称之为运动性哮喘。哮喘患者除了平时的正规控制治疗外,运动前吸入急性缓解药也能有效预防哮喘发作。此外,科学的锻炼方式对哮喘患者尤为重要。

那么,哮喘患者应怎样选择健康的运动方式呢?

1. 哮喘患者适合做哪些运动?

哮喘的发生与运动的种类、强度有一定关系。哮喘患者比较适宜的运动有散步、太极拳、高尔夫球、慢跑、骑车、游泳等有氧运动。对于哮喘患者来说,游泳是一种非常好的运动方式,一方面经常游泳能改善神经系统对体温的调节功能,提高人体对气候冷热变化的适应力,增强肺活量,提高人体呼吸系统的功能。

另一方面游泳时患者所吸入的空气较温和,湿度大,而且游泳时身体几乎与水面保持水平,这有益于肺底部所堆积的黏液疏导,因此游泳可以称得上是哮喘患者最理想的运动。

需要注意的是,游泳池中氯气含量过高易引起哮喘发作。因此,游泳前最好先了解泳池中氯气的含量,并尽量选择一些室外通风较好的泳池。

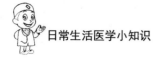

2.哮喘患者适宜的运动时间

就季节来说，潮湿的夏季更适合哮喘患者进行运动，而在寒冷的冬季，一方面空气干燥，冷空气中的含氧量也比较低，另一方面哮喘患者往往伴有气道高反应性，受到寒冷空气的刺激会诱发哮喘发作。因此哮喘患者应尽量避免在寒冷而干燥的季节运动，如要运动，尽量在室内进行，室外运动时要注意头面部的保暖。

3.哮喘患者运动时的其他注意事项

为了避免运动诱发哮喘的发作，患者在运动时可以采取一些预防性措施，如：

运动前，最好要有 10 分钟的热身，例如步行或伸展运动等；

对花粉过敏的哮喘患者，在花粉季节要尽量避免室外运动；

在咳嗽或哮喘发作时，要注意避免运动；

在空气质量比较差的地方（如公路旁），要避免室外运动；

遵循医护人员的建议，在运动前 15 分钟吸入支气管舒张剂，以预防运动诱发的支气管收缩；

要注意循序渐进，并时刻关注呼吸的频率和节奏，如果出现咳嗽或气短症状应马上停止运动；

外出运动时，一定要随身携带缓解药物，如吸入型速效支气管舒张剂。

第四章 内分泌篇

餐后血糖一言不合就飙升！对策来了！

很多糖友困惑，餐后血糖动不动就飙升，有没有办法降下来呀？

餐后血糖高对糖尿病并发症，特别是心脑血管疾病的发生有着重要影响。餐后血糖控制不住，医师来放大招！

第一招 避免餐前低血糖

餐前低血糖会加速胃排空，餐后血糖就更容易有高峰。所以，如果两餐时间间隔过长，请在两餐之间适当加餐！

第二招 食物多样、粗细搭配

用粗粮杂豆、薯类替换部分白米白面，做到粗细搭配，既有利于丰富食物种类，又利于控制餐后血糖。

因为不同的淀粉类食物，消化吸收的速度差异很大。比如说，大米淀粉中支链淀粉含量高，比较容易消化。而相比之下，绿豆淀粉粒直链淀粉含量高，消化速度就比较慢。大部分粗粮、杂豆、薯类，都含有丰富膳食纤维，比进食白米白面的血糖反应要低。

第三招 先吃菜类、后吃主食

有人做过一项研究，通过食用相同热量和结构的食物2天，测量得到不同的餐后血糖，其实验结果让糖友亲身体会到不同的进餐

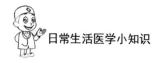

顺序对餐后血糖的影响，即先吃菜后吃饭对血糖的影响更小。

我也亲身试验过，先吃一碗少油烹调的蔬菜"垫底"，再配着其他副食适量吃些主食，餐后血糖的波动就要比先吃主食小得多。

第四招 定时定量、科学分餐

定时定量进餐，少量多餐，在用餐时间吃一部分，剩下的部分在 60-90 分钟之后吃。

第五招 调节食速、细嚼慢咽

每一口饭咀嚼 20-30 次左右，可尝试用左手吃饭（右利手的人），每顿饭最少要吃 20 分钟以上。

第六招 饭后勿坐、适当运动

进餐后半小时内不要坐下。尽量做些低强度运动，如散步、洗碗扫地等家务，也可以遛狗、逛街，对餐后血糖控制有益，也不会影响消化。

谈"糖"色变

身边很多糖友都认为，糖尿病是因为吃糖多了引起，所以糖友们经常谈"糖"色变，其实非也，这说明我们的糖友其实并不了解"糖"到底是什么？

什么是"糖"？

"糖"的概念有广义和狭义之分。广义的糖指各种可消化的碳水化合物，包括有甜味的糖和没有甜味的淀粉；狭义的糖则指精制后的白糖和食品、饮料加工中常用的糖浆。会对人体产生危害的糖主要是指后者。

　　事实上，我国人均每日摄糖量远远超过了限制，因为有很多含糖食物是被我们忽略的。那生活中，我们还存在哪些添加糖呢?

　　添加到食品中的糖和糖浆统称为"添加糖"，生活中常见的白砂糖、红糖、玉米糖浆、葡萄糖浆等都属于添加糖。这些添加糖主要存在于汽水、果汁、乳酸饮料等包装饮料以及甜点、糖果等食物中，日常的烹饪、煮茶、制作果汁和糕点也会用到部分添加糖。

过量食糖有哪些危害?

　　1. 导致龋齿：经常吃糖又不及时漱口，极易患龋齿及多种口腔疾病;

　　2. 降低营养素吸收：儿童如果经常吃糖，特别是空腹吃糖，可损害机体对蛋白质、维生素、矿物质等重要营养物质的吸收，影响身体和智力发育;

　　3. 引起肥胖：过多的糖会在体内转化为脂肪存储起来，久而久之引起肥胖，而肥胖能引起很多慢性疾病，包括心脑血管疾病、糖尿病、癌症等;

　　4. 诱发糖尿病：如果一个人经常摄入大量的糖，胰岛素就要经常的超负荷工作，长期处于这种状况下，胰腺功能就会遭到破坏，进而发生糖尿病;

　　5. 诱发和加重痛风：糖过量易导致人体尿酸排泄减少，血尿酸升高，而尿酸过高，就很容易引发痛风。研究显示，大量喝甜饮的人痛风的发病率比不喝甜饮料的人高出很多倍;

　　6. 引起骨质疏松：过多的糖会在体内代谢产生酸性产物，而体内的钙、镁等碱性物质要参加中和作用，这样大量的钙被中和，导致骨骼脱钙而出现骨质疏松症。

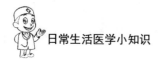
该如何限制糖的摄入量？

1. 每天最好不要超过 40g。营养师推荐，每日摄入白糖总量大约为 30-40g，即不要超过每日摄入总碳水化合物的 10%。在人们常吃的甜食中，一大勺果酱约含糖 15g，1 罐可乐约含糖 40g，3 小块巧克力约含糖 9g，几块饼干约含糖 10g，如果不加留意，40g 的糖非常容易超标。所以大家不要再盲目加餐，这些隐形糖正被您不小心吃进肚子里。

2. 少碰甜食和含糖饮料。少吃糖块、巧克力、糕点、果酱等含糖高的食品，少喝果汁、可乐、奶茶等高糖饮料。即使是没有糖分的饮料，也要谨慎！

3. 烹饪不放糖。做菜时少放或不放糖，可以加点醋或柠檬汁这样的酸性物质来调味。自制果汁、糕点时少放糖，喝牛奶、咖啡不放或少放糖，或者使用一些代糖食品。

4. 避免看不见的糖。即使是咸面包、饼干也含有大量的糖。学会看食品的标签，配料表上有蔗糖、白砂糖、麦芽糖、果葡糖浆、浓缩果汁、葡萄糖和蜂蜜等就提示添加了糖；其次，查看碳水化合物的含量比例，比例太高，比如超过 10% 就少吃。

"糖"自古以来，就是糖友们的禁忌语，是大家公认的不可以碰的东西，其实我们的糖友未必真正了解，真正明白，只有清楚地知道，熟练应用，才能真正打造糖友们的甜蜜家园，享受幸福生活！

莫让衰老为糖尿病背锅

年纪大了，耳朵背，眼睛花……

您觉得这是自然衰老的迹象。可是，有可能是衰老在为 2 型糖尿病背锅！

如果不加以鉴别，有可能导致疾病漏诊，延误治疗。

那么，哪些是容易被误认为衰老迹象的糖尿病症状呢？

1.听力下降或视线模糊，听不清？老花眼？

发现自己很难听清楚对方说话或阅读时视线模糊，未必都是单纯听力下降和老花眼。根据美国国立卫生研究院的研究，糖尿病患者听力下降的可能性是非糖尿病患者的 2 倍。另外，高血糖会对耳朵和眼睛的血管及神经造成伤害，尤其是视网膜，还会改变眼球中晶状体的形状，由此对视觉造成损害。

所以出现"听不清，老花眼"，先去查查血糖，排除糖尿病吧！

2.体力不支和容易烦躁

人上了年纪，往往体力不如从前，易感疲乏，有的人脾气也变得不好，爱发牢骚。事实上，当血糖异常时，人们也会感到疲劳、烦躁、行动迟缓，这是因为葡萄糖没有被正常燃烧，导致机体能量不足。因此，经常出现这些症状应该想到要查一查血糖。

3.尿频和极度口渴

尿频是很多老人的毛病，而糖尿病也是其中一个原因。糖尿病人体内的葡萄糖大量存在于血液之中，不能进入人体细胞的葡萄糖通过尿液排出体外，同时大量排尿，易导致脱水，并感到极度口渴。

4.不明原因的体重减轻

年纪大了往往有越长越小的现象，出现体重减轻，而任何不明原因的体重减轻都应密切关注。病情控制不佳的糖尿病患者，时间一长，体重会明显下降，这是因为他们无法通过食物中的糖获取能量，糖随尿液流失，机体燃烧脂肪和蛋白，从而导致体重下降。

5.其他异常表现

除了上述变化，手脚麻木、皮肤干燥、伤口难愈等，都有可能是糖尿病控制不良的后果，也容易被所谓的"年纪大了"掩盖。

因此，定期查体很重要，一旦出现身体不适，就要咨询医生尽

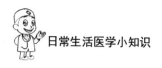

早诊治。

激素与骨质疏松知多少

骨质疏松症是以骨强度（反映骨密度和骨质量）下降和骨折风险增高为特征的骨骼系统疾病。骨质疏松分为原发性和继发性两大类，其中，继发性骨质疏松可由任何影响骨代谢的疾病和（或）药物所导致，在导致骨质疏松的药物中，以糖皮质激素（GC）最为常见，医学上称为糖皮质激素诱导的骨质疏松（GIOP）。

骨质疏松的临床表现及特点

不少患者早期无明显症状，骨折后经 X 线或骨密度检查才发现已有骨质疏松。典型症状包括：① 疼痛：如腰背痛、周身骨骼痛等；② 脊柱变形；③ 脆性骨折：轻微跌倒或进行其他日常活动即可发生的骨折。

什么是骨密度测定？

骨密度，全称"骨骼矿物质密度"，是监测骨骼强度的主要指标。骨密度测定有助于早期诊断骨质疏松和预测骨折危险度；同时用于指导骨质疏松患者的病情随访及疗效评价。

现在大多数骨密度仪具有高度精确、操作简单、无损伤等优点。患者检查前无需特殊准备，测定时无任何痛苦，跟 CT、X 线检查相似。测定结果由计算机进行统计处理。一般来说，骨密度检查是按部位进行的，检查结果也是反映某个部位的骨密度值，而全身情况则需进行综合评估。长期使用 GC 治疗的患者，在使用 GC 前及治疗过程中，建议定期行骨密度检测，推荐每 6–12 个月测定一次骨密度。

骨质疏松是如何定义的?

骨密度仪会根据患者资料自动算出 T 值和 Z 值数据。对于绝经后女性、50 岁及以上男性,骨密度水平的判断用 T- 值表示。世界卫生组织根据骨密度水平的 T 值定义骨质疏松:正常:T 值 ≥ 1;低骨量:-2.5 < T- 值 < -1.0;骨质疏松症:T 值 ≤ -2.5;严重骨质疏松症:T 值 ≤ -2.5,且伴有一处或多处脆性骨折。对于儿童、绝经前女性和 50 岁以下男性,其骨密度水平的判断建议用同种族的 Z 值表示,将 Z- 值 ≤ -2.0 视为"低于同年龄段预期范围"或低骨量。

生活饮食注意

预防骨质疏松,人们可以在没有禁忌的情况下,进行适当的室外运动,如慢跑、步行、打太极拳、爬山、跳绳、打球等。

俗话说"药补不如食补",其实我们身边含钙量高的食品比比皆是。牛奶每百克含钙 100-120 mg,每袋市售牛奶中含钙约为 240-280 mg,而且容易被人体吸收,是最理想的钙源。豆类,鱼虾类,榛子、花生等干果,海带,木耳,香菇,芝麻酱以及许多绿色蔬菜等,都是钙的良好来源。豆腐在点卤过程中加入一些电解质,使蛋白沉淀,如南豆腐中加石膏即硫酸钙,北豆腐加卤水即含镁的盐,对补钙也都是有益的。在日常烹调过程中,还要注意减少钙的损耗。牛奶加热时不要搅拌,以免造成钙的流失;菜应先洗后切,不宜切得过碎,炒菜要多加水,烹调时间不要太长;菠菜等含草酸较多的蔬菜,应当先用热水焯一下,以溶去草酸。

晒太阳同样重要,而且是药物无法替代的。接受阳光中的紫外线照射,可使人体皮肤产生活性维生素 D,促进钙在肠道中的有效吸收,有利于骨钙的沉积;反之,维生素 D 缺乏可导致骨质疏松症。所以,晒太阳及室外活动既可治疗骨质疏松症,又可预防骨质疏松

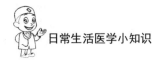

症的发生。

药物干预

防治 GIOP 的主要药物有钙剂、维生素 D 和双膦酸盐等。

正确选择钙剂

选择适合自己的钙：钙剂的形式各种各样。常见的钙化合物分无机钙与有机钙。无机钙主要有碳酸钙、柠檬酸钙、乳酸钙，葡萄糖酸钙等为有机钙类，它们被制成片剂、胶囊、泡腾片、口服液、咀嚼片等形式。选择的时候，除了根据自己的偏好之外，还要考虑哪一种补充剂最适合自己。胃酸分泌正常或偏多的成人，可以选择碳酸钙；如果有胃部疾患，譬如萎缩性胃炎，由于胃酸分泌较少，可以选择有机钙；幼儿可以选择乳酸钙或葡萄糖酸钙。

选钙不能以价格为依据：钙剂不是价格越贵越好。目前市场上各种补钙产品很多，其中碳酸钙是最便宜、最常用的化合物，其含钙量较高，约占 40% 左右；柠檬酸钙的含钙量比碳酸钙低，约占 20%，因此可能需要服用 2 倍以上的片剂，才能达到建议摄取量。

分次补钙：一次补钙量越大吸收率越低，补钙需每日分次进行。人体对钙的吸收有饱和现象，一般一次服用量不宜超过 500 mg。而为了提高钙吸收量，最好一天中分几次服用较少剂量的钙，一次服用过多，会减少钙的有效吸收；饮食中的各种成分，如菠菜中的草酸、柿子中的鞣酸、粗粮中的植酸成分，都会影响钙的吸收；含磷的可乐饮料、酒精以及富含植酸、鞣酸的麦麸等则会降低钙的吸收；适量的维生素 D、蛋白质有助于钙的吸收，而过量的维生素 D 与蛋白质则会降低钙的吸收。

血糖监测：要避免这10个错误

作为糖尿病治疗的五驾马车之一，血糖监测的重要性不言而喻。定期监测血糖，可以了解血糖控制是否理想，治疗期间是否有低血糖发生，了解饮食、运动及药物治疗是否有效，并为调整饮食和用药提供依据。但是，这一切的前提是血糖监测的结果准确可靠。患者回到家中进行自我血糖检测，这之中可能出错的地方会有很多。

为此，请大家一定要注意避免下面这些血糖监测过程中的错误行为！

错误一：检查前暂停降糖药

无论是化验空腹血糖还是餐后血糖，都不宜停药。化验空腹血糖时，前一天晚上的降糖药物应当照常应用；化验餐后2小时血糖时，当餐的药物也应当照常应用。

因为化验的目的，就是为了了解患者在药物治疗情况下的血糖控制情况，擅自停药非但不能准确反映真实病情，反而会造成血糖波动而导致病情加重。

错误二：检查前一天故意少吃

有些患者为了得到一个满意的血糖检查结果，有意识地在检查前节食，这样测得的空腹血糖结果可能比较理想，但却不能代表日常状态下的真实血糖水平。检查前是否如常进餐、是否剧烈运动、是否抽烟、是否饮用刺激性饮料等，都会影响检查结果。

错误三：打完胰岛素立刻进行检验

一些患者先在家打完胰岛素，然后再来医院抽血，这样做其实

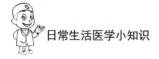

很危险。因为来医院途中以及在医院排队等候抽血这段时间，往往因人多而无法控制时间长短，如果不能在半小时内完成抽血，势必要推迟进餐的时间，这样很容易发生低血糖。所以，一定不能忘记随身携带胰岛素笔，在医院抽完血之后，立即注射胰岛素，然后及时进餐。

错误四：测空腹血糖抽血时间太晚

空腹血糖可以反映患者基础胰岛素的分泌水平以及前天晚上的进食及用药量是否合适。严格地讲，只有禁食 8~12 个小时后并于次日早晨 8 点之前采血所测得的血糖才算是空腹血糖。超过 12 小时的超空腹状态以及午餐前、晚餐前的血糖都不能称之为空腹血糖，其结果可能因空腹时间太久而偏低，当然也可能偏高（低血糖后反跳性高血糖，即苏木吉反应）。

错误五：以为餐后 2 小时血糖 = 吃完饭以后 2 小时的血糖

餐后 2 小时血糖指从吃第一口饭算起，到 2 小时采血所测的血糖值，而不是从进餐结束后才开始计时，需要格外说明。正常健康人，餐后 0.5~1 小时血糖升至最高，餐后 2 小时血糖应基本回落至餐前空腹水平。

错误六：血糖监测只查空腹血糖

很多糖尿病患者对餐后血糖重视不够。糖尿病在发病之初往往先是餐后血糖升高，而后才出现空腹血糖升高，因此检测餐后血糖有助于早期发现糖尿病；与空腹血糖相比，餐后血糖升高与发生糖尿病大血管并发症的关系更为密切，危害更加严重，严格控制餐后高血糖，有助于防治糖尿病大血管并发症。

错误七：空腹血糖偏高就贸然加药

空腹高血糖的原因既可能是出于前天晚上降糖药（或胰岛素）用量不足所致；也可能是由于降糖药用量过大，夜间低血糖后反跳性高血糖所致。这两种情况的临床处理截然不同，前一种情况需要增加降糖药用量，后一种情况需要减少降糖药用量。因此，对于空腹血糖高的患者，一定要加测凌晨血糖，以便区分究竟是何种原因引起的空腹高血糖，而不可贸然增加药量。

错误八：血糖监测一劳永逸

有些患者怕花钱、图省事，往往间隔很长时间才测一次血糖，而且只测空腹血糖，这种做法非常不可取。血糖监测应当经常化，具体频次要视患者的具体情况而定：

对于病情较重、血糖波动较大的患者，为了全面掌握病情，往往需要一周选择两天，测全天的「血糖谱」，包括空腹（或三餐前）、三餐后、睡前及凌晨3点的血糖。另外，如生活习惯发生变化(如出差、参加宴会等）或者身体出现状况时（失眠、感冒、心绞痛、怀孕等）也要增加自测频率。但若病情稳定，一周选择一天，检测一下空腹及餐后血糖就可以了。

错误九：用自我感觉代替血糖监测

不可否认，血糖高低变化可以引起相应的临床症状。但由于个体差异，每个人对血糖变化的敏感性是有差别的，血糖高低有时与自我感觉并不完全一致。因此，自觉症状轻重并不能准确反映患者血糖的真实水平。有些患者（特别是老年人）尽管血糖很高，但症状却不明显，倘若这种高血糖状态一直得不到发现和有效控制，则并发症发生的危险性将大大增加。

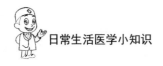

错误十：不注意定期监测糖化血红蛋白

随机血糖反映的是采血当时的即刻血糖水平，而糖化血红蛋白则可反映最近三个月来的平均血糖水平，两者的意义是不一样的，前者受某些偶然因素（如饮食、睡眠、感冒发烧等）的影响较大，而后者不受偶然因素的影响，可以更加准确客观地反映最近2-3个月血糖控制的总体水平。

郁闷的结节

甲状腺结节是指在甲状腺内的肿块，可随吞咽动作随甲状腺而上下移动，是临床常见的病症，可由多种病因引起。临床上有多种甲状腺疾病，如甲状腺退行性变、炎症、自身免疫反应以及新生物等都可以表现为结节。甲状腺结节可以单发，也可以多发，多发结节比单发结节的发病率高，但单发结节甲状腺癌的发生率较高。

病 因：

1. 增生性结节性甲状腺肿：碘摄入量过高或过低、食用致甲状腺肿的物质、服用致甲状腺肿药物或甲状腺激素合成酶缺陷等。

2. 肿瘤性结节：如甲状腺良恶性肿瘤。

3. 囊肿：如结节性甲状腺肿、腺瘤退行性变和陈旧性出血斑囊性变、甲状腺癌囊性变、先天的甲状舌骨囊肿和第四鳃裂残余导致的囊肿。

4. 炎症性结节：急性化脓性甲状腺炎、亚急性甲状腺炎、慢性淋巴细胞性甲状腺炎均可以结节形式出现。极少数情况下甲状腺结节为结核或梅毒所致。

临床表现：

1. 结节性甲状腺肿

以中年女性多见。在机体内甲状腺激素相对不足的情况下，垂体分泌 TSH 增多，甲状腺在这种增多的 TSH 长期刺激下，经过反复或持续增生导致甲状腺不均匀性增大和结节样变，结节内可有出血、囊变和钙化，结节的大小可由数毫米至数厘米。临床主要表现为甲状腺肿大，触诊时可扪及大小不等的多个结节，结节的质地多为中等硬度，少数患者仅能扪及单个结节，但在做甲状腺显像或手术时，常发现有多个结节。患者的临床症状不多，一般仅有颈前不适感觉，甲状腺功能检查大多正常。

2. 结节性毒性甲状腺肿

起病缓慢，常发生于已有多年结节性甲状腺肿的患者，年龄多在 40-50 岁以上，以女性多见，可伴有甲亢症状及体征，但甲亢的症状一般较轻，常不典型，且一般不发生浸润性突眼。甲状腺触诊时可扪及一光滑的圆形或椭圆形结节，边界清楚，质地较硬，随吞咽上下活动，甲状腺部位无血管杂音。甲状腺功能检查示血中甲状腺激素升高，由功能自主性结节引起者，核素扫描示"热结节"。

3. 炎性结节

分感染性和非感染性两类，前者主要是由病毒感染引起的亚急性甲状腺炎，其他感染少见。亚甲炎临床上除有甲状腺结节外，还伴有发热和甲状腺局部疼痛的临床症状，结节大小视病变范围而定，质地较坚韧。非感染性结节主要是由自身免疫性甲状腺炎引起的，多见于中、青年妇女，患者的自觉症状较少，检查时可扪及多个或单个结节，质地硬韧，少有压痛，甲状腺功能检查示甲状腺球蛋白抗体和甲状腺过氧化物酶抗体常呈强阳性。

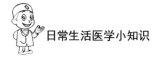

4. 甲状腺囊肿

绝大多数是由甲状腺肿的结节或腺瘤的退行性变形成的，囊肿内含有血液或微混液体，与周围边界清楚，质地较硬，一般无压痛，核素扫描示"冷结节"。少数患者是由先天的甲状腺舌骨囊肿或第四鳃裂的残余所致。

5. 甲状腺肿瘤

包括甲状腺良性肿瘤、甲状腺癌及转移癌。

得了甲状腺结节怎么办？

甲状腺结节是最常见的一种甲状腺病症，发病率逐年上升。流行病学调查显示成人可触及甲状腺结节的患病率为 4–8%，美国报道甲状腺结节的检出率高达 19–67%，女性和老年人群更为多见。

甲状腺结节分为良性和恶性两大类。良性病变约占 95%，恶性病变仅约占 5%（其中分化型甲状腺癌占 91%、甲状腺髓样癌占 5%、甲状腺未分化癌仅占 3%）。

1. 甲状腺结节的恶性可能因素

目前比较一致的学术观点提示甲状腺恶性结节可能性大的因素有：①年龄 <20 岁或 >70 岁有一个可触及的甲状腺结节；②有头颈部或全身放射线照射史（肿瘤放疗或为接受骨髓移植）；③一级亲属患有甲状腺癌；④结节生长快速；⑤声音嘶哑；⑥声带麻痹；⑦结节同侧颈部淋巴结肿大、固定。

2. 甲状腺恶性结节的处理

目前一致观点是行甲状腺全切或近全切，术后给予放射碘去除残余甲状腺组织和甲状腺激素抑制治疗。

3. 甲状腺良性结节的处理

间隔 6–12 个月行超声检查，评价结节大小变化，结节增大（体积增加 15% 或直径增加 20%），重复行细针穿刺细胞学检查，特别是超声引导下细针穿刺细胞学检查，根据结果决定处理方法。甲状腺素对甲状腺良性结节的作用: 低碘摄入地区，服左甲状腺素（L-T4）且 TSH 被抑制，良性结节可缩小；碘供给充足地区，未见上述效果。一致意见不推荐对良性甲状腺结节常规使用甲状腺素抑制疗法。

4. 儿童甲状腺结节的处理

儿童甲状腺结节较成人少见，恶性率等于或高于成人，评估与治疗方法与成人相同（临床评估、实验室评估、辅助检查评估等）。

5. 妊娠甲状腺结节的处理

妊娠期甲状腺结节评估，除不能进行甲状腺核素显像外，余同非妊娠妇女。

甲状腺功能正常或减退伴甲状腺结节妊娠妇女，应行细针穿刺细胞学检查；孕 3 月后 TSH 水平仍被抑制者，分娩后再行超声检查和细针穿刺细胞学检查。孕早期发现恶性结节，超声监测，结节增长，可选择孕 24 周手术；如到孕中期时结节大小稳定，或在妊娠后期发现恶性结节，可选择分娩后手术。

浅谈甲状腺结节的健康饮食

很多甲状腺结节的患者询问"我这个病该吃什么""忌口吗？"等，加上目前的媒体、网络关于这方面的报道太多、太杂，很多文章还持相反意见，患者更是如坠五里雾中，其实，解答这个问题非常简单，您只需先搞清楚另一个非常简单的问题就可以了。

这个简单问题是什么呢？就是正常人的健康饮食习惯该是什么样子的？是喜欢哪样就天天吃哪样，口味重多吃咸的食品，经常大鱼大肉，经常在外吃快餐、练摊、喝酒吗？还是不挑食、清淡饮食、荤素搭配，多食新鲜蔬菜、瓜果，少吃冰冻食品、少喝酒呢？这个

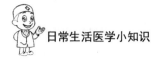

问题很容易回答，肯定是后者利于健康。

那甲状腺结节的健康饮食是什么？该不该吃碘盐呢？困扰患者的问题已经不是什么难题了。因为甲状腺结节的健康饮食必然是符合正常人的健康饮食习惯的，不可能得了甲状腺结节之后就反其道而行之，挑食、多吃咸、天天大鱼大肉、天天练摊、吃盒饭、喝酒，所有这些都是不利于甲状腺健康的。

挑食的危害在于营养不均衡，有些潜在的风险加大，有些致甲状腺肿的食品，例如卷心菜，含有有机氰化物，影响甲状腺激素合成，如果长期大量食用，可以导致甲状腺肿大。还有其他的一些蔬菜也有类似致甲状腺肿的作用。但只要不挑食，什么都吃，就不会存在这些问题。

那到底该不该吃加碘食盐呢？我给大家讲个故事。

某位女士怀孕了，因为上班，早上、中午都在职工食堂吃饭，只有晚上在家吃饭，您想，职工食堂也没有海鲜吧，充其量也是一两种，她也不一定买，咱们可以忽略不计。然后她老公去超市买盐的时候，想着老婆怀孕了，得吃好点的盐，就买最贵的吧。过了一段时间，该女士查体，发现促甲状腺激素（TSH）增高了很多，甲状腺素（T4）低于正常值，仅仅 T3 还正常，很显然该女士甲状腺功能低下了，医生初步诊断为桥本甲状腺炎，因为桥本容易造成甲减，该女士也口服优甲乐补充甲状腺激素，但是查尿碘显示非常低，回去仔细查找原因，才发现原来买的盐是无碘盐。

这位女士复查甲功，抗体均正常，说明她压根就不是什么桥本氏病，就是因为缺碘导致的甲状腺功能低下，因为碘是合成甲状腺激素必需的微量元素，正常人推荐每日 150ug，而孕妇、哺乳期女性均需要增加补碘量，美国发布的指南甚至要求孕妇需要加服含碘的复合维生素。

后来该女士更换碘盐，现在怀孕第二胎，没有口服优甲乐，甲功均正常。

这个故事说明什么呢？说明怀孕女性在健康饮食的情况下加碘食盐是必须要吃的，只是对于碘盐的量要有度，不能走极端，说碘盐不好，就一点不吃，说碘盐好，就拼命多吃。

如果现在还有人问，我天天吃海鲜，一顿能吃一堆肥蛤，那还需要吃碘盐吗？那就请参考前述，先搞明白什么饮食属于健康饮食。天天吃海鲜固然不用担心缺碘的问题，但是它不是健康饮食，会带来许多其他潜在的疾病风险，如尿酸高、痛风等。

因此，甲状腺结节患者的健康饮食自然而然就出来了，就是要广谱饮食，不挑食，多食新鲜蔬菜、水果，荤素搭配，清淡口味，含碘量特别高的食品如海带、紫菜要少吃，曾经有大量吃海带导致甲亢的病例报道。海鲜这些含碘量还算居中的要适量吃，碘盐也要适量吃，正常人一天6g足够了，只要保持正常健康的饮食习惯，碘是不会过量，也不会缺少的。考虑到微量元素硒在甲状腺生理病理中的作用，多吃富含硒的食品也是有益于甲状腺健康的。

最后，饮食只要有度，才能有益于健康，对甲状腺也才是有益而无害的。

甲亢患者"怎么吃"才健康？

您有没有发现一个有趣的现象：对于很多疾病，医生最关心的是怎么治，而患者最关心的，往往是怎么吃。

对于大部分慢性疾病，合理饮食是治疗的前提和基础，想要控制疾病，必须先要学会怎么吃，指南也极力推荐通过控制饮食和运动治疗2型糖尿病。

想必在内分泌科，关于吃的方面，首先被问到的是糖尿病怎么吃，其次是甲亢的食物选择问题。下面就来聊一聊该如何嘱托甲亢病人

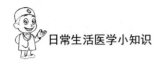

怎么吃的问题。

甲亢全称甲状腺功能亢进，系体内产生过量的甲状腺激素所致。甲状腺激素的主要生理作用是提高基础代谢率、加速碳水化合物吸收、促进脂肪和蛋白质分解等。

这时机体会出现热量消耗增多、蛋白质分解加速、脂肪消耗增多、胆固醇水平下降等现象，典型症状包括食欲亢进、多食易饥、大便次数增多、怕热多汗、焦躁易怒、失眠睡不好等。

从饮食上，该怎么嘱托患者合理应对呢？

忌碘禁令不可偏废！

由于碘元素是合成甲状腺激素的基本原料，为了从源头上减少激素合成，首先要做到忌碘饮食，包括禁食含碘丰富的食物和药物。

1. 与高碘食物说再见

按照每百克食物含碘量，我们可以把高碘食物分为三个等级：

第一类含碘数千至数万微克，包括海带、紫菜、苔条、海蜇等；

第二类含碘数百至上千微克，包括海蟹、贻贝、虾皮等；

第三类含碘数十至上百微克，包括海鱼、海虾等。

在甲亢期间，要嘱托患者和这些高碘食物说再见了。

2. 避免食用碘盐

烹饪甲亢患者的饮食时需使用无碘盐，由于目前碘盐的普遍应用，甲亢患者要尽量减少在外就餐的次数。

3. 不用高碘药物、化妆品

药物方面，要禁用胺碘酮、碘酒，以及含碘的维生素、润喉片和造影剂等。含海藻成分的洗面奶、面膜等化妆品，也要避免使用。

4. 甲亢治愈后还需要忌碘饮食吗？

答案是否定的。甲亢经过药物或同位素治愈后，忌碘禁令也随之解除，碘盐、海鲜都可以登上餐桌。不过，由于体内过量的碘是甲亢的诱发因素，为防止甲亢复发，仍应避免在短期内进食过多高碘食物。

充足营养保证供给

甲亢是一种高代谢状态，蛋白质、脂肪分解加速，患者会出现多食、易饥、消瘦等表现。与此相应，需要采取高碳水化合物、高蛋白饮食，保证充足的热能供给，改善全身营养状况。

1. 维持体重，增加副餐

食量因人、因病情而异，把体重稳定在合适水平，是个简单的衡量指标。具体操作方法上，可以在标准一日三餐的基础上，另外，增加 2-3 次副餐。

2. 这些食物适合选择

食物选择上，牛奶、鸡蛋、瘦肉、禽类、水果、低纤维素蔬菜（如黄瓜、西红柿）、豆制品等，都是适合甲亢患者的理想食物。

3. 注意防止血糖过高

由于甲状腺激素会促进葡萄糖吸收、加速糖原的合成与分解，总体上是一种升糖激素，甲亢状态下常伴随血糖的偏高。因此要注意嘱托患者优化食物结构，少吃精致细粮，避免一次性摄入过多，以防止血糖过高。

这一点，对于合并糖尿病的甲亢患者，尤须注意嘱咐。

4. 疾病控制后减少食量

特别要提醒的是，随着甲亢经治疗后好转，机体代谢率会逐渐恢复正常。在此期间，如果一直维持着甲亢状态下的多食习惯，没有相应减少食量，很容易出现悲剧性的一幕：甲亢治好了、人却成了个胖子。

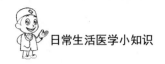

其它食物怎么选？

如果让患者吃上面列举的食物几个月，想必是受不了的。

所以，以下内容也需要好好看。下面是帮助判断哪些该吃哪些不该吃的原则。

1. 增加矿物质和维生素摄入

甲亢状态下，维生素被大量消耗，尤其是 B 族和 C 族维生素，很容易缺乏。同时，钾、钙及磷等矿物质也很容易通过腹泻排出体外造成营养不良。因此，在食物选择上，要多选用维生素和矿物质丰富的食物，如新鲜蔬菜和水果，如果患者合并存在骨质疏松的发生风险，更要及时补充钙剂和维生素 D。此外，还要保证每天充足的饮水量，以补偿因大量出汗、呼吸加快以及腹泻所引起的水分丢失。

2. 限制膳食纤维的摄入

膳食纤维是一种重要的营养素，富含于粗粮、果皮和粗纤维蔬菜等食物中，有助于减缓消化速度、缓解便秘、防止脂肪堆积，具有重要的价值。但是，由于甲亢患者常伴有不同程度的排便次数增多、腹泻等症状，所以对于膳食纤维含量高的食物的摄入应适度加以限制。

3. 避免刺激性食物

甲亢患者的典型症状包括心慌、怕热、易激动等，此时要避免摄入辛辣食物、浓茶、浓咖啡等刺激性食物，以防止上述症状加重。

总的说来，对待甲亢等疾病，有必要充分了解其特点、熟悉什么是适宜食物、什么是禁忌食物。不仅要让患者明白以食代药的想法大多数时候是不切实际的，也要让患者知道合理饮食才能与药物治疗做最好的搭档。

关于甲状腺超声的那些事儿

"医生，我刚做过甲状腺 B 超，再做会不会有辐射？"

"医生，前两天报告说我甲状腺弥漫性改变，是不是得了甲亢？"

"医生，我的甲状腺结节只有一个，是不是甲状腺癌？"

"医生，我甲状腺结节钙化了，是不是肯定是恶性的？"

"医生，我有甲状腺结节，很担心恶变，要不要手术啊？"

随着甲状腺疾病发病率的增高，越来越多的人开始重视甲状腺健康检查。很多病友拿到甲状腺 B 超报告，面对专业的超声术语，顿时懵圈，手足无措。

怎么办？

超声检查具有无辐射、实时、可重复操作等特点，已成为甲状腺疾病的首选检查。

甲状腺疾病可分为弥漫性病变和占位性病变两大类。弥漫性病变包含甲状腺功能亢进及减退（即甲亢及甲减）、亚急性甲状腺炎、桥本氏甲状腺炎等，甲状腺占位性病变则包含良性甲状腺结节及恶性甲状腺结节（即甲状腺癌）两大类。

如果超声提示甲状腺弥漫性病变，最好就要拿着报告找专业的内分泌医生进行下一步治疗了。

大约 95% 的甲状腺结节均为良性，只有 5% 左右的甲状腺结节为甲状腺癌。最近研究显示绝大多数甲状腺良性结节不会发生恶变，大多都是从甲状腺正常组织演变而来。

甲状腺超声报告中提示结节可能恶性的关键词：极低回声、边界不清、纵横比 >1（垂直位）、边缘成角、毛刺、微小钙化、TI-RADS：4-5. 颈部可疑淋巴结。对于有经验的超声医生，大多数结节基本可以判定是良性恶性了。

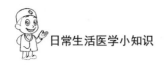

对于少数难以判定的结节，有时需要用一根很细的针对结节进行穿刺活检来进一步明确结节的性质，而且穿刺过程短、基本无明显不适，也无需担心穿刺针道种植（即癌细胞脱落种植）的问题，研究表明这种风险几乎可以忽略。

如果超声提示可疑甲状腺癌或穿刺结果证实为恶性，那就要咨询甲状腺外科医生了。

服用左甲状腺钠，如何避免踩"坑"

我做的手术明明是右甲状腺切除，为什么让我吃左甲状腺素钠片？

左甲状腺素钠片是激素吗？我吃了会不会变胖？

医生让我早饭前 30 分钟服药，可我早饭前 10 分钟才起怎么吃？

看来，左甲状素钠片在公众中有诸多误区，今天就为您科普一下。

左甲状腺素钠片有什么作用？

左甲状腺素钠片是最常用补充甲状腺激素的药物，用于各种原因的甲状腺功能减低的替代治疗；预防甲状腺功能正常的甲状腺肿手术后甲状腺肿复发；治疗甲状腺功能正常的良性甲状腺肿；抗甲状腺药物治疗甲亢的辅助治疗；甲状腺癌术后，抑制肿瘤生长和补充体内缺乏的甲状腺激素；甲状腺功能抑制试验等。

为什么偏偏姓"左"？

首先，我们要解释一个化学概念："手性分子"。打个比方，就像我们的左手和右手，虽然都是手，但还是有左撇子和右撇子之分。两者发挥的作用也不是完全相同。手性分子之间的分子式完全相同，物理性质相同，化学性质却可能有很大差异，两者之间在药理、毒性等方面往往存在差别，有的作用甚至相反。

所以我们往往看到很多药物的成分中通常都有"左"或者"右"，比如左氧氟沙星、左炔诺孕酮、左甲状腺素钠、右美沙芬、右旋糖酐铁等。因此，药物分出左右能提高疗效，减少毒副作用。

左甲状腺素钠片是激素吗？

激素类药物按其对机体功能的调节作用主要分为以下五类：

1. 肾上腺皮质激素类（糖皮质激素、盐皮质激素）；

2. 性激素类（雌激素类、孕激素类、雄激素类）；

3. 甲状腺激素类；

4. 胰岛素类；

5. 垂体激素类（生长激素类、生长抑素类）。

看看这些分类，我们知道左甲状腺素钠片属于甲状腺激素类，有别于常见的糖皮质激素类，正规服用一般不会影响面容、体型等。

左甲状腺素钠片该怎么吃？

左甲状腺素钠片是孤独的行者，和许多食物（如富含纤维的食物、豆制品、黄豆酱油、葡萄柚果汁、浓咖啡、葡萄、大豆、木瓜、牛奶）或药物（含钙、镁、铝、铁剂以及考来烯胺、考来替泊、奥利司他、苯巴比妥、苯妥英钠、卡马西平、利福平、异烟肼、洛伐他汀、胺碘酮、舍曲林、氯喹）同服的时候会发生相互作用，影响疗效。因此，根据药物说明书标注，服用左甲状腺素钠片应该每天早上空腹服用，间隔半小时后再进食早餐。这样做是为了避免食物影响左甲状腺素钠片的吸收。

不过研究发现，即便是做到了间隔半小时，左甲状腺素钠片依然会受到食物的影响，因此也有研究建议左甲状腺素钠片在早餐前1小时服用。但是现代人生活节奏快，能够保证早餐前半小时或1小

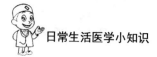

时服用左甲状腺素钠片而不遗忘，在很多患者身上很难做到，那该怎么办呢？

莫急，日本学者通过研究发现，对于这样的情况可以将左甲状腺素钠片服用时间放到睡前，也就是服了左甲状腺素钠片就睡觉，这样也能够起到与早餐前半小时以上服用左甲状腺素钠片类似的吸收效果。当然夜间服用左甲状腺素钠片唯一要注意的是，不能食用夜宵，晚饭与睡觉至少间隔4个小时以上。

该药有较长的半衰期（约7天），故一天仅需服用一次便能获得稳定的血药浓度。

第五章 神经精神篇

世界睡眠日：大家每天睡得好吗？

古人云：不觅仙方觅睡方，睡足而起，神清气爽！

各位亲，您们每天都睡得好吗？

据悉，国际社会公认的三项健康标准为充足的睡眠、均衡的饮食和适当的运动，医生建议大家要培养良好的生活习惯，保证作息规律，自觉保持健康的心态和良好的睡眠，一旦发现睡眠障碍要积极治疗。

世界睡眠日

睡眠是人体的一种主动过程，可以恢复精神和解除疲劳。为唤起全民对睡眠重要性的认识，2001 年，国际精神卫生和神经科学基金会主办的全球睡眠和健康计划发起了一项全球性的活动，此项活动的重点在于引起人们对睡眠重要性和睡眠质量的关注。2003 年中国睡眠研究会把"世界睡眠日"正式引入中国。

科学家们曾根据脑电图、眼球活动、肌电图以及自主神经功能等变化，将睡眠分为不同阶段：人们正常的睡眠结构周期分两个时相：非快速眼动睡眠期（NREM）和快速眼动睡眠期（REM）。

NREM 与 REM 交替出现，交替一次称为一个睡眠周期，通常的规律是：从非动眼睡眠的第 1-2-3-4-3-2 阶段进入 REM 期，如此循环往复，每夜通常有 4-5 个睡眠周期，每个周期大约 90-110

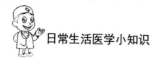

分钟。

失眠会对健康造成影响吗？

　　长期缺乏睡眠对人类认知功能会造成一定的影响，比如，反应速度降低、注意力不集中、记忆力下降，判断、决策能力下降等，导致工作和学习效率下降，甚至各种意外事故频发等。

　　多项研究显示，慢性失眠与多种"慢病"密切相关。睡眠时间短且质量差的人，患心血管病的风险大幅增加。如果身患慢性失眠且每天睡眠不足 6 小时，那么高血压的风险可增高 3-4 倍，若是睡眠时间 ≤ 5 小时，糖尿病的患病风险增加 2.95 倍。此外，睡眠问题与消化性溃疡、脑卒中、呼吸系统疾病、皮肤病、肿瘤有着直接或间接的关系，还有可能引发焦虑症、抑郁症等精神障碍疾病。

　　睡眠障碍中最常见的是睡眠呼吸暂停低通气综合征。

　　睡眠呼吸暂停低通气综合征刚开始时会出现有或无症状的打鼾，再就是常见的阻塞性睡眠呼吸暂停综合征，之后便是中枢性睡眠呼吸暂停或肥胖低通气综合征。阻塞性睡眠呼吸暂停综合征通常表现为打鼾、夜间呼吸暂停、早上起床口干，夜间小便多，白天犯困，还可能造成高血压、糖尿病等心血管问题。从国内外文献来看，其发病率可能在 3%-4% 之间，但目前可能远不止这些。

如何应对和正确处理失眠？

　　1. 规律的作息习惯有助于获得更好的睡眠，要保证充足的睡眠时间，按时睡觉和起床；

　　2. 保证有良好的睡眠环境：卧室安静、避光、温度适宜，床具舒适；完全没有睡意时不要躺在床上，如果 20-30 分钟还不能入睡，不如起来做些其他放松的事情，觉得困倦再去睡觉；

　　3. 睡觉前应避免手机、电视等强光和电器光线的刺激，避免剧烈运动、饱食和大量饮水，同时避免吸烟、饮酒和摄入含咖啡因的食物（咖啡、茶、巧克力等）；

4. 经过自我调整，睡眠仍不能改善者，建议去医院科学就诊，让医生了解您是否存在躯体疾病、精神障碍病史或者用药史，并对过去一阶段睡眠状况进行睡眠质量评估。客观评估采用多导睡眠监测进行，明确睡眠障碍类型，必要时配合进行心理治疗、认知行为治疗和其他物理治疗。

讲究睡眠卫生，是健康睡眠的基本保证

失眠的人，如果能经常注意睡眠卫生，睡眠状况也可以显著改善。重要的是遵循以下睡眠卫生的规则：

1. 白天是否感到头脑清醒与精力充沛？这是衡量睡眠是否充足最重要的指标，达到这个指标就不要多睡了，别认为您必须躺8小时，若6小时可使您充足电，那么暗自庆幸吧，您不是失眠者，而是天生的短时睡眠者。

2. 尽可能把床当成睡觉的专用场所，不要躺在床上看书，更不要看电视。

3. 定时睡觉，按时起床，不要轻易扰乱您的睡眠节律。10：00左右是上床睡觉的最佳时间，早上6：00左右是最佳起床时间。不论您睡得多长或多短，请您每日于同一时间起床，尽量遵守睡眠时间。

4. 根据自己的情况，尽可能采用右侧卧位或左侧卧位或仰卧位。

5. 傍晚时分，丢开一切计划。若您在床上思考事情，会使兴奋水平提高而难以入睡。别在太饱或太饿时上床。晚上一顿大餐，您虽感困倦，却极有可能彻夜辗转难眠。若您在节食，请别在饥饿时上床。睡前请吃低卡路里（热能）食物，如香蕉或苹果。

6. 定时定量运动。每周至少3次，理想的运动时间是下午晚些

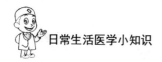

时候或傍晚早些时候，此时的体育锻炼可帮助您从白天的压力状态调整到晚上的轻松愉快状态。

7. 减少兴奋剂的摄入。若您爱喝咖啡，请在上床前 6 小时以前喝完一天中最后一杯咖啡。其兴奋作用将在 2-4 小时后达到顶峰，其作用还将持续几小时。晚上摄入咖啡因会使您更难入眠，不能进入深度睡眠并增加醒来的次数。

8. 请别吸烟。尼古丁甚至比咖啡因更刺激。研究表明，重度吸烟者难眠、易醒，少有 REM（浅度睡眠）及 NREM（深度睡眠）。

9. 只喝软饮料。即使适量地饮酒也会抑制浅度 REM 和深度 NREM 睡眠，并会增加睡眠阶段的变换。晚餐饮酒过度导致难以入眠，睡眠时间饮酒则导致难以睡好，也使身体得不到深层次的休息，您的睡眠被分割得支离破碎。

10. 睡前热水烫足。俗话说，睡前烫足，省吃安眠药。

11. 调整好自己的卧室与卧具。卧室要保持通风、通光，温度要适当，最适宜睡眠的卧室温度为 20-25℃，相对湿度控制在 50%-60% 最适宜睡眠，被褥要常洗晒。有时人闻到一股被太阳晒过的被褥清香就会顿时愉快，不知不觉进入梦乡。

十一条睡眠卫生一般规则，大家都做到了吗？

是什么打扰了我们的睡眠？优质睡眠攻略

曾经问一个经常熬夜的朋友为什么每天都那么晚睡，她说：那么多精彩的事，怎么舍得睡觉啊！在下实在是无力反驳，回头来想，熬夜几乎是现如今年轻人的通病。既然熬夜不可逆，那么提高睡眠质量便尤为重要。好好安放您的情绪，睡个好觉吧。

睡眠，是高等脊椎动物周期性出现的一种自发和可逆的静息状态，表现为机体对外界刺激的反应性降低和意识的暂时中断，而它将会占据我们一生大约三分之一的时间。

首先，睡眠并不是说脑和身体就完全停止了活动，因为这段时间里身体内部为了维持生命而进行着许多工作。"爱睡的孩子长得快"是真的，因为在深层睡眠中人体会分泌成长荷尔蒙，促进身体组织的新陈代谢，因此也就能很好地缓解疲劳，这也是为什么我们会在一夜好眠后有一身轻松的感觉的原因。

其次，睡眠与免疫机能也有关系。比如感冒的时候，我们就算睡得再久，还是会很想睡，这是具有免疫机能的白血球中细胞激素成分所影响的，为了要抑制病毒的繁殖、让体力能够恢复，这些细胞激素会发挥作用，让我们的身体陷入深层睡眠，然后达到身体自我修复的过程。

睡眠是一种无意识的愉快状态，当繁忙了一天后，没有比一张舒服的床更具诱惑的了。

另外，在睡眠中，我们的大脑里还会进行重要的资讯处理，将白天所体验到的事情、学习过的内容整理成记忆。

是什么打扰了我们的睡眠？

原因一：生活不规律。乘坐飞机做长途旅行，时差的改变会使睡眠节奏紊乱，个体的生物钟与生活的节奏不合拍是主要原因之一，而有的人会需要较长的时间去适应。

原因二：心理因素。情绪比较急躁或心理出现波动的人是比较容易患上失眠症的一类人，上床时正考虑某些问题，丢不开，放不下，辗转反侧，有的人怕黑、害怕噩梦、畏惧睡过去不会醒过来等，都是引起睡前"过度兴奋"而妨碍入眠的重要原因。

原因三：疾病。各种身体疾病都可能妨碍睡眠。比如溃疡病的上腹部疼痛常于深夜发作，心绞痛也每次在睡梦中发作，心力衰竭时的体位性呼吸困难等。

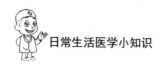
失眠的国际标准

标准一：躺在床上超过 30 分钟没有睡着；

标准二：半夜老醒，醒来次数≥ 2 次；

标准三：天还没亮就醒了，俗称早醒；

标准四：夜夜做噩梦，噩梦连篇，噩梦情节如同电视连续剧一样。

挑选枕头三步曲

1. 测量颈椎弧的深度

枕头的功用是用来支撑颈部，而非我们所认为的头部。所以，首先我们需要测一下颈椎弧的深度，弧度越深，枕头的高度越高。一个贴合颈椎的枕头，在支撑脖子后颈曲的部分应稍高一些，并具备一定的硬度，以便能衬托和保持颈部的生理弧度，又能与颈部高度相适应。

2. 选择合适材料的枕芯

填充物决定着枕头的软硬度和功效。合适的枕头以软硬度适中，稍有弹性为好，现在市面上的枕芯类型有着无数的选择，但是一般而言，枕芯选择天然材质的为好，如果有特殊需求还可以添加好的中药材来增加枕头的功效。

3. 躺下试枕

实际上，在使用合适枕头的时候，人们往往不需要花费很多的力气就可以轻轻松松地进入睡眠了。如果能知道合适的高度的话，往后都会尝试着要去寻找此类能给人以舒服感觉的枕头。

恋上您的床

从木板、床垫、草席到席梦思，再到现在的多材质床垫，睡具的发展就是人类追求健康睡眠之路，用数学术语来说，一张好床并不是一个好睡眠的充分条件，但绝对是必要条件。

在睡眠中大脑要得到休息，而身体的各个部分更需要养精蓄锐。而一般的床往往不是过硬就是过软，使您的脊椎整夜处于紧绷状态。在这样的床上面，人体不能得到充分的休息，熟睡阶段也不可能很长。

所以选择一个适合自己的床垫时，一定要像躺在家里的床上那样彻底放松 10 分钟以上，才有真实的体验。再试着让朋友把手伸进腰下，进入很轻松的话，说明床垫太硬了，没有给腰部足够的支撑；很难伸进腰部，那说明床垫太软了，不能让脊柱达到水平的最佳状态。销售人员常常会给您讲"七段法"，即仰卧时，头、颈椎、双肩、背部、腰部、臀部、脚部是七个受力点，背部和腰部与床垫贴合度越好，那就说明这个床垫对于身体承托越理想。

眠之光

灯光可以改变房间的气氛和人的感觉，所以为了睡得更好，我们要利用各种光源来组合，包括不刺眼的吊灯或吸顶灯、阅读灯和营造气氛的台灯和装饰灯，灯光的要点是柔和，最好以温馨暖和的黄色为基调。

主照灯可以选用暖色光的灯具，柔和地照亮大部分卧室环境，突出温馨感受。普通照明最好装置两个控制开关，方便使用。

睡床旁放置床头灯，方便阅读。但要注意光线强度要适当，因为灯光太强或不足，均会对眼睛造成损害。

点点烛光是制造卧室浪漫温馨氛围的最佳单品。选择带有香氛的蜡烛，更是助眠的好帮手。

起夜灯往往比顶灯更体贴。可选择放置在角落地面点亮烛灯。夜里使用，为出入提供方便而又不影响睡觉气氛。

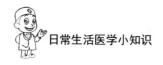

卧室照明设计小知识：

1. 可以在卧室安装一些照明角度可以调节的射灯，这样可以根据需要随时调整照明的角度，灵活方便；

2. 对于主照明的控制，最好选择双控开关，又或者是带遥控的灯具，这样即使是躺在床上，也能方便地控制灯的开关；

3. 在卧室中还可以安装一些可以感知人活动的夜灯。

食物来助眠

有些食物有助于情绪的放松，缓和紧绷的肌肉，让人获得平静，从而摆脱失眠困扰。

第一类：含色氨酸的食物

色氨酸是天然安眠药，能使人放松、心情愉悦、减缓神经活动，促进大脑神经细胞分泌出一种使人昏昏欲睡的五羟色胺，从而使人产生困倦感。牛奶中含有丰富的色氨酸。

第二类：富含钙和镁的食物

钙和另一种矿物质镁并用，成为天然的放松剂和镇定剂，每天固定喝 2 杯牛奶，钙的摄取量就不会缺乏，不喝牛奶的人，多吃带骨的小鱼、绿叶蔬菜及豆类来补充。

第三类：富含维生素 B 群的食物

维生素 B2、B6、B12，叶酸和烟碱酸，都有助于睡眠。包括酵母、全麦制品、花生、胡桃、绿叶蔬菜、牛奶、动物肝脏、牛肉、猪肉、蛋类等。

心灵也会"感冒"，适时心理体检

不容忽视的"心灵感冒"

焦虑症、强迫症、抑郁症、恐惧症等，是人们容易患上的非重型精神障碍，容易被忽视或被误诊。由于大脑神经递质失调，许多情况下会引发躯体症状，所以有大部分的非重型精神障碍患者去了综合医院的神经科、内科、骨科等科室就医。

最普遍的要数轻度抑郁和焦虑患者，此症被专家形象比喻为"心灵感冒"。每个人都有"心灵感冒"的时候，据统计，75%以上的人都存在着不同程度的心理问题。在住院的病人里面，对疾病的担心、家庭关系的影响、经济方面的顾虑，这些因素造成了至少6成以上人群有不同程度心理问题。

现在进行心理体检的人还不多，一方面，是因为大家还没有认识到心理疾病的严重后果；另一方面，很多人对心理疾病还存在着歧视。

健康管理从"心"开始

世界卫生组织早在1989年就提出：健康是"生理、心理、社会适应和道德方面的良好状态"，而不仅仅是没有疾病和痛苦。现有的健康管理其实是偏于躯体健康，忽略了心理健康。很多心理疾病患者，并没有被及时发现和治疗。殊不知胸疼（心源型疾病）可能是焦虑症；消化问题（功能型肠变）可能是心理问题；肿瘤患者几乎都有合并精神问题；行为口腔医学专家也曾经指出，成功人士无好牙。

心理体检和身体体检类似，身体体检是检查我们的身体有没有

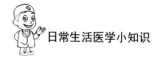
什么疾病，而心理体检是通过分析受检者的行为，或是受检者对问题的回答，对受检者的心理特点做出推论和数量化分析的一种科学手段。心理体检可以诊断受检者目前的心理健康状况，为其调整心理状态提供依据，如果受检者的心理状态严重偏离心理健康标准，就要及时就医，以便早期诊断与早期治疗；心理体检也可以评估个体的智力、能力倾向、创造力、人格、心理健康，说明个体的心理特性和行为；可以评估个体在学习或能力上的差异、人格的特点以及相对长处和弱点，同时也能评价儿童已达到的发展阶段等。

过度悲伤真的会"心碎"，带您认识心碎综合征

近日，众多朋友一起去劝慰父亲离世的友人，朋友们鼓励友人尽情发泄，认为这是对自我的一种保护，在某种程度上来说，这话的确不错，不是有首歌叫《男人哭吧不是罪》嘛，把悲伤的情绪埋在心底，不发泄，的确对身体健康不利，可是，任何事情都是需要有一个度的，过了这个度，好的或许就变成了坏的。

《新英格兰医学杂志》刊载美国约翰·霍普金斯大学亨特·钱皮恩等人的一篇文章，将由悲痛或震惊所引发的胸痛、憋气和呼吸短促等一些类似于心脏病的症状称为"心碎综合征"，医学上称为"应激性心肌病"。原因是大部分患者发病前曾遭受严重的精神或躯体刺激，情绪波动过大，交感神经过度兴奋，肾上腺素水平迅速增高（肾上腺素水平要比正常时高30倍，甚至比心肌梗塞时还要高4–5倍）；肾上腺素及其他化学物质会影响心肌细胞的正常活动，或令毛细血管收缩，造成心脏上半部突然收缩（心尖部球形改变）；心脏的跳动能力突然减弱，造成类似心脏病的症状，如剧烈胸痛或呼吸困难，临床表现与心肌梗塞极为相似，但那纯粹是心肌的状况，和动脉血管梗塞无关。

所以，一个人完全可能因悲伤过度而导致心脏病，学会控制自己的情绪，有张有弛，千万不要让心碎找上您！

焦虑情绪从何而来？三点好习惯缓解焦虑

很多人都有过焦虑的情绪，但是很多时候我们都没有发现自身处于一种焦虑状态，也不知道是什么导致了焦虑。长期焦虑还有可能引发焦虑症。

焦虑症，又称为焦虑性神经症，是神经症这一大类疾病中最常见的一种，以焦虑情绪体验为主要特征。可分为慢性焦虑（广泛性焦虑）和急性焦虑发作（惊恐障碍）两种形式。主要表现为：无明确客观对象的紧张担心，坐立不安，还有植物神经症状（心悸、手抖、出汗、尿频等）。

注意区分正常的焦虑情绪，如焦虑严重程度与客观事实或处境明显不符，或持续时间过长，则可能为病理性的焦虑。

一、产生焦虑情绪的五大原因

（一）久坐不动

研究表明，缺乏运动会给人的生理和心理带来挫败感，锻炼能很好地抑制焦虑情绪。运动能让大脑释放出感觉良好的化学物质，低强度的锻炼能降低人体内压力激素（皮质醇）的含量。体育锻炼还能提高认知功能。

（二）压抑感情

刻意回避烦恼反而会让人焦虑不安，压制情绪会让压力内生化，从而对身心健康造成负面影响。斯坦福大学精神病和行为科学系副教授大卫·施皮格尔说：回避并不是最佳策略，越是回避，事情就会变得越糟糕。对造成压力的事件采用积极的方法应对，就能增强

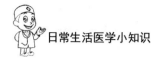

对它的掌控能力。

（三）购物成瘾

美国密歇根州立大学进行的一项小型研究显示，倾向于物质至上的参与者出现创伤后应激症状的可能性较高，他们强制性或冲动性购物行为的几率会增加。研究人员还发现，物质至上主义者会增强压力的不良效应。

（四）照镜子时间太长

其实，照一会儿镜子，有利于发现自身优点、增添自信，但随着照镜子时间的延长，人们的自我满意度反而下降。因此，此时您更容易发现自己身上不完美的地方，滋生焦虑、抑郁等情绪，进而影响自信心和判断力。有研究表明，当对着镜子反复端详超过10分钟后，人们的焦虑感和烦躁感明显上升。

（五）沉迷网络

由美国南加州大学马歇尔商学院发布的一份调查报告显示，到2015年，普通人平均每天会花16个小时来接触数字媒体。这种行为会导致用户产生孤独感、工作倦怠感和技术上瘾。最好定期远离数字媒体。

二、如何缓解焦虑情绪

（一）多交朋友

扩大交际，不仅有利于获得事业上的成功，更有利于保持心理健康。在与朋友的交流中互相理解、互相支持，走出封闭的自我小圈子，让心灵汲取更多的营养。

（二）培养业余爱好

很多人的生活往往很单调，心理也因此而变的压抑，主要是因为缺乏业余爱好。因此，不妨让自己多多接触琴棋书画、花鸟鱼虫、音乐舞蹈、旅游垂钓等，在兴趣盎然的境界里消除疲劳、缓解紧张。

（三）运动健身

缺乏锻炼是危害现代人健康的祸根，是一切身心疾病主要病因。适当的运动健身对于维持身心健康具有十分重要的意义，运动健身不仅能够强健体魄、增强机体功能，还可以放松身心，缓解心理紧张状态。

关于眩晕的一些事儿

1. 眩晕是指发作时看到周围的事物在旋转或者事物不旋转而自身晃动、站立不稳的感觉，而头脑昏沉沉、不清醒的感觉，不属于此类眩晕。

2. 眩晕发作起来很吓人，但是眩晕大多数不是类似肿瘤或者中风之类的恶性疾病，尤其是慢性眩晕。

3. 眩晕中偏头痛性眩晕常见，这类疾患和偏头痛密切相关。这里要说的是，出现偏头痛时，不要去忍，建议尽早药物治疗，尤其是发作频繁的患者，相对来说头痛发作越厉害（频率和程度），将来眩晕的风险越大。至于止痛药物的副作用，往往被"传言"夸大，大部分药物是安全有效的，注意在医师指导下应用；使用同一种止痛药，一月尽量不超过 15 天。

4. 关于"安眠药"：这个大约包括纯安定类如安定、舒乐安定等，抗焦虑类如阿普唑仑、艾斯西太普兰，抗抑郁类如氟西汀等。部分患者担心上瘾、依赖、副作用等。其实，按照规程应用是安全有效的，这些药物有助于改善睡眠和情绪状况，这对于眩晕来说，尤其是慢性眩晕很重要。当然，建议在医师指导下使用。

5. 需要强调前庭康复训练。前庭神经炎和慢性眩晕尤其需要强调。训练中轻度的头晕发作是正常现象，不需要担心，注意循序渐进，早一天开始康复训练早一天重回正常生活。

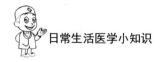

6. 慢性眩晕往往病程很长，治疗上不要贪快，寄希望于一两次的治疗就可以缓解几年甚至几十年的问题，这是一个缓慢的过程。有部分类型如梅尼埃病治疗的目的就是控制症状发作的频率和强度，而通过一种治疗或手术很难一劳永逸。所以，也希望慢性眩晕患者建立长期奋斗的意识，最终一起战胜眩晕。

晕车、晕船、晕机的原因与对策？

什么是晕动病？

晕车、晕机、晕船等，在医学上统称为晕动病。晕动病是一种平衡失调的疾病，而内耳的前庭则是人体内感觉平衡的器官，当乘车、船、飞机发生速度的变化时，人眼所见到的运动与前庭系统感觉到的运动不相符，对于那些前庭功能比较敏感的人，就容易发生晕动病。

晕动病的主要症状：症状表现和病情轻重因个体差异而不同，一般表现为头昏头痛，胃部不适，不愿活动，有时表现为出冷汗，面色苍白，恶心呕吐，身困乏力，倦怠思睡。

怎样避免晕动病呢？教您几招：

1. 保证充足的睡眠，保持心情愉快，并心理暗示自己不会晕；

2. 出行前选服合适的预防药物；

3. 饮食宜清淡，易消化，避免过饥或过饱，不要喝酒。少吃容易产气的食物，如红薯、土豆、南瓜、萝卜、板栗以及蚕豆、黄豆等；

4. 在太阳穴（眉毛梢及外眼角交叉凹处）或风池穴（颈后发际凹陷处）涂些祛风油或风油精效果佳，但注意不要流入眼睛；

5. 乘车前喝一杯加醋的温开水。口含陈皮话梅、咸橄榄、生姜片或嚼一把茶叶。随身携带新鲜生姜片或橘子皮，随时放在鼻孔下闻一闻可有效避免晕车的发生；

6. 在神阙穴（肚脐）或手腕内关穴（腕掌侧横纹向上三横指，两筋中间处）上贴一块风湿止痛膏药，也可用胶布固定贴上一小块生姜片；

7. 尽量选靠近驾驶座的前排、通风好的位置。坐位时头部紧靠在固定椅背或物体上，避免身体大幅度摇摆；

8. 途中可眺望远方或闭目养神，少看窗外移动的景物，不看书报、手机等。

9. 分散注意力，如与同伴交谈、下象棋、打扑克等。

如何应对晕动病？

1. 尽可能仰卧休息，可按摩合谷穴（手背面第一、二掌骨之间，近第二掌骨中点，虎口处）、内关穴；

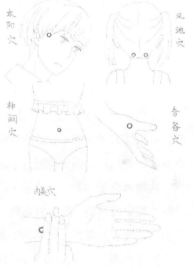

2. 冷湿毛巾敷前额；

3. 穴位涂抹清凉油、风油精；

4. 选服药物。

预防晕动病的常用药物

苯海拉明：抗组胺药。具有抗组织胺 H1 受体的作用，对中枢神经有较强的抑制作用，还有阿托品样作用。不良反应：头晕、恶心、呕吐、食欲缺乏、嗜睡等。禁忌证：重症肌无力、青光眼、前列腺肥大患者禁用。

茶苯海明（乘晕宁、晕海宁）：本品为苯海拉明与茶碱的复合物，有镇吐、防晕和镇静作用。不良反应：迟钝、嗜睡、怠倦、胃肠不适、头昏、头痛、注意力不集中等。禁忌证：闭角型青光眼或眼内压高者禁用；患有心血管病、支气管哮喘、肾功能不全、甲亢、高血压者慎用。

倍他司汀（抗眩啶）：新型组胺类药物，扩张毛细血管，改善内耳微循环同时，还可减少前庭神经的传导，消除内耳性眩晕。不良反应：偶有口干、胃部不适、头痛、心悸、皮肤痛痒等。

东莨菪碱贴片：出行前至少 4 小时，将本品贴在一侧耳后没有头发的干燥皮肤上。贴完贴剂后，应以肥皂和水彻底清洗双手 。除下贴剂时，应以肥皂和水对双手及用药部位进行清洗，以防残留药物接触到眼睛。如果贴剂发生移动，应弃去不用，换一枚新的贴剂贴在另一耳后无毛发的皮区。不良反应：口干，有时嗜睡，视力模糊等。禁忌证：7 岁以下儿童及青光眼患者禁用。

苯巴比妥东莨菪碱片（晕动片）：本品为苯巴比妥与氢溴酸东莨菪碱组成的复方制剂。不良反应：口干、视力模糊、嗜睡、皮疹等。禁忌证：青光眼、前列腺肥大、严重心脏病、哮喘等患者禁用。

盐酸苯环壬酯片（飞赛乐）：中枢抗胆碱药，能通过血脑屏障，阻断乙酰胆碱受体，预防晕动病。不良反应：口干、嗜睡等。禁忌证：对本品过敏者、青光眼者禁用。前列腺肥大者慎用。

地芬尼多片（眩晕停）：适应证：本品有强烈的镇吐作用。通过改善椎基底动脉供血，调节前庭系统功能，抑制呕吐中枢等作用达到抗眩晕、镇吐效果。常见不良反应：口干、心悸、头昏、头痛、嗜睡、不安和轻度胃肠不适，停药后即可消失。禁忌证：肾功能不全者禁用。青光眼、胃肠道或泌尿道梗阻、窦性心动过速者慎用。6 月以内婴幼儿禁用。

甲氧氯普胺片（灭吐灵）：可抑制延脑催吐化学感受区，并促进胃蠕动，改善胃功能。禁忌证：嗜铬细胞瘤、癫痫、乳腺癌、机械性肠梗阻、胃肠出血者禁用；孕妇禁用。

藿香正气水：功能主治：解表化湿，理气和中，解热镇痛、止泻镇吐。适用于四季外感所致发热、头晕、头痛、恶心、呕吐；中暑、晕车、晕船。禁忌证：服用含乙醇食物及饮酒者禁用。服药期间不得驾驶机、车、船、从事高空作业、机械作业及操作精密仪器。

仁丹：清暑开窍。用于伤暑引起的恶心、胸闷、头昏、晕车晕船。禁忌证：本品含朱砂，不可超量服用，以防汞中毒。婴幼儿及儿童不宜服用。

服药注意事项：

预防晕动病的药物一般在出行前 30 分钟服用，如果是长途旅行或出现晕动病症状，可以按说明书重复用药；

由于大多数抗晕动病药物都可引起困倦、注意力不集中，服药期间不得驾驶机、车、船、从事高空作业、机械作业及操作精密仪器；

服药期间不得饮酒或含用酒精的饮料；

不得与其他中枢抑制药及三环类抗抑郁药同服。

药师提醒

晕动病建议首选非药物方式进行治疗，如果无效或症状严重，可在医生或药师指导下合理选用药物。

别忘了准备一些卫生纸、卫生袋，以防紧急情况下"脱"口而出。

孩子由于前庭功能尚处于发育阶段，晕动症状可能比大人明显，婴幼儿无法表达自己的感觉，往往易被忽视，孩子在车上有手舞足蹈、哭闹、烦躁不安、呕吐、面色苍白、抓紧家长不松手等表现，家长应及时安抚，可以通过按压合谷和内关穴位来缓解症状，婴幼儿用药需格外谨慎。

平时加强运动、平衡锻炼，增强体质。

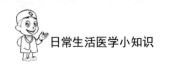

您了解偏头痛吗？

在临床中，经常可以看到很多前来就诊头痛的病友们，有的是偏头痛，有的并不是，那怎样区分此类头痛、做到诊断正确呢？我们今天来科普一下！

偏头痛的临床表现

偏头痛主要表现为发作性的偏侧搏动性头痛，伴恶心及呕吐等，经一段间歇期后再次发病；是一类有家族发病倾向的周期性发作疾病。在安静、黑暗环境下或睡眠后原有头痛可有所缓解。

偏头痛一定是一侧头痛吗？

答案是否定的。偏头痛的疼痛可以位于两侧，两侧头痛的偏头痛在临床中也并不少见。

偏头痛的分类和表现

偏头痛一般分为无先兆偏头痛和有先兆偏头痛。

无先兆偏头痛临床最常见，发作频率高，可严重影响患者工作和生活，也可与月经有明显的关系。有先兆偏头痛在头痛之前或头痛发生时可出现一些先兆症状，如视觉先兆：视物模糊、暗点、闪光、亮点、亮线或视物变形；感觉先兆，言语和运动先兆少见。头痛可持续 4~72 小时，消退后常有疲劳、倦怠、烦躁、无力和食欲差等，1~2 日后常可好转。

偏头痛患者在生活中需注意什么？

生活中，偏头痛患者应该注意避免劳累、情绪紧张和焦虑、应激以及之后放松、睡眠过多或者过少；饮食上需注意避免含酪胺酸的奶酪、含亚硝酸盐的肉类和腌制食品、含苯乙胺的巧克力、含谷氨酸钠的食品添加剂及葡萄酒等；一些药物如口服避孕药和血管扩张剂如硝酸甘油等也会诱发偏头痛。

偏头痛应该和哪些头痛区别？

在做诊断前，需要行 CT 或者 MRI 检查排除脑部一些疾病，如脑血管疾病、颅内动脉瘤和占位性病变等。此外尚需和以下疾病区分：紧张型头痛；丛集性头痛；Tolosa-Hunt 综合征；症状性偏头痛；药物过量使用性头痛（长期用药的人需警惕）。

偏头痛"发作起来是真要命"，是不是有办法预防呢？

偏头痛虽然不是什么大病，但是"发作起来是真要命"。更为讨厌的是，它的发病时间往往没有规律，可能几个月都不犯一次，也可能一月连续犯几次，一波又一波，那感觉，简直"酸爽"。那么面对偏头痛，我能做点什么呢？针对偏头痛我们又有哪些预防性的治疗呢？

如果您是以下情况的偏头痛，那么您就需要考虑使用预防性药物啦！

1. 患者的生活质量、工作和学业严重受损；

2. 每月发作频率，2 次以上；

3. 急性期药物治疗无效或者无法耐受；

4. 频繁、持续时间长、极度不适的先兆，或偏头痛性脑梗死、偏瘫性偏头痛等；

5. 连续 2 个月，每个月急性期治疗 6-8 次以上；

6. 偏头痛发作持续 72 小时以上等。

预防偏头痛的一线药物有哪些？

1. 心得安（普萘洛尔）和美托洛尔：预防性治疗效果明确，但是如果您有呼吸道疾病、糖尿病、表现为心率减慢的某些心脏病时，是要绝对禁忌使用的。

2. 丙戊酸：使用过程中需要定时检测血常规、肝功能和淀粉酶，对于女性而言，更需要关注的是体重增加和卵巢功能的异常。肝功能不全、妊娠期及血小板减少是禁止使用的。

3. 托吡酯：对发作性及慢性偏头痛有效，而且也可能对药物过量性头痛也有效。

4. 氟桂利嗪：可以明显减轻头痛程度，减少头痛频率，剂量为每日 5-10mg，其中女性使用剂量少于男性。它可以引起嗜睡、体重增加和抑郁等，因此不可长期服用。

为了提高预防性治疗的成功机会，有什么需要遵循的原则？

1. 从低剂量单药开始用药，然后缓慢增加到合适剂量，同时要注意副作用；

2. 治疗过程需要一个足够的观察期以判断药物的效果，一般是4-8周；

3. 记录头痛日记，用于评估药物的疗效，还有助于发现导致头痛的诱因；

4. 如果使用某种药物后，您偏头痛的发作频率降低了50%以上，那说明这种药对您是有效的。同时这种有效的治疗需要持续约6个月，之后再缓慢减量或停药；

5. 若发作再次频繁，可重新使用原先有效的药物。

什么时候停止预防性用药呢?

1. 当您出现难以忍受的不良反应或严重药物反应时;

2. 2个月的治疗后,该药并没有表现出效果,哪怕是部分疗效时;

3. 一些异常状态未被消除,如急性药物过度使用时;

4. 如果头痛在至少6个月内得到了很好的控制,那么也可以慢慢减量,如果可能的话,停止用药。

左眼跳财,右眼跳灾? 不,您可能是面肌痉挛

面肌痉挛(HFS)是指一侧或双侧面部肌肉(眼轮匝肌、表情肌、口轮匝肌)反复发作的阵发性、不自主的抽搐,在情绪激动或紧张时加重,严重时可出现睁眼困难、口角歪斜以及耳内抽动样杂音。

面肌痉挛好发于中老年,女性略多于男性,但发病年龄有年轻化的趋势。面肌痉挛虽然大多位于一侧,但双侧面肌痉挛也并非罕见。

一、HFS 的诊断

面肌痉挛的临床诊断主要依据患者典型的症状:单侧面部肌肉非自主、阵发性、反复发作的抽搐,精神紧张、焦虑和心理压力过大都会诱发或加重发作,面部肌肉的运动如用力闭眼、鼓腮等也会诱发痉挛发作,甚至在睡眠和麻醉状态下也会发作。

对于缺乏特征性临床表现的病人需要借助辅助检查予以明确,包括电生理检查、影像学检查、卡马西平治疗试验。

二、HFS 的鉴别诊断

1. 面瘫后遗症面肌抽搐:由于面瘫恢复不全发生轴索再生错乱所致。面肌抽搐只在做眨眼、抬眉等动作产生。以往有明显的面瘫史,

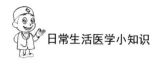

患侧多遗留不同程度的面肌无力和麻痹现象。

2. 功能性睑痉挛：常见于中年以上女性患者，为双侧眼睑肌痉挛，下部面肌无抽搐，常伴有情绪障碍，肌电图显示面肌不同步放电，可能系锥体系统功能紊乱所致。

3. 面肌颤搐：为面肌个别肌束细微的颤动，常侵入周围眼睑肌肉，多限于一侧，可自行缓解，可能是侵犯脑干、脑神经的良性病变所致。

4.Meige 综合征：又称眼口下颌肌张力障碍综合征，表现为双侧眼睑肌痉挛，并有口、舌、面肌、下颌、喉及颈肌肌张力障碍。

5. 习惯性痉挛：为小型痉挛，面肌无目的刻板性或反复跳动，多见于一侧，多在童年期发病。

6. 中脑和锥体系统病变引起的手足徐动和舞蹈病，亦可有面部不自主运动。

三、HFS 的治疗

1. 药物治疗：面肌痉挛治疗的常用药物包括卡马西平、奥卡西平以及安定等。备选药物为苯妥英钠、氯硝安定、巴氯芬、托吡酯、加巴喷丁及氟哌啶醇等。

2. 注射用 A 型肉毒毒素：主要应用于不能耐受手术、拒绝手术、手术失败或术后复发、药物治疗无效或药物过敏的成年病人。

3. 微血管减压手术（MVD）：在上世纪 70 年代随着手术显微镜在临床上的应用，该技术得以推广和普及。但近年来，随着临床手术病例的日益增多，人们发现 MVD 并不能解决所有的问题，术后无效、复发和并发症依旧是患者与医生面临的挑战。

炎炎夏日，警惕中风

入夏以来持续高温天气"中风"的患者也一下子变多了！

1. 夏季为什么容易出现中风？

中风是以脑部缺血或出血为主要症状的一类疾病。主要有三方面诱因：①夏季日间高温，相对日夜温差较大，尤其现在空调房里温度更低，快速的温度变化可能诱发中风；②夏季出汗较多，如果不及时补充水分，血液相对浓缩容易出现血栓，堵塞脑血管；③夏季炎热，人容易烦躁，胃口变差，休息不好，这些都可能增加出现中风的风险。

2. 夏季如何预防中风？

预防中风，首先要改变不良的生活方式（吸烟、嗜酒、缺乏运动、肥胖、多盐多油的饮食习惯）；患有一些慢性疾病（高血压、糖尿病、高脂血症、高同型半胱氨酸血症、呼吸睡眠暂停综合征、心房颤动等）的人要积极控制疾病进展。因为这些都可能增加中风的风险。

其次坚持做到三点：①坚持锻炼，但要选择合适的时间段和场所；②多喝水，多吃蔬菜水果，清淡饮食（选择含脂肪量低的白肉或者鱼类）；③规律作息，保存心态平和。

3. 万一中风了，怎么办？

尽早就医！因为脑细胞不可再生，一旦血管阻塞脑细胞会很快死亡。因此开始治疗时间越早，恢复可能越大。目前治疗方法主要有：静脉溶栓（3-4.5 小时内）和动脉内机械取栓（前循环 8 小时内，后循环 12 小时内）两种。

4. 在家怎么识别中风？

中国卒中学会为我们推荐"中风 120"快速识别法（见下图）：

"1"：看 1 张脸（不对称，口角歪斜）；

"2"：查 2 只胳膊（平行举起，单侧无力）；

"0"：聆听语言（言语不清，表达困难）；

另外，有上述任何突发症状快打 120！

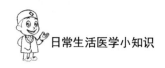
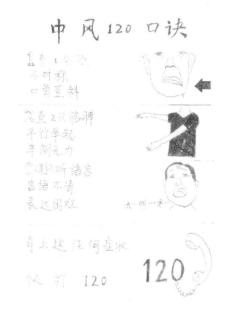

有助于减少失智风险的一些好习惯

阿尔兹海默症,俗称"老年痴呆",已成为现代社会一大健康难题。很多因素都可能导致患上老年痴呆。然而生活中如能谨记并遵循一些好的习惯,会有助于减少失智风险。

1. 细嚼慢咽

日本神经内科医学博士米山公启说,老人家愈缺少健全牙齿,罹患失智症的比例愈高。因为咀嚼时大脑皮质区的血液循环量会增加,而且咀嚼也会激发脑神经的活动。

2. 晒太阳

预防失智要多外出走走晒太阳。因为光能促进神经生长因子像长头发一样,使神经纤维增长。现在已经有专家研究晒太阳的量是否与失智症的发展有关,虽暂无定论,但每天接受阳光照射,至少能形成较好的睡眠模式，比较不容易忧郁。

3. 列清单

无论任何年纪，健全记忆运作关键都在于注意力。美国纽约西奈山医学院记忆增强计划执行主任史威尔医师建议说，列下工作清单，将每日工作设立一个严格的程序，无论工作困难与否，都能帮助有效完成工作。所以您可以试试规定自己中午 11 点半才读邮件，或是直到工作完成到某一程度才回复一些不紧急的电话或是付完账单才做别的事。

4. 吃早餐

吃早餐不仅为健康，也为大脑。过去常有人说小孩没吃早餐上课无法专心，这是对的。因大脑不具有储存葡萄糖的功能，随时需要供应热量。经过一夜之后，大脑的血糖浓度偏低，如果不供应热量，您会想睡且容易激动，也难以学习新知识。

5. 开车系安全带

头骨虽然很硬，脑却很软。无论年纪老少，伤到脑对一生影响极大。您开车时不系安全带或边开车边讲手机吗？请戒掉脑伤风险的行为，也避免会重创脑部的运动。

6. 做家事

别小看做家事，做家事不仅要用脑规划工作次序，也要安排居家空间。晒棉被、衣服需要伸展身体，使用吸尘器也会使用到下半身肌肉。只要运用肌肉，便会使用到大脑额叶的运动区。况且，将肮脏油腻的碗盘洗干净、将脏乱房间整理清洁，成就感的刺激，也能为大脑带来快感。

7. 多喝水

大脑有八成是水，只要缺水都会妨碍思考。临床神经科学家、精神科医师亚蒙曾经扫描过一位知名的健美先生，他的脑部影像很像毒瘾患者，但他激烈否认。后来得知他拍照前为了看起来瘦一点，

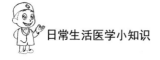

曾大量失水，而扫描的前一天他才刚拍照。后来经过水分补充后，脑部的影像看起来正常多了。

8. 跟人笑笑打招呼

主动和别人打招呼吧。打招呼不但有人际互动，降低忧郁症的风险，而且为了主动打招呼，要记住对方的人名与外形特征，也能提高自己的脑力。

9. 每周走一条新路

打破旧习、尝试不熟悉的事可以激发短期记忆，建立大脑解读讯息的能力。例如尝试改变每天从家里走到车站的路线或是改变每天下车的车站，尝试早一站或晚一站下车，或改变每天坐车的时间，单是做这项，就能对前额叶产生刺激。

10. 健　走

身体懒得动对大脑来说很辛苦。有氧运动最好，可以使心跳加速，而且有些动作需要协调四肢可以活化小脑，促进思考，提高认知和资讯处理的速度。有氧运动很简单，穿起球鞋出门健走即可。美国伊利诺大学研究发现，只要每周健走 3 次、每次 50 分钟就能使思考敏捷。

11. 深呼吸

当您很焦虑时，做什么都难。美国清晰大脑网站负责人 Alvaro Fernandezs 提供了一个取巧的冥想法：闭上眼睛、大拇指按小拇指，想像运动后美好的感觉，深呼吸 30 秒。然后大拇指按无名指，想像任何您喜欢的事物 30 秒，然后再按中指回想一个受关爱的时刻 30 秒，最后按食指回想一个美丽的地方 30 秒。

12. 看电视少于 1 小时

看电视通常不需用到脑，所以愈少这么做愈好。澳洲的研究人员在网络上测试 29500 人的长期记忆与短期记忆，发现记忆力较好的人每天看电视的时间少于 1 小时。

13. 吃叶酸和维生素 B12

这两种维生素可以控制血液中会伤害大脑的同半胱胺酸。瑞士的研究发现，230 位 60 岁以上的人摄取这两种维生素过低，罹患失智症的几率是适量摄取的人的 4 倍。富含叶酸的食物如四季豆、芦笋等，富含维生素 B12 的食物，如鲑鱼、沙丁鱼等。长庚医院神经内科系主治医师徐文俊提醒，维生素 B12 只存在于荤食，素食者要特别透过维他命补充。

14. 吃香喝辣

吃咖喱可以预防失智，因为咖喱中的姜黄素是一种高效能的抗氧化剂，可以抑制氧化作用进而保护细胞，还能预防脑细胞突触消失。姜黄不只用在咖喱，也用在抹在热狗上的黄芥末中。

15. 每天都要用牙线

美国 20-59 岁上千个个案的研究发现，牙龈炎、牙周病与晚年认知功能障碍有关。所以，听从牙医的建议，每天都要用牙线，每次刷牙的时间至少超过 2 分钟。

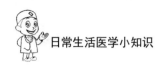

第六章 骨骼运动篇

每天6个动作跟肩周炎说再见

肩周炎跟颈椎病一样，是常见的运动系统慢性疾病。今天学习的这6个动作，将会帮助您缓解肩周炎带来的痛苦。但切记，在运动过程中不要着急，慢慢来，一定要循序渐进，持之以恒。

1. 爬墙法：离墙一尺侧身站立，患肢从低往高向上爬墙，还可以站立在门或单杠旁，尽量抬臂，双手往上够。

2. 背手下蹲法：身体背向桌子，双手臂向后，双手平放在桌面上，身体缓垂直下蹲。

3. 大鹏展翅法：手心向下平举双上肢，抬举30度左右，放平后再抬举。

4. 屈肘甩手法：背部靠墙站立，或仰卧在床上，上臂贴身、屈肘，以肘点作为支点，进行外旋运动。

5. 头枕双手法：站立或仰卧，两手十指交叉，放在头后部（枕部），先使两肘尽量内收，然后再尽量外展。

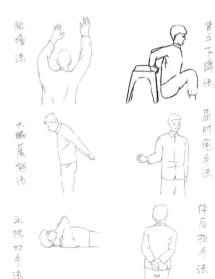

6.体后拉手法：自然站立，在患侧上肢内旋并向后伸的姿势下，健侧手拉患侧手或腕部，逐步拉向健侧；另外，还可以在身体正面，用正常上肢辅助患肢抬上臂。

肥胖的一千种"杀人"方法

您知道吗？肥胖是一位沉默的杀手，但是在我国乃至世界，人们对于它的认知，却出现了知晓率低、防治意识低的情况。这也在一定程度上纵容了"杀手"不断行凶。之所以称其为"杀手"，是因为肥胖实在是一种致死性的疾病，它有一千种杀人的方法！

因此，我们更多的应该将目标放在预防的角度，让大家了解这位"杀手"的特征和手段，巧妙的避开"杀招"。

肥胖因何致死

1.伤"脸"

简而言之，肥胖具有明显的整形作用，会有效减小眼睛的面积，以及在脸部所占的比例。

2.伤"脑"

当我们体重飙升，出现臌肥时，精神疾患发病率将大大增加。肥胖容易造成抑郁、焦虑、缺乏动力、负面自我评价、失眠、自我羞耻感、孤立无援等精神障碍。

3.伤"心"

肥胖患者血管病变广泛存在，脑卒中等心脑血管意外的发生率远远高于常人。以超重35%为准，肥胖患者冠心病发病率比体瘦者高40%左右；肥胖者心绞痛和猝死的发生率增加了4倍；体重超过标准体重30%的患者，10年之内发生冠心病的机会大大增加；体重降低10%，冠心病的危险减少20%。肥胖性心脏病、充血性心力

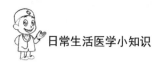

衰竭等疾病已严重威胁肥胖患者的健康。

4．伤"胰"

肥胖对胰腺内外分泌都有严重影响。肥胖是 2 型糖尿病发病的重要危险因素；重度肥胖者糖尿病患病率比体重正常者高 30 倍。我国糖尿病和代谢病的流行病学研究发现：2 型糖尿病患者中超重比例者超过40%，肥胖患者的比例约25%，40 岁以上 2 型糖尿病患者中，超重者占 70%。肥胖患者重症胰腺炎发病率也较体重正常者高。

5．伤"肺"

由于肥胖而导致的气管支气管高反应性，使得患者容易出现哮喘、睡眠呼吸暂停综合征、限制性呼吸障碍等呼吸系统疾病。

6．伤"肝"

肥胖与多种慢性肝病相关，比如非酒精性脂肪性肝病；同时肥胖还是肝癌的危险因素；以及容易出现肝纤维化等。

7．伤"胃"

胃食管反流病具有发病率高、就诊率低，误诊率高、认知率低，痛苦程度高，治愈率低的疾病特点，而肥胖则是其重要的致病因素之一。

8．伤"骨"

如肥胖患者容易出现骨性关节炎等骨关节疾病；肥胖患者体重指数增加 1 单位，膝关节骨性关节炎的发病率增加 15%，由此可知，肥胖是其重要的致病因素之一。

9．伤"血"

"血"主要指血管疾患，除外心脑血管病变，还有高血压，深静脉血栓等。血管炎症反应导致一系列心血管意外的发生，这其中肥胖扮演了重要的角色。

10．伤"皮"

肥胖患者易发生各种皮损，以及各种疝。

11. 伤"卵"

肥胖会影响卵巢功能，导致不孕，如出现多囊卵巢综合征（PCOS）等疾病。50% 以上的 PCOS 女性为超重或肥胖，肥胖母亲也是女婴未来 PCOS 的高危因素。

12. 伤"精"

肥胖患者由于皮下脂肪厚等原因，睾丸温度高，精子活力差；此外，肥胖患者雄雌激素比例失调，雌激素偏高抑制了垂体促性腺激素分泌，进而致使睾丸酮分泌减少，也妨碍了精子的生成和减少。

13. 引"癌"

肥胖被证实为结肠癌、乳腺癌、子宫内膜癌、肾癌、食道癌等癌症的高危致病因素。可见伴随着体重的增加，罹患癌症的风险也快速增加。

14. 伤"钱"

日益下降的生产力以及日益增加的健康花费，还有一人顶三人的盒饭钱。美国肥胖患者每年误工时间是一般美国工人的 11 倍。

总而言之，肥胖症严重影响患者寿命，肥胖症患者预期寿命平均减少 7 年；严重肥胖的年轻患者（< 35 岁，BMI > 40 kg/m^2）预期寿命将减少 20 年。以上所述因肥胖导致的种种疾病，不仅大大降低生活质量，而且还缩短了人生的长度。所以说，只有人常瘦，方能人长寿！

骨质疏松 = 缺钙？那些关于补钙的误区

骨质疏松 = 缺钙？不！

骨质疏松在糖友中很常见，约三成糖友存在骨质疏松，但大多数糖友对骨质疏松的认知却存在偏见，甚至直接将其与缺钙画等号。那么关于骨质疏松与缺钙补钙的误区主要有哪些呢？

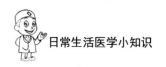

误区一：依据自觉症状判断有无骨质疏松

骨质疏松早期一般没有明显的感觉，如果已经出现频繁虚汗、关节酸痛、牙齿松动等症状时，则是到了骨质疏松的中晚期，容易发生骨折。所以不能依据有无自觉症状来判断骨质疏松，否则会延误病情。另外，如果是骨质疏松高危人群，无论有无症状，都应定期到医院做骨密度检查，做到早诊断、早预防、早治疗。

小贴士：哪些人容易发生骨质疏松呢？

老年人；绝经期女性；具有骨质疏松家族史（尤其髋部骨折家族史）；体重低；性激素低下；吸烟；时常过度饮酒或咖啡；体力活动少；饮食中钙和维生素 D 缺乏；患有影响骨代谢的疾病；曾经或正在应用影响骨代谢药物的人群。

误区二：治疗骨质疏松，单纯补钙就行

相信大多数糖友听到"骨质疏松"的第一反应就是——咦，我缺钙？哦，我需要补钙。

钙确实是构成骨骼的主要成份，但骨质疏松并不单纯是因为缺钙，而主要是由于钙调节激素分泌失衡，最终导致骨质流失速度超过骨质形成速度引起。因此，虽然补钙可以减缓骨的丢失，改善骨矿化，但单纯补钙不能有效治疗骨质疏松。骨质疏松的预防和治疗需在医生的指导下进行。

误区三：只要钙的摄入量足够，身体就不会缺钙

仅仅保证每日摄入足量的钙是不够的，因为摄入的钙并不一定能完全被吸收，身体对钙的吸收受多种因素影响：

1. 胃功能是否正常：胃酸分泌的浓度和数量影响钙的吸收。胃酸分泌少就不能把化合形式的钙变成离子形式的钙，钙就不能充分

吸收；

　　2. 钙磷比例是否恰当；

　　3. 维生素 D 的含量；

　　4. 饮食中植酸与草酸的含量；

　　5. 膳食中蛋白质是否充足；

　　6. 脂肪是否摄入过多或脂肪吸收不良；

　　7. 运动：适量的运动可加快钙在骨骼上的沉积。

误区四：钙是骨骼的营养素，多补点有益无害

　　缺钙可以导致骨质疏松，但补钙绝非多多益善。钙摄入过量并不能变成骨骼，还会加重消化道的负担，出现胃痛、便秘等不适，更为严重的还会引起高钙血症，增加肾结石及心血管疾病的发生风险。

　　小贴士：钙，补多少才合适呢？

　　中国营养学会推荐：① 钙：成人每日钙推荐摄入量为 800 mg；绝经后妇女和老年人每日钙摄入量为 1000 mg；② 维生素 D：成年人推荐剂量为每天 200 U，老年人推荐剂量为每天 400–800 U。

误区五：只有老年人才会骨质疏松，才需要补钙

　　骨质疏松症不仅仅是老年人的"专利"，年轻人也可能成为受害者。很多不良习惯，例如吸烟、饮酒、缺乏运动等，都有可能影响骨骼健康。另外，女性因月经、怀孕、分娩、盲目减肥而不注意补钙，也容易造成体内钙质的大量流失，使得年轻时便出现骨质疏松。

　　补钙最好能趁早，女性 35 岁、男性 40 岁左右，可提高钙贮量和骨峰值，从而预防骨质疏松。补钙的这些误区，您误入了吗？

　　医生提醒您：正确补钙、科学补钙、避免误区，才能有效防治骨质疏松。

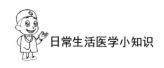

颈椎病还有这么多的症状！您知道吗？

生活中，不少人患有颈椎病，但有很多人并没有重视。近年来患颈椎病的人群越来越趋于年轻化，该病出现的症状也是越来越层出不穷。颈椎病起病十分隐匿，一不小心就会伪装成其他疾病，让您找不到病因。所以，有以下症状的朋友们应该注意，要及时到医院进行诊断。

颈椎病的症状

1. 视力障碍

当颈椎病造成自主神经功能障碍时，就会引起视力障碍，表现为视力下降、间歇性视力模糊、单眼或双眼胀痛、怕光、流泪。但多数伴有颈椎病的其他症状，如颈肩疼痛、颈部活动受限等。建议出现上述眼部症状而未查出眼部问题时，最好做颈部 X 光片排除颈椎问题。

2. 吞咽困难

开始感觉咽部发痒，有异物感，后又觉吞咽困难，间断发作，时轻时重，易被误诊为食管癌，但颈椎病也会出现此类似表现。

3. 晨起头晕

如果晨起后头脑昏昏沉沉的，或者有头晕现象，患者可能有颈椎病变，压迫椎动脉，影响大脑血液供应。所以早晨头晕、头昏者有可能患有颈椎病。

4. 胸闷胸痛或心律不齐

颈神经根受颈椎骨赘刺激和压迫，会引发心前区疼痛、胸闷、气短等心绞痛症状以及心动过速或过缓。当患者的颈部症状不明显而心血管症状较重时，往往被误诊。和冠心病不同的是，颈椎病患者的疑似心绞痛症状多在低头工作过久、突然的扭头或甩头后发生，患者还会自觉颈部活动受限、颈椎伴有压痛。这类患者就医时需要做一个颈部 X 光片检查。

5. 下肢瘫痪或排便障碍

由于椎体侧束受到刺激或压迫，导致下肢运动和感觉障碍，患者可出现下肢麻木、疼痛、跛行，有的患者在走路时有踩棉花的感觉，个别患者还可伴有排便、排尿障碍，如尿频、尿急、排尿不畅或大小便失禁等。通过头部 CT 排除脑血管病变后，要考虑颈椎病的可能。

专家提示

由于对颈椎病的认识不全，大多数人只有在出现脖子僵硬、肩膀疼痛等症状时才会想到颈椎病，但在出现心绞痛、眼部发痒、视力下降等症状时却很少考虑。所以对于患有颈椎病的患者一定要及早到正规的医院检查、治疗，并根据病情，选择适合的治疗方法。而且在日常生活中要注意预防颈椎病，保护好颈椎。

保护颈椎，预防颈椎病

1. 避免颈椎损伤

人的颈椎处于不断的运动之中，因而损伤的机会也比较多。颈椎损伤后组织会出现血肿、韧带损伤、间盘损伤等病理过程，从而导致颈椎病。为了防止颈部损伤，人们在劳动、运动等剧烈活动前，要充分做好准备活动，使颈部的关节、韧带、肌肉充分放松，以防损伤。

2. 注意姿势

对于从事办公室和案头工作的人来讲，由于长时间低头，使颈部肌肉处于非正常的受力状态，容易造成颈部软组织的劳损和损伤。同时，人在屈颈低头时，颈椎椎体前缘相互靠近，产生组织的摩擦

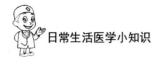

或碰撞，造成颈椎病。所以工作时应注意姿势，保持胸部挺直，头部略向前倾。为了避免颈部过于屈曲，可以适当将座椅调低，或将桌子适当垫高。

3. 加强颈部功能锻炼（下图）

通过颈部的功能锻炼，可以缓解肌肉和韧带的紧张和痉挛。同时，颈椎的不稳定也是发生颈椎病的原因之一。通过颈部肌肉力量的加强，维持颈椎的稳定也有利于保护颈椎，预防颈椎病。

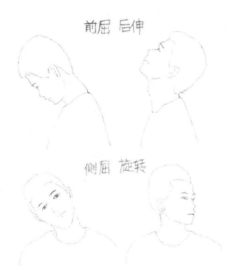

4. 注意合理的饮食

医学界对饮食和骨代谢的关系进行了长期的观察，积累了丰富的经验。人们认识到胡桃、生地、黑芝麻等食物具有补肾益髓的功效，合理服用，可以起到强筋壮骨，预防和延缓骨质增生的作用，从而预防颈椎病的发生。

颈椎病：头痛的重要原因，低头族请重视了！

很多头痛缘于颈椎

过去，人们往往认为头痛是头部的神经和血管出了问题造成的，而没有重视颈部发挥的作用，因而治疗上往往"头痛医头，脚痛医脚"，如在头部疼痛的地方打药或做针灸、理疗、按摩，口服去痛片等。而这些方法的治疗效果往往不能令人满意，最终形成"患者头痛，医生也头痛"的局面。

其实，很多头痛是颈椎问题造成的。1983年，美国一位医生首次提出了颈源性头痛的概念。在那以后近10年的时间里，经过不断的争论和研究，颈源性头痛最终被众多学科专家重视，并在1990年得到国际头痛学会的认可。

目前，这个概念已被临床医生接受。1995年，有学者指出颈椎的退行性变和颈部的肌肉痉挛是引起颈源性头痛的直接原因，因此颈源性头痛又被称为颈椎病性头痛。

颈源性头痛有哪些特征？

颈源性头痛由颈椎病及急、慢性颈椎损伤引起的，并与颈部神经受刺激相关。颈源性头痛患者多有脖子僵硬、活动不灵活的症状，头或脖子一般都受过外伤。头痛的特点主要为反复在枕部、头顶、太阳穴、前额或眼眶周围出现钝痛或酸痛，同时伴有脖子上部疼痛。检查时，脖子周围多有按压痛。

头痛为什么与颈部有关？

头部的神经大都来自颈部。神经从脊髓发出后向上行走到达头

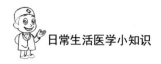

部，途中要经过很多骨头缝隙和肌肉。如果脖子的肌肉或骨头发生病变，如颈椎退行性变、脖子肌肉外伤等，路过此地的神经就会受到影响，发生异常变化，而这些异常变化就会导致头痛。

颈源性头痛是否与年龄、性别有关？

年龄与颈源性头痛的关系还不够明确，尚需进一步研究。颈源性头痛大多发生在 20~60 岁，但年龄小的也不少见，我们遇到的年龄最小的患者仅有 6 岁。近几年，中学生罹患颈源性头痛的案例有明显增多的趋势，这可能与学习压力过大，长时间低头读书，导致颈椎或颈部肌肉损伤有关。

临床工作发现，颈源性头痛女性患者明显多于男性患者。有研究显示，女性患者是男性患者的 2 倍。造成这种情况的具体原因还不清楚，可能与女性心理反应比较敏感有关。

腰椎间盘突出那些事儿

腰间盘突出症是腰腿痛最常见的原因之一。腰椎间盘是身体负荷最重的部分。正常的椎间盘富有弹性和韧性，具有极强的抗压能力，可承受 450 kg 的压力而无损伤。但是 20 岁以后椎间盘就开始退变，髓核组织从中突出。

腰椎间盘突出会有什么表现呢？突出物压迫神经时，会产生腰痛或放射性痛，不同部位、程度的突出，影响也不同。腰椎间盘突出可通过 X 片，CT，MRI 等诊断措施确诊。治疗方式包括非手术治疗和手术治疗。

非手术治疗的适应证

非手术治疗主要适用于：① 年轻、初次发作或病程较短者；

② 症状较轻,休息后症状可自行缓解者; ③ 影像学检查无明显椎管狭窄。

非手术治疗主要包括以下几种

1. 绝对卧床休息:初次发作时,应严格卧硬板床休息,卧床休息3周后,可以在腰围保护下起床活动,3个月内不做弯腰持物动作。此方法简单有效,但较难坚持。缓解后,应加强腰背肌锻炼。

2. 运动疗法:目的在于提高腰背肌肉张力,增强韧带弹性,活动椎间关节,防止肌肉萎缩,减少结缔组织粘连。常用的锻炼方法有:五点支撑法、三点支撑法、四点式支撑法、飞燕式(见下图)。每日早晚各进行一次,每次30-45分钟。

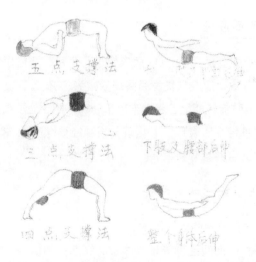

3. 牵引治疗:急性损伤严重的患者,应先脱水、消炎等对症治疗,再用牵引。牵引可增加椎间隙宽度,椎间盘突出部分回纳,可减轻对神经根的刺激和压迫,但需在专业康复科或骨科医生指导下进行。

4. 推拿治疗:推拿是目前临床上常用的治疗方法,效果比较明显,用以改善局部血液循环、止痛、松弛痉挛的肌肉。

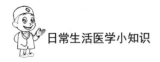

5.物理治疗：主要目的是镇痛、消炎、促进组织再生、兴奋神经肌肉、松解粘连、促进腰部及患肢功能的恢复。常用的物理因子有：超短波、直流电药物离子导入、低频调制的中频电、红外线、蜡疗等。

6.针灸治疗：镇静止痛、抗炎、消肿、调整肌肉和韧带的功能。配合电针一起治疗，每次30分钟，每日一次，7-10天为一疗程。

7.支持治疗：服用氨基葡萄糖和硫酸软骨素等药物进行支持治疗，该类药物有一定的抗炎抗软骨分解的作用。

8.皮质激素硬膜外注射：皮质激素是一种长效抗炎剂，可以减轻神经根周围炎症和粘连。一般采用长效皮质类固醇制剂加用2%利多卡因行硬膜外注射，每周一次，3次为一个疗程，2-4周后可再用一个疗程。

手术治疗的适应证

手术治疗主要适用于：① 病史超过三个月，严格保守治疗无效或保守治疗有效，但经常复发且疼痛较重者；② 首次发作，但疼痛剧烈，尤以下肢症状明显，患者难以行动和入眠，处于强迫体位者；③ 合并马尾神经受压表现；④ 出现单根神经根麻痹，伴有肌肉萎缩、肌力下降；⑤ 合并椎管狭窄者。

手术治疗主要包括以下两种

传统手术：单纯髓核摘除术；

微创手术：椎间孔镜或椎板间镜。优点：创伤小、恢复快，为当下常规治疗手段。

小腿抽筋原因复杂，不仅仅只是缺钙

很多人都有抽筋的经历，尤其晚上睡觉时突然痛醒，那种痛的滋味简直无法言喻，不能止痛又影响睡眠。

一说到抽筋，很多人第一反应就是缺钙，然而实际上并不是这么简单，大多数人补了钙，小腿抽筋还会反复发作，那是因为小腿抽筋是由于各种原因引起的，不仅仅是缺钙。

一、抽筋原因

（一）寒冷刺激

寒冷的环境中锻炼，准备活动不充分，或者夏天游泳水温较低，都容易引起腿抽筋。晚上睡觉没盖好被子，小腿肌肉受寒冷刺激，会痉挛得疼痛难耐。

（二）肌肉连续收缩过快

剧烈运动时。全身处于紧张状态，腿部肌肉收缩过快，放松的时间太短，局部代谢产物乳酸增多，肌肉的收缩与放松难以协调，从而引起小腿肌肉痉挛。

（三）出汗过多

当运动时间长，且运动量大，出汗又多，又没有及时补充盐分时，体内液体和电解质大量丢失，导致代谢废物堆积。

（四）疲劳过度

爬山、登高时，小腿肌肉最容易发生疲劳。因为都是一只脚支持全身重量，这条腿的肌肉提起脚所需的力量将是人体重的六倍，当它疲劳到一定程度时，就会发生痉挛。

（五）缺 钙

钙离子在肌肉收缩过程中起着重要作用。当血液中钙离子浓度太低时，肌肉容易兴奋而痉挛。青少年生长发育迅速，很容易缺钙，因此就常发生腿部抽筋。

（六）睡眠姿势不好

如长时间仰卧，使被子压在脚面，或长时间俯卧，使脚面抵在

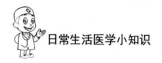

床铺上，迫使小腿某些肌肉长时间处于绝对放松状态，引起肌肉"被动挛缩"。

（七）经常频繁发生可能与血管病有关。

二、小腿抽筋应急处理

小腿抽筋发作时该怎么办呢？根据不同的原因采取不同的对策，可以很快解除痉挛而止痛。

第一种方法：一旦发生腿抽筋，可以马上用手抓住抽筋一侧的大脚踇趾，然后慢慢将脚掌向自己方向拉，这样可拉伸腓肠肌；再慢慢伸直脚，然后用力伸腿，小腿肌肉就不抽筋了；或用双手使劲按摩小腿肚子，也能见效。

第二种方法：身体靠在墙上，脚后跟着地，然后将体重集中在发生抽筋的腿上，用力撑，也有所帮助，但是应当小心摔倒，如果旁边有人可以帮忙的话就更好一些。温暖或按摩腿部和足部也有助于肌肉放松，不过最好先试试拉伸肌肉。

三、小腿抽筋预防方法

注意驱寒保暖，不让局部肌肉受寒。

走路或运动时间不可过长，加强体育锻炼且充分热身。

适当补钙，但要明确低钙背后的真正原因再进行有针对的治疗，而不是一味补钙。

拉松被褥：睡觉时被子捂太紧，仰卧时可能压住足部，使腓肠肌和足底肌肉紧绷，便容易发生痉挛，所以让被褥松一些。

伸展肌肉：睡前伸展腓肠肌和足部肌肉可有助于在第一时间预防抽筋。伸展方法和腿抽筋时伸展腓肠肌和足部肌肉的方法相同。

足量饮水：如果平时活动量大，需要补充液体以避免脱水，但不要过量。

温馨提示： 如腿抽筋的情况频繁发生，则应及时就医，进一步查找病因。

肌张力障碍科普问答

1. 什么是肌张力障碍？

简单来说就是大脑某些环路异常引起面部、躯干、肢体肌肉不协调或过度收缩，最终导致患者出现怪异动作和异常姿势的运动障碍综合征。

2. 肌张力障碍有哪些表现？

肌张力障碍的表现多样，依据累及部位不同可有如下表现：

（1）反复持续地眨眼，闭眼后不能睁开（眼睑痉挛）；

（2）难以自主地伸舌、吐舌、张口等（口下颌肌张力障碍）；

（3）不自主地扭动脖子（痉挛性斜颈）；

（4）写字、弹钢琴、打电脑时肢体出现怪姿势；

（5）肢体和躯干不自主地扭转或异常地固定姿势（扭转痉挛）。

3. 肌张力障碍的危害是什么？

扭曲、重复运动和异常姿势会严重影响日常生活，给患者带来极大的心理和生理的痛苦。随着病程的延长还可引起疼痛、肌肉挛缩、骨骼畸形等，并逐渐出现日常运动能力的丧失、功能性失明等表现。

4. 肌张力障碍有哪些内科治疗手段？

病因治疗： 对于一些特殊类型肌张力障碍可以通过口服药物治疗，如多巴反应性肌张力障碍、发作性肌张力障碍等。

口服药物： 安坦、氯硝安定、硝基安定、巴氯芬、氟哌啶醇和丁苯那嗪等。但口服药物疗效有限，副作用大。

肉毒素注射治疗： 对于累及部位单一的肌张力障碍效果好，部分累及2个以上的肌张力障碍也可以尝试肉毒素注射治疗。但是对

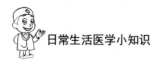

于部分效果不佳的患者，应该考虑其他治疗方法，如手术治疗。

5. 肌张力障碍的外科治疗

（1）谁适合周围神经或肌肉离断术？

适合痉挛性斜颈的患者。离断术前进行肌电图检测，术中通过神经电刺激，判断痉挛收缩的肌肉，选择性地切断部分导致颈部痉挛的神经，或离断部分痉挛收缩的肌肉。

（2）谁适合脑深部电刺激术（DBS）？

原发性肌张力障碍的患者，包括全身性和节段性的肌张力障碍、偏身肌张力障碍 DBS 是非常安全有效的。对于难治性痉挛性斜颈，在尝试肉毒素注射后仍然效果不佳时，应该考虑 DBS 手术。目前常用的刺激靶点是苍白球内侧核或丘脑底核。

对于某些继发性肌张力障碍的患者，也可以考虑脑深部电刺激术，如亨廷顿舞蹈病，棘红细胞增多症，泛酸激酶相关神经变性病以及服用精神类药物导致的迟发型肌张力障碍。

第七章　泌尿系统篇

护肾不是男人的专利："女神节"让我们一起关注女性肾健康

说起护肾，您可能下意识就开始关注身边的男同胞们，其实，肾脏健康对女同胞们同样重要。据统计，全球女性慢性肾脏病患者人数约为 1.95 亿，是导致女性死亡的第八大原因——每年高达约 60 万人。

女性由于自身的生理和心理特点，容易患多种肾脏病，其中慢性肾小球肾炎便是女性常见的肾脏疾病之一。

1. 它有什么临床症状？

常见症状有血尿，蛋白尿（尿液中出现大量细小泡沫），水肿，高血压，肾功能受损严重时可有恶心、呕吐，食欲低，胸闷，气急，甚至精神症状等。

2. 它是由什么引起的？

慢性肾小球肾炎的病因和发病机制很复杂，有许多因素参与，如感染、自身免疫、药物、遗传、环境等，但免疫损伤（如系统性红斑狼疮）是多数患者疾病发生过程中的共同环节。

3. 慢性肾小球肾炎的患者应注意什么？

（1）健康饮食，保持低盐低脂优质蛋白饮食，蛋白质食物的选择应以鱼、瘦肉、鸡肉、牛奶为主，尽可能少食含植物蛋白的物质如花生、黄豆及豆制品等，因为植物蛋白所含非必需氨基酸多，过多食用对营养供应无补，反而会加重尿蛋白现象；

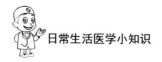

（2）生活规律，避免劳累，熬夜，要注意一定不能做强体力的劳动。适度锻炼，增强体质，提高免疫力，预防感染；

（3）谨慎用药，禁止应用损害肾脏的药物（各种止痛药，造影剂等），避免诱发因素，预防病情反复加重；

（4）积极治疗原发病，控制好血压、血糖等；

（5）注意定期复查尿常规，肾功能等指标。

您知道防治尿结石最简单的方法是什么吗？

尿石症，也就是老百姓常说的尿结石，是泌尿外科的常见疾病，包括肾结石、输尿管结石、膀胱结石、尿道结石。

尿石症的病因比较复杂，不同性质的结石可能是由相同的病因所致，同一性质的结石可能是由不同病因所致，甚至往往有两种以上的致病因素。除感染性结石外，尿路结石大多是由人体内尿液中代谢产物构成的，因此，不同成分的结石可以反映体内相应成分的代谢异常。

尿中常见的成石成分包括钙、草酸盐、尿酸、磷酸盐和胱氨酸等，任何生理系统紊乱引起这些成石物质在尿液中高度过饱和或尿中的抑制因子降低时，都有可能启动结石形成和促进结石生长。

尿石症的治疗方法有药物排石治疗、体外冲击波碎石治疗、经输尿管镜碎石手术、经皮肾镜碎石手术等。泌尿外科医生会根据每位患者尿结石的位置、大小、成分等详细制定不同的治疗方案。

大量饮水是防治任何成分尿结石简单而有效的方法。它的治疗作用是缩短游离晶体颗粒在尿路中的平均滞留时间，促进较小结石自行排出；降低成石物质的尿饱和度以阻止结石继续生长；减少并发尿路感染的机会。

目前，日摄水量的标准是将每日尿量保持在 2 升以上，至尿液清亮无色或微黄为宜，这样每日约需饮水 2.5–4 升。同理，大量饮水也有助于预防结石复发，如能持之以恒，可使结石复发率大约降低 60%。

建议每天餐间、就餐时、夜间排尿时，各饮 250ml 清水，老年人每天饮水量适当减少，可以控制在 1.5 升左右。

正确的饮水方式为一次性将 200ml 水缓慢喝完，因为在短时间内大量饮水，不仅影响消化功能，还能引起反射性排汗亢进，增加心脏和肾脏负担。

因此，每日正确足量的饮水，可以防治尿石症，达到 " 水滴石穿 " 效果。

伤肾行为，您中招了吗？

我国慢性肾脏病发病率为 10.8%，但肾脏病早期大多无明显症状，将近 87.5% 的患者不知道自己患有肾病，慢性肾脏病常被称为"沉默杀手"。大家在日常生活中，一些行为可能对肾脏不利或造成肾脏损伤，下面列举了十大伤肾行为。

1. 从不检查肾脏

由于很多肾脏病没有症状，如果不定期检查，会漏诊很多肾脏病。所以有必要定期检查尿常规、肾功能和肾脏 B 超，了解肾脏情况。肾脏病提倡早预防、早发现、早治疗。

2. 爱吃药，乱吃药

俗话说"是药三分毒"，其实很多药物具有肾毒性的。比如：一些感冒药、止痛药，妥布霉素、阿米卡星等各种抗生素，以及青木香，广防己，木通等中草药均可引起肾损伤。

3. 吃得咸

除了平时做菜要少放盐，各种腌菜、腊鱼腊肉等应该少吃为妙。长期吃得很咸，可以激活肾素 – 血管紧张素系统，参与形成高血压、

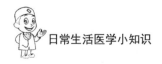

日常生活医学小知识

动脉粥样硬化、肾损害等疾病。

4. 不爱喝水

不爱喝水的人易患泌尿系统感染、肾结石，充足的水分能保证正常排尿，不仅能排出身体内的代谢产物，而且对泌尿系统也有自净作用。所以，要养成勤喝水的好习惯。

5. 肥　胖

超重和肥胖的人发生肾病的风险高，分别是正常体重的3倍和7倍。肥胖引起的肾脏损伤，早期没有任何症状，容易被忽视。

6. 经常熬夜、感冒和环境污染

经常熬夜会导致蛋白尿、心血管疾病、糖尿病、肥胖发生率明显增加，加快肾功能的下降速度。很多肾脏病是感冒、空气污染、装修污染诱发的。

7. 缺乏运动

对于肾病等各种慢性病，适当运动有助于疾病康复。应注意以下原则：避免突然地剧烈运动，量力而行，循序渐进，长期坚持。

8. 高血压、糖尿病长期得不到有效控制

目前，糖尿病、高血压人数增长较快，控制好血压、血糖对肾脏健康有非常重要的意义，如果长期不控制，几年后很有可能引起肾脏损害。合并肾脏病的患者，血压、血糖水平控制不好，肾功能下降速度会明显加快。

9. 焦虑抑郁

长期焦虑抑郁、精神紧张，容易出现血压升高等代谢紊乱。抑郁的肾病患者会出现生活质量差、肾功能下降速率快、累计住院时间长、心血管病死亡率高的情况。故应保持乐观开朗的情绪，养成健康的生活习惯，远离焦虑抑郁。

10. 有肾病家族史

相似的遗传背景，相同的生活习惯，使得肾病人群有一定的家族聚集现象，如果您的家人患有肾病相关病史，请不要忽视了自身肾脏健康的筛查。

做个爱自己的"女王"

2018年3月8日，是国际妇女节，又恰逢世界肾脏病日，今年的主题为"关注肾脏病，关爱女性健康"。尿路感染与女性肾脏健康息息相关，且发病率高。由于患病部位敏感，感觉难以启齿，不好意思就医，往往造成了很大的困扰。

临床上就曾遇到这样的病人，尿路感染发病初期不积极就诊，也不按医嘱规律用药，导致尿路感染反复发作，最后累及肾脏，发展为严重的肾脏病。尿路感染的临床症状可表现为急性肾盂肾炎，急慢性膀胱炎，无症状性细菌尿，也可引发严重的并发症如败血症、感染性休克等，少数反复发作或迁延不愈，最终导致肾衰竭。这就要求广大女性同胞积极治疗尿路感染，重视肾脏病隐形杀手，保护自己的健康，爱护自己的身体！

尿路感染的表现？

女性尿道较短较直，毗邻肛门、阴道，细菌等微生物进入尿路的任何一处，就会引起炎症，造成"尿路感染"，进而出现尿频、尿急、尿痛，或者血尿等症状。如果细菌侵入肾脏，还可表现为发高热、畏寒、寒战、腰痛、恶心、呕吐等症状。

得了尿路感染怎么办？

如果您发现自己有上述症状，请立即去正规医院肾内科或泌尿外科就诊。医生通过问诊及查体，并结合相关检查，比如血常规、尿常规，基本就可以明确诊断。尿常规能体现尿中红、白细胞状况，

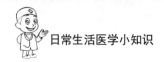

红、白细胞增多在一定程度上可以反映感染的程度。尿培养可以明确尿中有没有细菌,是哪种细菌,哪种抗菌药更有效。

尿路感染如何预防?

1. 坚持每天多饮水,每 2-3 小时排尿一次,以冲洗膀胱和尿道,避免细菌在尿路繁殖,有尿意尽快排尿,不憋尿,这是最实用有效的预防方法。

2. 多淋浴,少盆浴,注意会阴部清洁,减少尿道口的细菌。定时清洗,勤换内裤、卫生护垫。大便后的擦拭过程建议遵循从前往后的顺序,防止感染。

3. 性生活时除注意男女双方相关部位的清洁外,在性生活开始前和结束后都应排尿。如与性生活有关的反复发作的尿路感染,宜按常用量内服一个剂量的抗菌药作为预防,有效率可达 80%。男性伴侣如果存在包茎、包皮过长的情况,建议行包皮环切术。

4. 妊娠早期无论有无症状,均查尿常规、尿培养,以排除无症状菌尿;因为孕妇一旦发生尿路感染,治疗会相对棘手,后果可能会很严重。

5. 适当的雌激素替代治疗对于绝经后的女性反复发作的尿路感染有益。

6. 去除慢性感染因素,一些慢性疾病如糖尿病、慢性肾脏病、高血压等,会使身体抵抗力下降,易发生尿路感染,因此,如果您患有上述疾病,应予积极治疗。

守护女性健康,防治尿路感染。愿所有女性朋友都能关爱自己,拥有一个健康、美丽的人生!

第八章 妇产篇

乳腺自查，您做对了吗？

乳腺癌已成发病率最高的恶性肿瘤之一，生活压力大、作息无规律、常吃油腻食物等都会导致乳腺癌。如何自查乳房疾病，如何预防乳腺癌？今天为您普及乳腺癌的常识，并教您如何远离乳腺癌！

请大家照着以下步骤学习自查的手法：看一看、站着摸一摸、躺着再摸一摸、最后挤一挤。

第一步，面对镜子双手叉腰，仔细观察乳房两边大小是否对称，看皮肤表面有没有凹陷或隆起，有没有橘皮样变，有没有乳头凹陷；

第二步，仔细观察镜子中的两个"水果"；

第三步，四种异常症状可以观察出来：大小不对称；不正常的隆起；红肿；乳头凹陷；

第四步，站着摸乳房：左手上举，用右手检查左乳，由乳头开始按顺时针方向，逐渐向外摸三四圈；右手上抬，左手用同样方法检查右乳。乳房上方的肿块站着摸比较容易检查出来；

第五步，躺着摸乳房：平躺后将左手枕在头下，右手重复上一步"摸"的方法，检查左乳；再改换右手枕在头下，左手触摸右乳进行检查。乳房下方的肿块躺着摸比较容易检查出来；

第六步，挤乳看溢液：以大拇指和食指挤压乳头，观察乳管内有无异常液体流出来。不过不必用力挤压乳头，一方面乳头会挤痛，

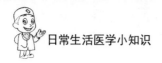

另一方面如果有乳头溢液，在胸罩上是会留下污渍的。

注意事项：

1. 像在脸上涂润肤霜一样轻轻触摸，而不是捏、抓；

2. 异常局部可用食指和中指重点感受，来判断乳房内部有无肿块；

3. 由于乳腺组织会受到雌激素的影响而发生增生或萎缩的周期性变化，检查周期建议每月一次。

关注身体，重视体检

女人要好好关爱自己！无论您是哪个年龄层，年轻时对身体的无知、无畏，身体发出的各种警示往往被自己淡然漠视。殊不知，身体的小变化可能导致严重后果。

目前，女性乳腺癌高发，且日趋年轻化，希望广大女性朋友选择健康的生活方式，关注乳房检查，务必对自己的身体负责。乳腺癌的产生时间长，预防乳腺癌，最重要的是定期乳房检查！呼吁每位女性朋友提高警惕，每年至少检查一次。

如何正确应对乳房疼痛

大部分女性朋友曾经历或正在经受着乳房疼痛的困扰，尤其是一部分女性在时而疼痛时而缓解的情况下，充满担忧和疑惑，心想乳房疼痛是病吗？会是乳腺癌吗？需不需要去医院治疗？时不时又听到某某得了乳腺癌的消息，更是心神不定。让我们从医学专业的角度来解释一下这种十分常见的现象：乳房疼痛。

生理性乳房胀痛

女性乳房从青春期受雌孕激素的交互作用，乳腺胚芽开始发芽。经常有 10 岁左右的小姑娘由父母陪同到医院就诊，原因是孩子最近常感胸部疼痛，伴有胸部纽扣样结节。这是正常生理发育。随着年龄的增长，乳房也随之增大，育龄期女性卵巢功能进一步成熟，在下丘脑 – 垂体 – 卵巢性腺轴的分泌女性激素的刺激下，乳房和子宫内膜一样，经历着周期性的变化。经前 10 天左右，性激素水平增高，乳腺小叶腺泡增加，乳腺导管扩张、增生，同时子宫内膜增长到可以受孕的厚度。由于未受孕，性激素中的雌孕激素大幅度下降，这时，子宫内膜大片大片的剥脱，形成了月经。而乳房小叶里的腺泡和导管也在随之发生相应的变化。在这个周期性变化的过程中，我们可以解释两个现象。

1. 为什么乳房胀疼和月经有着密切联系？

一般为经前胀痛、经后减轻。这是因为乳房和子宫都是性激素的靶器官，共同接受女性雌孕激素的协同作用，而不是乳房和子宫之间的互相作用。

2. 乳房的周期性胀痛。

所以说，青春期乳房发育、经前胀痛、孕期胀痛、人流术后胀痛，均为生理性胀痛，缘于乳房受激素刺激导致，无须处理。

引起乳房疼痛的疾病

造成乳房疼痛的原因有多种，生理性乳房疼痛无需处理，不应该担忧。但千万不能以为所有的乳房疼痛都不要紧。下面介绍常见的引起乳房疼痛的病理性情况。

1. 哺乳期乳腺炎

发病年龄多为育龄期产后妇女，处于哺乳期，疼痛的特点：剧

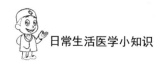

烈的疼痛，持续性加重，拒绝按压、触碰乳房。而乳房急性炎症期红、热、肿、痛四大症状日趋明显，患者继而出现全身症状，如寒战、高热。该病是乳汁淤积和细菌侵入双重原因导致，可防，可治。给予排乳和抗炎治疗能很快痊愈。如不积极治疗，迁延不愈，造成化脓性乳腺炎就只有切开引流，痛苦非同小可。

2. 乳腺增生性疾病

发病年龄 20-50 岁，大部分妇女会出现周期性胀痛，经前疼痛加重，经后疼痛减轻，有部分患者激素水平严重失衡会出现持续性疼痛，各项检查均显示正常，我们临床称其为：乳痛症。乳痛症为激素刺激导管扩张，组织增生修复不全，局部水肿所致。轻度、中度乳痛通过调理好心情和饮食，规律的生活习惯，症状会自行消失。重度乳房疼痛影响到日常生活和工作可通过药物调节，来减轻症状。而美容院所谓的"精油按摩"不但起不到很好的缓解作用，还会造成水肿加重，适得其反。

3. 乳腺癌性乳房疼痛

早期乳腺癌几乎没有什么症状，大部分女性察觉不到乳房的变化，随着乳房肿块的日益增大，渐渐突出身体表面，可以见到紫色或红肿的，或接近皮肤颜色的肿物，有一小部分女性感觉不到疼痛的。乳腺癌继续生长，身体的营养供不上肿瘤生长所需要的养分时，乳房出现破溃，溃烂。这时候，我们看到患者痛苦不堪，恐惧，手足无措。家人此时应给予支持和帮助，而我们则需要帮助她树立信心和面对疾病的勇气，以及控制疾病的进一步发展。

乳房疼痛的处理

面对乳房疼痛，需要端正心态，利用医学知识来解决问题。

乳痛症的处理：往往我们有些人过度治疗，过度用药，常年找医院看病，其实只不过是简单的生理性增生而已，通过改变生活习惯和饮食习惯完全可以缓解或自愈。而另一群人，疼并快乐着，无所畏惧，忽略了每年一次的育龄期妇女的检查，最后造成无可挽回的痛苦。

哺乳期乳腺炎疼痛的处理：哺乳期乳腺炎一般是急性起病，发展迅速，疼痛剧烈，高烧畏寒，乳房肿块。我们一方面从病因着手，及时排出淤积乳汁。另一方面从细菌感染入手，给予抗炎治疗；此外，早期进行局部冰敷，也可促进炎症消退，但要注意卫生，建议在医生的指导下进行治疗。

了解乳房，减少乳痛的恐慌

要想真正了解自己的乳房，定期进行乳房检查尤为重要。下面我们介绍一下，女性乳房应何时进行检查。

每个月，月经第 7–11 天这时候乳房处于静止状态，可以进行自我检查。绝经期妇女可以按照每月同一天的规律进行自我检查。

40 岁以下的女性可每年进行一次彩超检查；40 岁以上女性可每年一次彩超检查，或每一两年一次钼靶检查；有良性病变的妇女应每半年一次彩超检查；有家族遗传病史者并有乳腺良性病变，应更加密切的积极检查。

关爱自己、呵护健康每天都是女神节！

更年期是每一个女性的必经阶段，是一个正常的生理过程，是女性生命长河中的重要一段，因此要正确地面对它、适应它、理解它从而克服它。

更年期从什么时候开始？

更年期也叫围绝经期，是妇女自生殖年龄过渡到无生殖能力年

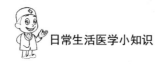

龄的生命阶段，是指从卵巢的功能开始衰退至绝经后的 1 年内的时期，通常开始于 40 岁，历时短则 1–2 年，长则 10–20 年。

更年期有哪些典型症状？

作为雌激素的靶组织，泌尿生殖系统、心血管及骨骼均会发生一系列改变，导致相应的症状，例如泌尿系统感染、阴道干燥或阴道炎、子宫脱垂、心血管疾病的发生以及阵发潮热、烦躁、心理异常等。这些症状统称为绝经综合征（以前称为更年期综合征）。女性要正确认识更年期出现的生理与心理变化，不要惊恐不安，精神乐观、情绪稳定是顺利度过更年期的重要心理条件。

1. 月经紊乱

在绝经综合征中，女性最早感受或者说大多数妇女都要经历的是月经紊乱。多数是月经周期逐渐延长，经量逐渐减少，最后绝经。也有的妇女是月经周期变得不规则，经期延长，经量增多，甚至大出血或出血淋漓不断，然后逐渐减少直至停止。

2. 潮热出汗

潮热和出汗是围绝经期女性除了月经紊乱之外最突出的特征性症状，是血管舒缩功能不稳定的表现。潮热通常起自前胸，涌向头颈部，然后波及全身，也有少数妇女局限在头、颈和乳房。潮红区域的皮肤会发红，患者有明显灼热感，然后爆发性出汗。

3. 心　悸

心悸即"心慌"，也是绝经综合征常见表现之一。当外界有突然响动，有时动静并不大，却会感到一阵心慌，心率瞬间加快，有时需要很长一段时间才能恢复平静。而做心电图检查，甚至平板运动试验的结果常常正常。

4. 腰背酸痛

腰酸背痛也是更年期妇女的常见表现，是骨质疏松的早期症状。

早期的骨丢失多发生在脊椎，在重力作用下，脊椎骨有被压缩的倾向，"竖脊肌"持续紧张，以对抗这种压缩倾向。肌肉持续收缩，久而久之就会产生腰酸背痛。

5. 骨质疏松

如果骨质疏松继续发展，则可能发生骨质疏松性骨折（如股骨颈骨折）。事实上，因卵巢功能衰退导致的骨质疏松才是绝经综合征中最具毁灭性、最需要干预的事件。骨质疏松是引起绝经后女性死亡率升高和生活质量下降的重要因素。

6. 感觉异常

感觉异常在更年期妇女中也较常见，包括走路飘浮感、醉感，登高有眩晕或恐惧感。有时皮肤会出现感觉异常，如走蚁感或瘙痒感。还有人会表现为咽喉部异物感，吞之不下，吐之不出，其实是自主神经功能紊乱所致的咽喉部肌肉收缩异常。少数人还会出现嗅觉、味觉、听觉异常。性格改变和心境异常在更年期妇女也较为常见，最多见的症状是多疑。

更年期需要治疗吗？

据统计，在绝经前后的一段时间内，90%的妇女都有绝经综合征的表现，绝大多数妇女通过自身调节及接受适当的保健服务能适应并顺利度过。但有10%–15%的妇女症状较严重，甚至影响正常的生活及工作。所幸，目前已经有很多药物可以用来补充或替代性激素的作用，从而降低绝经综合征的危害。

我国绝经综合征的治疗率不足2%，保持健康、留住风韵、永葆青春绝对是女性一生都在追求的梦想，性激素补充治疗的问世，为女人实现这一梦想带来了希望，同时也有很多人听到性激素补充治疗就会产生恐惧和抗拒心理。

激素补充治疗对绝经妇女的益处：①对围绝经期的月经失调有

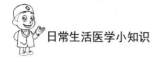

调节作用；②能缓解因血管舒缩功能不稳定导致的潮热出汗等症状；③能缓解绝经后骨量的迅速丢失；④能降低缺血性心血管疾病的病死率；⑤能减少老年性痴呆发生率等。

自 20 世纪 40 年代成功生产出第一种天然雌激素药物后，性激素补充疗法就开始在全球被广泛应用，至今已有 60 多年的历史，专家们分析大量回顾性调查数据后坚定认为：更年期妇女在出现绝经相关症状时尽早使用激素补充疗法，可以有效缓解症状、预防骨质疏松、延缓衰老，提高生活质量，同时减少心血管疾病的风险。在中国，由于人们平均寿命的不断延长，老龄化问题已日趋严峻，然而，由于传统观念的影响和束缚，无论是老百姓还是医务工作者，对绝经的认识还很不足，对其带来的危害还不够重视，致使中国广大的绝经后妇女，不能受益于绝经期管理的相关措施。只要把握好适应证，做好定期体检及医疗监护，性激素补充治疗就可以有效缓解因卵巢功能低下而产生的临床症状，并改善绝经综合征带来的健康问题，提高绝经后妇女的生活质量。

子宫肌瘤知多少？

对于大多数女性来说，经常听说子宫肌瘤，但是对于子宫肌瘤又到底了解多少呢？子宫肌瘤的发病率有多少？子宫肌瘤是女性最常见的良性肿瘤。子宫肌瘤的发病率难以准确统计，估计育龄期妇女的患病率可达 25%，根据尸体解剖统计的发病率可达 50% 以上。

子宫肌瘤病因是什么？

确切病因尚未明了。高危因素为年龄 >40 岁、初潮年龄小、未生育、晚育、肥胖、多囊卵巢综合征、激素补充治疗、黑色人种及子宫肌瘤家族史等，这些因素均与子宫肌瘤的发病风险增加密切相关。子宫肌瘤的发病机制可能与遗传易感性、性激素水平和干细胞功能失调有关。

子宫肌瘤有哪些类型？

根据子宫肌瘤和子宫肌壁的关系分为以下3种类型：肌壁间肌瘤、黏膜下肌瘤、浆膜下肌瘤（最常见）。

子宫肌瘤有哪些临床表现？

可无明显症状。症状与肌瘤的部位、生长速度及肌瘤变性有密切关系。月经改变表现为经量增多、经期延长、淋漓出血或月经周期缩短，可发生继发性贫血。也可出现有阴道分泌物增多或阴道排液。肌瘤较大时可扪及腹部包块，清晨膀胱充盈时更明显。肌瘤较大时也可压迫膀胱、直肠或输尿管等出现相应的压迫症状。黏膜下肌瘤可引起痛经，浆膜下肌瘤蒂扭转可出现急性腹痛，肌瘤红色变性时可出现腹痛伴发热。有些子宫肌瘤可导致女性不孕或流产。

子宫肌瘤都是良性的吗？

子宫肌瘤恶变为肉瘤少见，仅为 0.4%–0.8%，多见于年龄较大的妇女，肌瘤在短期内迅速长大或伴有不规则阴道出血者应考虑恶变。

可以做哪些检查发现？

影像学诊断方法主要包括超声及 MRI 检查，偶会用到 CT 检查。超声检查是诊断子宫肌瘤的常用方法，具有较高的敏感性和特异性；但对于多发性小肌瘤（如直径 0.5cm 以下）的准确定位及计数还存在一定的误差。MRI 检查能发现直径 0.3cm 的肌瘤，对于肌瘤的大小、数量及位置能准确辨别，是超声检查的重要补充手段；但费用

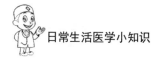

高，而且如果有宫内节育器时会影响对黏膜下肌瘤的诊断。CT 对软组织的分辨能力相对较差，对肌瘤的大小、数目及部位特异性略差，一般不用于子宫肌瘤的常规检查。

子宫肌瘤如何治疗？

1. 手术治疗

手术适应证：子宫肌瘤合并月经过多或异常出血甚至导致贫血；或压迫泌尿系统、消化系统、神经系统等出现相关症状，经药物治疗无效；或肌瘤生长较快；子宫肌瘤合并不孕或反复流产排除其他原因；子宫大于 10 周妊娠大小；绝经后未行激素补充治疗但肌瘤仍生长。

手术途径可经腹、经阴道或宫腔镜及腹腔镜手术，手术方式可选择子宫肌瘤切除术，适用于 35 岁以下希望保留生育功能的患者；还可以选择子宫切除术，对于肌瘤大、个数多、症状明显、不要求保留生育功能，或怀疑有恶变者，可行子宫切除术。

2. 其他微 / 无创手术或局部治疗

子宫肌瘤的微 / 无创治疗包括：子宫动脉栓塞术和高强度超声聚焦消融等。与传统的子宫肌瘤剔除术和子宫切除手术相比，这些方法多数通过缩小肌瘤体积达到缓解子宫肌瘤症状的目的，但不易取到肌瘤组织进行病理检查。

3. 药物治疗

治疗子宫肌瘤的药物可以分为两大类：一类只能改善月经过多的症状，不能缩小肌瘤体积，如激素避孕药、氨甲环酸、非甾体类抗炎药等。另一类，既可改善贫血症状又能缩小肌瘤体积，如促性腺激素释放激素激动剂和米非司酮等。

4. 随访观察

肌瘤小，无症状，一般不需治疗，尤其是近绝经期女性，绝经后肌瘤多可萎缩或逐渐消失。每3-6月随访一次，若肌瘤明显增大或出现症状可考虑进一步治疗。

"生不如死"的痛经之罪魁祸首：子宫腺肌病！

子宫腺肌病是什么？

子宫腺肌病又称子宫腺肌症，是子宫内膜腺体和间质侵入子宫肌层形成弥漫或局限性的病变，在月经期的时候，这些异位的内膜组织的出血直接进入肌层，会引起疼痛，这就是大家说的"痛经"。

子宫腺肌病的表现是什么？

患者的症状表现不一，相当部分患者月经期间出现严重的出血和疼痛。

症状1：月经失调，主要表现为经期延长、月经紊乱、月经量增多，严重的患者可以导致贫血。

症状2：痛经，月经期剧烈的绞痛或者刀割样疼痛，持续整个经期，并随年龄的增长不断加重。

子宫腺肌病的治疗方法有哪些？

1. 药物治疗：主要为对症治疗，如服用止痛药物可以缓解痛经，也有部分患者采用"假绝经疗法"或"假孕疗法"，但效果尚存在争议；

2. 手术治疗：子宫切除术（适用于无生育要求的患者，但创伤较大，部分患者不能接受切除子宫带来的心理阴影）或子宫腺肌病病灶切除术（只适合少数局限性病灶的患者）；

3. 介入栓塞治疗。

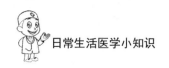

介入栓塞治疗是什么？适合哪些人群？

即子宫动脉栓塞，在局部麻醉下，经微导管，将颗粒栓塞剂注射到子宫动脉，这些栓塞剂阻断了子宫的大部分血流，使得子宫缺血萎缩，从而使子宫恢复至原始的形态，在控制月经失调的同时，减轻"痛经"的症状，研究证实90%的患者临床症状得到改善。

介入栓塞治疗适合所有类型的子宫腺肌病患者，为微创治疗，不良反应轻微，术后第二天即可下床活动，术后2-5天即可出院。

癫痫患者可以正常怀孕么？

什么是癫痫？

癫痫即俗称的"羊角风""羊癫疯"，是大脑异常放电的结果。癫痫发作可以导致患者昏迷、惊厥或抽搐，也可以表现为动作或行为的异常。

癫痫女性可以正常怀孕么？

可以。大多数癫痫女性可以正常怀孕。如果您患有癫痫，又想孕育一个宝宝，您需要与医生商量，医生会和您一起制定既能控制癫痫又能保护胎儿的方案。您怀孕期间可能需要多个专科医生共同为您服务。比如，照料您怀孕、生产的产科医生、帮助您控制癫痫发作的癫痫专业医生。

计划怀孕前需要做哪些方面准备？

计划怀孕前，您需要提前与您的医生沟通，这一点非常重要。这样医生才有足够的时间检查您正在服用的抗癫痫药物，并根据需要对药物种类和药物剂量进行调整，因为一些抗癫痫药物和剂量不利于孕育一个健康的宝宝。

医生可能会根据您的具体情况对治疗方案进行调整：①更换抗癫痫药物：医生会将您的抗癫痫药物调整为对怀孕影响最小的药物；②停用抗癫痫药物：如果您已经2年以上的时间未有癫痫发作，医生可能与您商量停止服用抗癫痫药物。但切不可自行停药，切忌！③减少抗癫痫药物剂量；④减少抗癫痫药物种类：如果您服用多种抗癫痫药物，可能需要减少药物种类。

除了调整用药方案外，医生可能会为您开具一种称作"叶酸"的维生素。所有计划怀孕的女性均需要服用叶酸，叶酸起到预防新生儿缺陷的作用。此外，服用一些特定的抗癫痫药物（如苯巴比妥、丙戊酸钠、拉莫三嗪）时，可能需要服用额外剂量的叶酸（正常女性一般每天补充0.4mg至0.8mg，而服用丙戊酸钠、拉莫三嗪等抗癫痫药物可能需要每天5mg）。

癫痫可能会对我的宝宝造成什么影响？

怀孕期间如果有癫痫发作可能对宝宝造成伤害。癫痫发作时摔倒可能会伤到您和宝宝。癫痫发作时，您的宝宝可能不能获得足够的氧分，而引起缺氧、窒息。

怀孕会诱发癫痫吗？

通常不会。怀孕通常不会增加您的癫痫发作次数，但如果您没有按照医生的指导服用抗癫痫药物（医生认为您需要服用抗癫痫药物的情况下），癫痫发作频率可能会增加。

如何做才能降低癫痫发作风险？

为了减少您癫痫发作，您需要注意以下方面：①严格按照医生

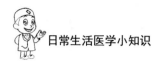

日常生活医学小知识

指示服用抗癫痫药物，不可在未与医生商量的情况下自行停药或改变药物。您可能担心服用药物会影响您的宝宝，药物可能对宝宝产生一些不良影响，但是癫痫发作同样也会伤害您的宝宝；②如果您需要服用抗癫痫药物以外的其它药物（包括处方药、非处方药或者中草药），一定要先与您的医生商量；③保证充足的睡眠，睡眠不足可能会导致癫痫发作；④健康饮食。

怀孕期间我需要做检查么？

是的。您需要做一些检查来评估宝宝是否健康。这些检查包括：血化验、B超等。此外，您可能还需要抽血测定抗癫痫药物的浓度，以确保抗癫痫药物剂量合适。

我是否可以顺产？

可以。大多数孕妇可以通过顺产生下宝宝。生产过程中，癫痫发作是很少见的，即使发作了，您的医生也会严密监测您，并根据需要调整药物。

我的宝宝会健康么？

如果您怀孕期间癫痫控制良好，生下一个健康的宝宝的可能性非常大。

我可以母乳喂养么？

可以。大多数母亲可以母乳喂养。如果您想母乳喂养，请与您的医生商量。医生会为您制定尽可能对宝宝影响小的药物方案。

为了保护我的宝宝，我还需要注意些什么？

1.在地板上为宝宝更换尿布：这样，如果您癫痫发作，您的宝宝不会摔伤；

2.为宝宝洗澡时，需要另外一个人在一旁：这样，如果您癫痫发作，您的宝宝不会独自在澡盆／浴缸里。

科学胎教：准妈妈要弄明白三个问题

每对夫妇都渴望有一个健康聪明的宝宝。经过不断的探索研究，专家发现胎教不但有利于胎儿的健康发育，也有利于胎儿出生后性格及情绪的发展。那么，如何进行更有效、更科学的胎教？准妈妈要弄明白以下3个问题：

什么时候开始胎教？

为了弄清这个问题，我们首先来了解胎儿的发育过程：

1.孕4周开始，胎儿的神经系统开始逐步建立，准妈妈要注意补充叶酸预防神经血管畸形。

2.孕8–11周，胎儿对压触觉有了反应，可以轻轻拍打、抚摸腹部，这种触摸刺激可通过腹壁及子宫壁促进胎儿的感知觉发育。

3.孕16–19周，胎儿听力形成，此时胎儿是一个小小"窃听者"，能听到妈妈心脏跳动的声音，最爱听妈妈和爸爸温柔的说话声和歌声。

4.孕20周起，胎儿视网膜形成，开始对光线有感应，当准妈妈晒太阳的时候，胎宝宝能够感受到阳光，当然，胎儿看见的太阳光只是红色的光亮，他不喜欢强烈光线的刺激，如果光线太强，他还会转身避光。

孕早期（1–3个月）：胎教从现在开始。当我们知道脑的发育这么早就开始了，并且以如此快的速度，进行着这样一个进化发育的过程以后，我们应该会被胎儿所具备的伟大生命力所感动，同时

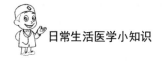

也认识到胎儿的能力充满着神秘莫测的巨大可能性。

孕中期（4-6个月）：胎教的加强期。医学实验发现，胎宝宝的听觉器官到4个月时已经开始工作，会对母亲的血流声、心音、肠蠕动音等声音刺激和震动作出反应。甚至对母体外的各种音响，如音乐、噪声等都能听到。所以，从4个月开始，准父母可以全面实施胎教了。

孕晚期（7个月–分娩）：胎教的关键期。从7个月开始，胎儿大脑皮层已很发达，开始能分辨妈妈的声音，同时对喜欢和厌恶的声音能够作出反应。

胎教的对象是谁？

胎教的对象是母亲和胎儿，如果要将各自的作用以比例表示，则可以讲胎教对母婴的作用分别为70%和30%，明白这一点很重要，正因为这个问题没有搞清楚导致很多准妈妈在选择胎教音乐这个问题往往会存在某些误区，如选择国外流行的、网络推荐的胎教曲，但这些音乐并不是自己欣赏的，这样的音乐胎教效果是不理想的。准妈妈选择胎教音乐的原则应该是自己喜欢听的、轻柔的、愉快的乐曲。因而准妈妈应从自身的情绪、营养、运动等各方面着手，为宝宝创造一个良好的宫内成长环境。

胎教的形式有哪些？

准妈妈和胎儿要做到五项协调交流，即准妈妈可以在孕期通过以下五方面（包括语言、抚摸、运动、环境及音乐）的方式与胎儿进行交流互动，以便能更好地促进胎儿在宫内的生长发育。

语言：胎儿喜欢听频率相对高的儿化音、妈妈温柔的说话声以及准爸爸的男中低音。

抚摸：前面提到胎儿在8-11周就可以感觉到压触的动作，这时的准妈妈可以和胎儿进行抚摸交流。

运动：孕期适当的运动是良好的体重控制和营养吸收的前提。散步是最适宜孕妇的运动，可改善和调节大脑皮层及中枢神经系统的功能，又增加抵抗力，更有利于胎儿的发育。

母体环境：母体环境可以分营养和心情来说，均衡营养、合理饮食对于孕妇和胎儿构建一个良好的内环境而言显得尤为重要。再者，准妈妈的心情也是胎儿心情的晴雨表，准妈妈要学会控制自我的情绪，快乐开心地度过整个孕期。

音乐：音乐对孕妇和胎儿有着其独特的生理及心理作用。如果能够和着轻快的乐曲同胎儿交谈，与胎儿"玩耍"，效果会更好。需要注意的是，与胎儿"互动"不可以太晚，以免胎儿兴奋起来，手舞足蹈，使母亲不能入睡。

在了解了以上几个胎教基本知识之后，准爸爸、准妈妈们就可以更科学、更有效地实施胎教。请记住：准妈妈在整个孕期要保持良好的心境，不要拘泥于固有形式，可以随时、随兴地进行胎教才是最重要的。

无痛分娩：做快乐妈妈

在绝大多数人的记忆中，一想到生孩子，最经典的镜头就是：产妇满头大汗、被剧烈的产痛折磨的声嘶力竭，一旁的护士或接生婆使劲地喊："用力、再用力！"想到这个画面，就让很多"准妈妈"心生恐惧，为此想尽办法要选择剖宫产，但非手术指征的剖宫产，会对母婴造成很多不良影响。

随着二胎政策的开放，如今越来越多的产妇首选自然分娩，但又希望能减轻分娩阵痛，想让顺产变得不再那么痛。为了满足产妇的需求，"无痛分娩"技术有专业的麻醉医师和助产士为准妈妈保

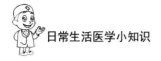

驾护航，为准妈妈减轻分娩带来的疼痛。

"无痛分娩"在医学上称为分娩镇痛，它只是阻断了痛觉，并不阻断感觉，整个过程，产妇都是清醒的。分娩镇痛能减少准妈妈分娩时的恐惧和痛苦，让产妇在时间最长的第一产程得到休息，当宫口开全该用力时，因积攒了体力而有足够力量完成分娩。

无痛分娩的方法

原理：阻断疼痛等刺激进入脊髓和中枢神经；

技术：由麻醉医师将一微细导管置入腰段硬膜外腔，通过此导管连续注射止痛药物；

药物：极低浓度的局部麻醉药和少量阿片类药物的混合稀释溶液。

无痛分娩的优点

1. 麻醉药物浓度低，安全，对胎儿几乎不会造成什么影响；

2. 几乎不影响产妇的运动功能，可以下床活动；

3. 产妇可根据疼痛的程度自我控制给药，真正做到个体化用药；

4. 产妇清醒，可进食，主动参与产程；

5. 灵活，满足产钳和剖宫产的麻醉需求；

6. 无痛分娩的全过程是由麻醉医生和助产士合作完成的，正常的无痛分娩在产房中即可进行，无需进手术室操作。

无痛分娩的流程

1. 产妇及家属自愿申请；

2. 由产科医生、麻醉医师对产妇进行全面评估：是否符合"无痛分娩"指征，并排除禁忌证；

3. 产妇及家属签署分娩镇痛知情同意书；

4. 产妇宫口开到 2cm 方可实施分娩镇痛。

走进妊娠期糖尿病的世界

近年来随着国民经济高速发展以及二胎政策的开放，高龄产妇明显增多，妊娠期糖尿病也如雨后春笋般显著增加，给妈妈宝宝带来了诸多的母婴不良事件和风险。

今天我们走进妊娠期糖尿病的世界。

什么是妊娠期糖尿病呢？

妊娠期糖尿病是指妊娠期间发生的不同程度的血糖升高，但不包括孕前已诊断或已患糖尿病。通俗点讲，就是怀孕后出现的血糖升高。

妊娠期糖尿病有哪些危害？

孕期：巨大胎儿、胎儿畸形、胎肺发育延迟甚至胎儿生长受限；

产时：妈妈难产、大出血、宝宝产伤、抢救几率高；

产后：妈妈永久性的 2 型糖尿病提前到来，但如果引起重视，2 型糖尿病可能永久不来哦。

宝宝未来：妈妈孕期血糖不佳，宝宝成年后糖尿病等代谢性疾病的发生率明显升高！

常见哪些误区？

孩子生后就没事了？错！

回复：此观点的危害是永久性的 2 型糖尿病可能会提前到来，但如果引起重视，2 型糖尿病可能永久不来。

只要少吃饭就可以了？错！

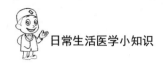

回复：过度限制饮食，少吃或不吃（即饥饿疗法）会导致饥饿，诱发酮体产生，影响胎儿神经系统发育，或者胎儿生长受限的发生。

能不打胰岛素就不打胰岛素？错！

回复：第一、胰岛素是孕期安全用药，它不会通过胎盘进入胎儿体内。第二、应用胰岛素是减轻您胰腺的超负荷工作，让您的胰腺休息，促使您的胰腺以后可以恢复正常功能哦。

一胎正常，二胎就没事？错！

回复：不管一胎还是二胎，都要有归零心态，而且二胎的风险可能更大！不要存在侥幸心理。

如何积极面对？

1. 调整饮食结构，合理膳食；

2. 进行适量的有氧运动，比如步行、瑜伽等；

3. 加强血糖的监测；

4. 如果调整饮食后出现饥饿性酮症，增加食物后血糖又超标，果断使用胰岛素。

让我们一起坚持母乳喂养！

母乳的营养有多好？

8 月 1–7 日是世界母乳喂养宣传周，在世界母乳喂养行动联盟组织强大的宣传攻势下，母乳喂养越来越多的被年轻妈妈所接受，且喂养率逐年提升。那坚持母乳喂养到底为了什么？母乳的营养到底有多好呢？现在为您揭开真相。

营养成分因时而异

根据宝宝每天不同时段的不同需求，以及消化能力的相应变化，每一次喂养过程均分为前后奶。前奶含乳糖高补充水分，后奶含脂肪多提供能量。白天和黑夜有区别，夜里的母乳会有褪黑素（人体分泌的一种帮助入睡的荷尔蒙）有利于宝宝入睡，并建立起夜晚睡长觉的生物钟。配方奶粉的营养成分则是固定不变的！

三大宏量营养素（碳水化合物、蛋白质、脂肪）

母乳的三大宏量营养素比例最优，能最大程度的被消化和吸收，对肠胃负担最小，不易造成便秘，其中的消化酶，能帮助婴儿未成熟的消化系统消化和吸收营养成分，其中的 DHA 生物利用率高，能促进大脑和眼睛发育。配方奶粉的脂肪比例偏低，蛋白质比例偏高。看似吃得饱饱的，但吸收不完全，要获得与母乳相同的热量必须喝更多配方奶，不仅容易把胃撑大，而且过多的蛋白质对肾的负担更大。

维生素、微量元素

母乳铁含量虽不高，但吸收效率最高，其中的黄嘌呤氧化酶能帮助铁的吸收，且不会造成便秘。对 4-6 个月内的婴儿，除了维生素 D 应从外源获得，其他营养元素最有效最安全的来源为母乳。

味　道

母乳的味道好，而且会根据妈妈饮食改变而变化。从一出生起就让宝宝感受食物千变万化的口味，为未来接受辅食及不同味道的食物打下基础，避免未来挑食、偏食。

有民间谣传，说宝宝 4-6 月后，母乳就没有营养了。是真的么？

其实，15 个月以后的母乳除了脂肪含量稍高点，其他营养成分数值都在正常范围之内，目前母乳中已鉴定的成分超过 200 种，且在一定程度上存在个体差异。各阶段的母乳会随着宝宝的需求自然变化，因此可以放心给孩子服用啦！母乳喂养不仅对孩子有益，对

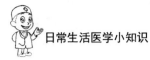

母亲也有益处哟！母乳喂养与产后妈妈身体的恢复，以及远期的健康有着密切的关系。科学研究表明：母乳喂养可以减少母亲患乳腺癌和卵巢癌的危险。

我们相信，世界上真的没有哪一种奶粉是可以做到像母乳这样适合宝宝的了。所以，妈妈坚持母乳喂养是最正确的，这也是对宝宝、对自己最好的一种方式。

第九章 小儿篇

新生儿要挤奶头？囟门不能碰？这12种育儿观不能信！

在新生儿护理的问题上常常有这样的矛盾，究竟是现代的护理方法更科学，还是传统的育儿习俗更有效？谁对谁错？两代新老育儿方式的比拼正式拉开序幕……

1. 擦"马牙"

给新生儿"擦马牙"有害无益。出生后3-5天后，内牙床上或上腭两旁有像粟米或米粒大小的球状白色颗粒，数目不一，看起来像刚刚萌出的牙齿，有的就像小马驹口中的小牙齿，所以人们把这种现象俗称为"马牙"。在我国民间有一种错误的做法，那就是认为"马牙"要用干净的布蹭掉才行。其实，这种民间传统的育儿习俗有害无益。

这种在出生后，有时出现在其硬腭上的一些白色小珠，医学上称为"上皮珠"。上皮珠是细胞脱落不完全所致，对宝宝并没有任何影响，它往往会由于进食、吸吮的摩擦而自行脱落。由于宝宝口腔黏膜非常娇嫩，无论是用针挑刺或用粗布擦洗，都很容易损伤黏膜，造成口腔黏膜感染，严重时甚至可造成全身感染，引发新生儿败血症。所以，俗称的"马牙"不必特意处理，几天后就会自行消失，如果非要用布将其蹭掉，反而是很危险的。

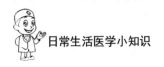

2."螳螂齿"有益无害？

宝宝出生时，上下前部的牙床是不接触的，两侧后部各有一个隆起，上下能接触到的脂肪垫，俗称"螳螂齿"。有些人错误地认为这种脂肪垫是多余的，常用刀割"螳螂齿"，其实这是很危险的。

"螳螂齿"对新生儿来说是一种正常现象。在宝宝吸奶时，前部用舌头和口唇黏膜、颊部黏膜抵住奶头，这时后部的脂肪垫关闭，帮助增加口腔中的负压，有利于宝宝吸奶。用刀割"螳螂齿"不但影响宝宝吸奶，还可引起口腔破溃、感染，甚至还可引起败血症，严重的可致宝宝死亡。随着乳牙的萌出，这种高出的脂肪垫就会渐渐变平，所以不需要处理。

3. 为新生儿"挤乳头"

为新生儿挤乳头，可能引起乳腺发炎。新生儿在出生后的几天内可能会出现乳房肿大，甚至分泌少许乳汁样液体，所以在民间有一种"挤乳头"的育儿习俗，就是挤压新生儿的乳头。特别是女宝宝，认为不挤压乳头，以后就不能给后代喂奶，其实这是没有科学根据的。

不论男宝宝还是女宝宝，出生3~5天后，都会出现乳腺肿胀的生理现象。触之有蚕豆大或山楂大小的硬结，轻轻挤压可有乳汁。这是受母体雌激素影响的结果，一般2~3周可自然消退。此时，千万不要挤压，否则若不慎把乳头挤破，会带进细菌使乳腺红肿、发炎，严重的甚至可能引起败血症。如果是女宝宝，挤压造成乳腺发炎，使部分乳腺管堵塞或形成瘢痕，当宝宝发育为成年女性时，还会影响到泌乳。新生儿乳头凹陷则不需要处理。

4. 新生儿不能见光

不见光对新生儿视觉发育不利。新生儿不能被强烈光线照射，强烈光线会伤害宝宝。但这并不等于说新生儿不能见光，如果把宝宝的房间布置得很昏暗，对宝宝视觉发育是极为不利的。此外，由于视线不清，爸爸妈妈也不能及时发现宝宝是否有皮肤黄疸或其他情况。所以，民间所说的新生儿不能见光是错误的。

合理安排新生儿的生活环境。新生儿身体幼小、娇嫩，最好选择朝南的房间作为宝宝的居室。居室阳光充足，宝宝可以晒到太阳，不容易因维生素 D 缺乏而引起佝偻病。白天不要给宝宝的居室挂窗帘，尤其是面料比较厚、颜色比较深、花色比较暗的窗帘，晚上完全可以使用正常的照明灯。

5. 新生儿怕声响，易受惊吓

太安静反而不利于宝宝神经系统发育。一些老人认为新生儿怕声响，易受惊，于是育儿经验不足的新爸爸妈妈们则依照传统方法，总是把坐月子的妈妈和新生儿的房间搞得静悄悄的，连走路也要小心翼翼，生怕弄出声响惊吓了宝宝。

宝宝刚出生就可以听到声音。由于神经尚未发育完善，新生儿对刺激还缺乏定向力，他（她）们还不能分辨不同的声音。有时看起来像被惊吓了，其实这并不是宝宝的异常行为，而是正常的神经反射。那种唯恐声音吓着宝宝的想法是完全错误的，不利于新生儿神经系统的发育。

6. 不许碰宝宝前囟门

碰了囟门就会使宝宝变哑，这样的说法是没有科学根据的。过去的传统观念认为新生儿的囟门是命门，不允许碰，碰了囟门就会使宝宝变哑。甚至医生在为宝宝检查囟门的张力和大小时，也往往会遭到父母的质疑。

囟门，俗称"天顶盖"，是宝宝颅骨与颅骨之间尚未完全衔接

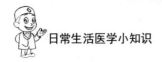

的部分。两块额骨与顶骨之间形成一个无骨的，只有脑膜、头皮和皮下组织的菱形空间，叫前囟门；两块顶骨与枕骨之间形成一个无骨的小三角，叫后囟门。

人们常说的囟门是指前囟门。新生儿前囟平均是 2.5×2.5cm，也有个体差异。宝宝前囟如果小于 1cm，或大于 3cm，就应引起重视，因为前囟过小常见于小头畸形，前囟过大常见于脑积水、佝偻病、呆小病。囟门固然很重要，要注意保护，但传统育儿经验中"碰了囟门就会使宝宝变哑"的说法，是没有科学根据的。

7. 新生儿怕冷不怕热

认为新生儿怕冷不怕热是没有科学根据的。新生儿体温调节中枢还不健全，汗腺不发达，肌肉也不发达，不但怕冷，也同样怕热。由于母体子宫内体温明显高于一般室内温度，所以宝宝娩出后体温都要下降，然后再逐渐回升，并在出生后 24 小时内，达到或超过36℃。

新生儿最适宜的环境温度称为中性温度。当环境温度低于或高于中性温度时，机体可通过调节来增加产热或散热，维持正常体温。当环境温度的改变超过了宝宝机体调节的能力，就会造成宝宝体温过低或过高。

由于宝宝体温调节中枢功能尚未发育完善，因此，为宝宝采取必要的保温措施是有道理的。但是，当环境温度过高时，宝宝通过增加皮肤水分蒸发而散热。当水分蒸发过度，体内有效血循环不足时，宝宝就会发生高热，这就是新生儿患脱水热的原因。所以，民间育儿习俗总以为新生儿怕冷不怕热，这是没有科学根据的。

宝宝到底该穿几件衣服？这回全家人可以统一意见了

"穿多了怕热，穿少了怕冷。

我说穿这些正好，我老公非说多。

大人穿这些还不觉得热呢，宝宝竟然有汗，到底要不要减衣服？

明明小手摸着凉，给加了衣服之后就直冒汗啊！"

其实穿多少正好，应该是本人说了算的。无奈宝宝不会说话，只好大人来把握个基本原则，然后酌情增减了。今天就来说说穿衣服的基本原则和酌情增减。

基本原则

1. 冷不冷，摸后脖颈

要感觉宝宝的冷暖，躯干部位的反映是比较准确的。平时摸宝宝的后脖子可以比较方便地判断宝宝穿的衣服多少是不是合适：一般摸着凉就是穿少了，摸着热就是穿多了，不冷不热就是正合适。

2. 小手凉加衣服，不靠谱

手脚的温度很难准确反映宝宝身体的冷暖。

越小的宝宝调节体温的能力相对来说越差。这是因为小宝宝的末梢血液循环还不太好，所以手、脚、鼻尖、下巴颏这些地方的温度非常容易受气温和室温的影响。天气冷的时候，身体还不冷，但如果手脚暴露在外面就会偏凉。同理，天热的时候手脚温度则可能偏热。

揭秘：明明手脚凉，可加点衣服就出汗

按照上面所讲，手脚温度很难反应宝宝身体冷暖。所以有时手

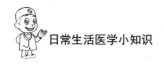
脚摸着凉的时候，摸后脖颈可能刚好甚至还偏热，这时候给宝宝加衣服，可不就要出汗么。

胳膊腿凉加衣服，不靠谱。

当天气比较热的时候，人体会通过出汗的方式来散热。汗液在身体表面蒸发的时候会带走热量，虽然皮肤摸起来感觉凉凉的，但是人整个还热着呢。所以，哪怕是热天，宝宝的胳膊腿通常摸起来也比较凉快，因为微微的出汗会让小皮肤维持凉爽的手感。

太冷时宝宝的手脚通常摸上去就不是手感舒适的偏凉，而是冰凉冰凉的，妈妈要注意其中的区别。

揭秘：身上凉哇哇，加衣服竟然还哭闹

小宝宝挺容易出汗的，但是由于微汗很快就蒸发了，故未能明显的看到有汗液或者摸出潮潮的手感。只要是皮肤感觉凉爽而不是冻得冰凉，宝宝应该正处在不冷不热的舒适状态。这个时候如果加衣服，宝宝肯定是觉得舒适度降低的。脾气急的宝宝就要哭闹抗议的！

那到底该给宝宝穿几件呢？

在宝宝比较安静的情况下，处在同样环境里的妈妈穿多少觉得舒服，给宝宝再多穿一层就可以了。

以爷爷奶奶姥姥姥爷的穿衣薄厚做参照，再给宝宝加一件的话，通常就穿多了。老年人通常新陈代谢比较慢，相对容易感觉冷，所以通常我们会看到老年人穿得原本比年轻人多些。而小孩子是新陈代谢最快的，所以也是最容易热的。

注意：这个一层不光是指衣服。

宝宝衣服外面裹的薄毯子也是一层。

外出如果让宝宝待在推车里，推车的防风雨罩能够把宝宝和外界隔开的话，这也要算一层。

用背巾或背带带宝宝出门，背巾背带当然也是一层。

酌情加减

1. 有些情况宝宝需要少穿点

宝宝在卖力吃奶时，本来"使出吃奶的劲儿"就容易热，何况还在妈妈怀里。此时应该让宝宝比安静待着的时候少穿点。裹在襁褓里的新生儿吃奶时，让宝宝穿着贴身小衣服窝在妈妈怀里吃奶就好了。如果是在南方冬天没有暖气的室内，那至少也要把宝宝从襁褓里抱出来，或把包着宝宝的被子拿掉一层。

宝宝玩耍运动的时候，如果是爬行，练习翻身走路这样的大动作，最好给宝宝减一层，免得宝宝出汗烦躁不能专心玩。也防止宝宝运动时出汗，运动后满头大汗被冷风吹了感冒。

2. 寒冷的户外保护好手脚头脸

冬天出门的时候，手脚容易很快就凉了。这样的时候不要摸摸手凉就急于加衣服，要先用上手套和帽子。免得宝宝过热。

3. 平时室内不宜常戴手套脚套

为了让宝宝能充分活动和感知外界，宝宝的小手小脚暴露在外面比较健康。手脚上的神经都很丰富，触摸和蹬踏都有利于让宝宝受到充足的刺激，有助大脑和神经系统的发育。也能让宝宝更方便的活动和玩耍。想象一下脚蹬哪里都打滑，手摸哪里都是同样的手套的手感，这是多么让人无聊烦躁的事情。

揭秘：室内不穿袜子会不会让宝宝脚丫受凉

还不会走的小宝宝又不会每天脚踩冰凉的地板，怎么可能单纯因为接触正常室温的空气而受凉呢？如果已经开始走路了，也完全可以在走路的时候穿上有防滑粒的地板袜，上床和在地垫上的时候就脱掉。

不能为了"万一受凉"而24小时穿袜子！

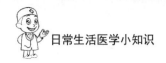

因为这只是个"万一"，可对宝宝发育发展的坏处却是板上钉钉的。24小时穿袜子会让宝宝行动不便，学会爬和走更晚，在婴儿期的黄金时间里接受到的有益刺激和享有的运动发展条件都大大受限。

宁可凉些也别热着！

体温过热可能会让宝宝脱水，例如出现嘴唇发干，小便太黄且次数减少。

太热时会出汗，汗多的部位会长痱子。

太热同样会让湿疹更严重，发红，蔓延更广。

热了宝宝容易出汗，一见风就容易感冒。

如果宝宝确实热了或冷了，是一定会哭闹的。所以，妈妈不用担心宝宝冷了会忍着不说，也不用看到宝宝烦躁哭闹还不敢相信他确实热了。小宝宝是智慧生物哦！

宝宝哭闹怎么办？那么哭声是代表什么呢？

哭闹对婴儿有重要意义

他感到饥饿或者困倦时哭闹？也可能有不舒服的地方？有的是由于视觉或声音的刺激过强？还有的孩子什么原因也没有的哭闹，哭闹以后才入睡？您要仔细的体会婴儿的哭声，分辨出他什么时候想要人抱，什么时候想要人哄。您要逐渐理解他不同的哭声有什么不同的要求，及时去满足他，因为生后头几个月的宝宝，解决他哭闹问题的最好办法是迅速回应。这么小的孩子是不会被宠坏的，因为他还没有记性，如果您对他的求助信号及时回应，他会感到很舒服，就能吃好睡好长得好。

妈妈怎样辨别宝宝的哭声呢？

1. "困倦""难过"时哭声的特征。宝宝"困倦""想睡觉"时的哭声，比"撒娇"时的哭声稍微低沉一点。当因为"妈妈不见了""妈妈都不抱我"而感到"难过"时，宝宝的哭声还要更加低沉一些。

2. "撒娇"时哭声的特征。"抱抱我吧！""好无聊啊！"当宝宝想向父母撒娇时，发出的哭声比较高（与"困倦""难过"时的哭声相比）。也许因为他们的主要目的是为了引起大人的注意，所以这种情况下的哭泣大多不会流出眼泪来。

3. "饥饿"时哭声的特征。当宝宝肚子饿了，想吃奶的时候，发出的哭声大多混有"m"音。此时宝宝的哭声中，大多伴有类似"mama""ma-ma"的呼唤声。有趣的是，不管说什么语言的国家，婴儿时期饥饿的时候，大多都会发出混有"m"音的哭声。

4. "生气"时哭声的特征。当"没有找到好玩的玩具""尿布湿了，很难受"的时候，宝宝就会"生气"甚至"发怒"，此时发出的哭声与"撒娇"时的哭声相比，声音更高，而且尖锐、刺耳。通俗地形容，就像被火烫到似的。另外，也许是过于亢奋的原因，有时也会产生反作用，所以时而也会夹杂一些低音。

如果您找不出他哭闹的原因，可以用下面的办法安慰他

1. 您可以抱他在怀里来回摇摆、走动，轻轻地抚摸他的头，拍打他的后背；

2. 用个绵薄布将他舒服的包裹起来，跟他唱歌、温柔的说话，放优美的轻音乐给他听；

3. 如果这些都不管用，有时最好的处理方法是让他自己哭一会，反而会自己更快的入睡。

4. 有的孩子哭闹是因为生病，如果发现他发烧了，要及时就医。

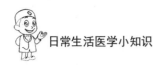

孩子摔倒后，我们该怎么办？

首先，检查孩子有没有外伤

宝宝摔倒后，我们首先要仔细地检查宝宝摔伤情况，要看清宝宝摔到的地方有没有出血，看宝宝的头、四肢和身体，检查是否有淤青、肿包或者其他异常的地方。要及时正确把握宝宝的伤势情况。

如果皮下有血肿，可以用毛巾冷敷，促进血管收缩，以减少出血。如果皮肤有伤口，用干净纱布覆盖上，一定要先局部压迫止血，保持伤口不要继续被污染，马上去医院。如果关节活动受限或骨骼出现问题，一定要保持原来的姿势去医院就诊，千万不要自行处理。

当以上处理完毕后，家长要注意观察孩子的精神、神志、有无呕吐，是什么样子的呕吐。如果孩子有颅内损伤，就会表现出哭闹、萎靡不振、激惹（一惊一乍）甚至惊厥等症状，并可出现喷射性呕吐。此时，家长应马上抱孩子去医院就诊。

需要注意的是，就算一开始孩子没有什么症状，家长也要严密观察3天，防止孩子颅内有进行性病变。

其次，冷静做好宝宝安抚的工作

当宝宝摔倒后，妈妈们都会很紧张，甚至出现手忙脚乱的现象。这个时候，妈妈们的紧张，或者心疼到流泪都会让宝宝感觉更加的不安，宝宝只会因为妈妈们过激反应而哭得更伤心，妈妈越哄宝宝越哭，形成一个恶性循环。

所以，当宝宝摔倒后，妈妈们首先自己要冷静，只要轻轻的拥抱他，安抚他就好了。如果宝宝一直哭闹，安抚无效，哭泣达1小时以上就要及时就医。

再次，鼓励宝宝摔倒后自己爬起来

有的父母过分担心孩子的安全，一看孩子摔倒了，赶紧跑过去，又是抱，又是亲，不知道怎么安慰孩子才好。本来孩子没什么事，一经这种过分的安慰，反而使孩子产生了恐惧心理，大哭起来。这种做法容易使孩子产生懦弱、胆小的性格。

家长在孩子摔倒后要鼓励他，在没有危险的情况下不要去扶他，要用温和肯定的态度告诉孩子没关系，鼓励他自己爬起来，"摔倒了要自己爬起来""勇敢的孩子是不哭的"，孩子受到鼓励后，为了做一个勇敢的孩子，他会自己爬起来，含在眼睛里的泪水也就不会掉出来了。这样做有助于培养孩子的独立性和勇敢精神。

最后，宝宝摔倒后需要观察四个方面

宝宝摔倒后，除了看有没有外伤和出血外，还有四个方面要我们注意：

1. 观察宝宝是否意识清醒

如果宝宝发生碰撞或摔倒后不哭不闹，没有任何的反应时，家长们就要特别注意了，要观察宝宝是否出现意识不清醒、半昏迷的状态，发现宝宝有任何不对劲的地方，就应该及时就医。当然，有的宝宝摔倒后，其实没有什么伤，或者感觉不是很痛，就不会出现哭闹的情况，不过妈妈们还是要特别留意一下宝宝的意识是否清醒，判断好宝宝摔伤情况。

2. 观察宝宝说话玩耍是否有异常

当宝宝摔倒后，如果大脑有出现任何损伤，都会在二十四小时内出现异常的症状。我们可以通过宝宝说话的情况或者是玩耍时的动作表现来观察宝宝是否有异常情况出现。如果发现任何异常的地方，都可以马上就医。

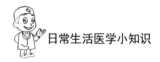

3. 观察宝宝是否出现贪睡现象

宝宝在碰撞后，一般会变得更加贪睡。但是请妈妈尽量与宝宝保持说话，逗他，并至少观察一个小时后再让宝宝睡觉。宝宝睡着时也要坚持每二十二分钟观察宝宝是否有脸色异常，呼吸是否正常。

4. 观察宝宝的平衡感

很多宝宝碰撞后都会有头晕的现象出现，妈妈要注意观察宝宝是否连走路都不能保持平衡，出现连续摔倒的情况，或者是宝宝玩耍时，手脚动作突然都变得不协调，就要及时就医。

医师提醒

很多妈妈喜欢给宝宝拴一个学步带，宝宝就不会摔跤，但这样做，宝宝走路会推迟，平衡能力会有障碍。到三四岁时，只要一跑起来，就容易摔。有的家长害怕孩子摔着，在孩子走路时，总不敢放手，或在孩子自己独立行动时，做出随时准备着孩子摔倒的姿势。这样做只会形成孩子的依赖性和胆小的性格。因此，家长一定要消除紧张情绪，放手让孩子自己行动。

科学育儿之把屎把尿的危害

每次一聊到把尿这个话题就会有很分明的两个队伍出现，即"坚决反对把尿派"与"坚决拥护把尿派"。

相信大部分被把尿的宝宝家里一定有一个自认为经验丰富的老人，他觉得你小时候、你爸小时候、她小时候都是这么带大的，哪儿能给孩子包着纸尿裤到处走！让亲戚朋友看见多丢人啊！所以很多老人甚至从您的娃一出生起就开始"嘘嘘"。

把屎把尿的坏处

1. 导致憋尿反射不足或者缺失

在如厕训练问题上，除却生理方面的原理，心理方面的因素也十分重要：让孩子自己决定什么时候可以接受如厕训练，使得孩子感到对自己的生活有所控制有所把握，是自己的主人。如果剥夺孩子的自主权，提前训练，不仅会给家长带来许多不必要的麻烦，更会给孩子施加心理压力，造成伤害。传统的把尿，有时会使孩子髋骨损伤，甚至遗留尿频的毛病。

不要以为撒尿拉屎都是天生会的行为，其实这是宝宝需要学习的行为，而宝宝要到 2-3 岁时尿道括约肌和肛门括约肌才会发育成熟，这是控制便尿的基础。很多父母都明白，不要提前练坐，这样对脊椎发育不好，其实把屎把尿也是一样的道理，本质上就是在提前练习还没完全发育好的肌肉群。

也许有妈妈会说，我家宝宝 6 个月不到就可以固定时间把屎把尿了啊。其实这真不是什么值得炫耀的事，而是由于多次强化训练后，宝宝有了条件反射罢了。他们完全不懂根据尿意排泄，而是在等父母的把尿动作或者是"嘘嘘"声来小便。这样提前训练发育还未成熟的肌肉，会导致憋尿反射不足甚至缺失。换句话说，就是宝宝无法学会根据自身需求进行撒尿拉屎，而是要靠外界的提醒才可以进行。

2. 大了反而容易频繁尿床

晚上穿纸尿裤睡觉的孩子，很多在 2 岁前后甚至更早就能够控制夜尿，或者整夜憋尿到早上。而夜里把尿的孩子，2 岁时多数还需要烦劳父母半夜起来把尿。而白天也不把尿，或很少把尿的孩子，普遍较早开始主动告知便尿，较早开始会使用尿盆，或蹲下尿尿。这是因为不把尿和少把尿的孩子，一直以来都是依据便意来排尿的，所以对便意的掌握比较好。而过多把尿的孩子，始终在根据便意排

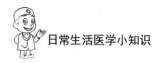

尿和根据把尿动作排尿之间混淆，对便意的掌握很差。

另外，孩子大了再尿床，父母会容易责怪，怎么越大越尿床了？这又进一步增加宝宝的心理负担，从而进入一个恶性循环。

3. 增加感染和其他问题的风险

小宝宝的排泄还没形成规律，过早把屎把尿，就是在训练宝宝把排泄物屏住。排泄物停留在体内过久，会增加尿路感染的几率。好多时候，大人会看到宝宝有拉屎的迹象就去把，但其实宝宝不一定要拉，结果导致把屎时间过长，增大了生痔疮甚至脱肛的风险。而且宝宝的髋关节还在发育过程中，如果在把尿过程中动作稍不注意，又会增加对髋关节的伤害。

真正有效的排尿训练

宝宝1岁半左右，很多妈妈发现宝宝有时能在尿尿前提前告知了。这意味着妈妈可以开始对宝宝进行简单基本的排尿训练了。当然，如果继续给宝宝穿纸尿裤，等到2岁再开始训练也是完全可以的，而且宝宝会学得更快。准备一个可爱的尿盆是个不错的选择。一个方便而可爱的尿盆会让宝宝更愿意在有尿的时候主动去找尿盆，或者告诉大人。还会让宝宝慢慢学会自己脱裤子提裤子，学会控制自己的便意，并熟练掌握坐上尿盆的动作和不尿到外面的技巧。这些能力的提高，还会增强宝宝的自信。（如果这时还在把尿，甚至因为宝宝不配合把尿或不提前告知尿尿而呵斥宝宝，宝宝还能学会什么呢？）

市面上卖的尿盆有很多种，有跨坐的，靠背式的。妈妈可以根据宝宝的爱好来选择。一种不喜欢就换另一种试试。

很多妈妈发现，领宝宝到卫生间，让宝宝学习蹲下尿尿也是一个很有效的办法。

国外很多父亲在帮两三岁的男孩子学习尿尿时，会带宝宝到尿盆或者小马桶旁边，或者在马桶旁摆个脚凳，丢一个麦圈到水里，让男孩子瞄准麦圈"开火"。这样积极引导的创意，是父母对孩子进行排尿训练时的好思路。

还有一个广泛适用的办法，就是大人上厕所的时候让孩子进来"观摩"。小孩子都是从模仿中学习的，尤其喜欢模仿大人的做法，做起来会觉得自己很厉害。告诉宝宝，"如果想尿尿了，就要去厕所，坐在马桶上，然后嘘嘘，自己起来提裤子，最后冲水"，很多宝宝会仅仅因为喜欢冲水而喜欢使用马桶的。

相关知识

肛欲期（约2-4岁）：弗洛伊德把精神结构发展的第二个时期称作"肛欲期"，显然也是将心理发展与生理功能的发展联系在一起。随着括约肌的发达，孩子开始能在一定程度上控制自己的大小便，大便的积累造成强烈的肌肉收缩，当大便通过肛门时，黏膜产生强烈的刺激感，这样的感觉不仅是难受，也能带来高度的快感。另外，大便对婴儿还有其他的重要意义。对婴儿来说，大便是他身体的一部分，排出大便相当于做出"贡献"或献出"礼物"，而且，通过排便他可以表达自己对环境的积极服从，而憋着时则表达的是自己不肯屈服。因此，从主客体关系地性质来看，大便在某种意义上变成了孩子与父母或成年人保持关系的某种工具，孩子们感受到自己能在一定程度上影响周围的人和环境。此期母子二元关系逐渐开始解体。这个时期，孩子学会了走路，能用简单的词语交流，开始体会到了自主性，他们开始学会观察环境、探索环境、摆弄玩具，寻找过渡性客体，如毛绒动物、枕头、指头等。孩子的肛欲期一般经历两个月左右就会结束，肛欲期的结束，标志着孩子的性心理向着下一个阶段——生殖器期迈进。这两个月中，如果成年人对孩子大小便的训练太严厉，孩子就会感觉紧张，心理

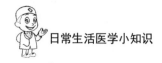

压力就会变大，进而扰乱了孩子控制大小便的自然节律，孩子将大小便解在裤子里的次数就会越多，肛欲期拖延的时间也就越长。有的孩子几个月甚至半年多肛欲期都不会结束，孩子的性发展也就出现了停滞状态。

母乳喂养那些事儿

一、母乳喂养的好处

（1）母乳是婴儿的最佳食物，能够满足6个月内婴儿的全部营养的需要；

（2）促进妈妈子宫收缩，减少产后出血和贫血；

（3）帮助妈妈恢复体型；减少乳腺癌和卵巢癌发病的几率；

（4）方便、经济；

（5）有利于提高全民族身体素质，有助于小儿智能、社交能力的发育。

二、6个月内纯母乳喂养和继续母乳喂养到2岁或以上的重要性

（1）增进母子之间的感情；

（2）预防奶胀；

（3）减少乳头错觉及婴儿过敏；

（4）避免因添加非母乳以外的食品减少婴儿吸吮次数而引起母亲乳汁分泌不足；

（5）增加婴儿的免疫力，预防感染。

三、分娩后皮肤早接触、早开奶的重要性

（1）有助于保持新生儿体温；

（2）减少哭闹，增进亲子情感连结；

（3）刺激母亲早下奶，让新生儿学会怎样吃奶；

（4）增进母子感情；

（5）促进宫缩，减少母亲产后出血。

四、24 小时母婴同室的重要性

（1）可以充分保证按需哺乳，促进乳汁分泌；

（2）加强亲子依附关系、增进母子感情及创造哺乳机会，提升母亲母乳喂养婴儿的信心，成功建立母乳喂养关系；

（3）母亲可以学到母乳喂养及新生儿护理知识；

（4）减少新生儿交叉感染的机会。

五、产妇喂奶的姿势和婴儿含接姿势

（1）正确的喂奶姿势：哺乳时将婴儿抱好的四个要点：

①孩子的头和身体呈一条直线；

②孩子的脸对着乳房，鼻子对着乳头；

③母亲抱着孩子贴近自己；

④若是新生儿，母亲不仅要托着他的头部还应托着他的臀部。

（2）正确的含接姿势：

①嘴张大；

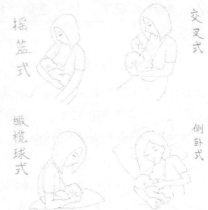

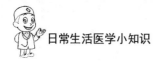

②下唇外翻；

③舌头呈勺状环绕乳晕；

④面颊鼓起呈圆形；

⑤婴儿口腔上方可见更多的乳晕；

⑥婴儿慢而深的吸吮；

⑦能看或听到吞咽；

（3）正确托起乳房的方法：

用手"C"字形托起乳房，食指支撑着乳房基底部，靠在乳房下的胸壁上，大拇指放在乳房的上方。

六、按需哺乳的重要性

按需哺乳即当婴儿饿了或者母亲觉得乳房胀了就应喂哺，哺乳的时间、哺乳的次数和间隔时间不受限制。频繁有效的吸吮乳房，促使乳汁增多，保证产妇有充足的乳汁。

七、如何保证产妇有充足的乳汁

（1）母婴同室；（2）按需哺乳；（3）频繁有效吸吮

八、特殊情况下，如艾滋病、病毒性肝炎等患病妈妈的母乳喂养？

（1）乙肝：如果母亲乙肝病毒 e 抗原（HBeAg）阳性，则母婴垂直传播发生率为 85~90%，如果母亲 HBeAg 阴性而 HBsAg 阳性，则母婴垂直传播率为 32%。哺乳期母婴传播可以通过接种乙型肝炎疫苗进行预防，此为最有效的方法。

（2）艾滋病的母婴传播主要发生在妊娠、分娩和哺乳三个阶段（宫内传播、产程传播和产后传播）。产后哺乳也是母婴传播的重要传播途径，因为艾滋病感染母亲乳汁中含有艾滋病病毒。

（3）针对上述情况，我国提出相应的婴儿喂养政策是：提倡人工喂养，避免母乳喂养，杜绝混合喂养。

九、产妇上班后如何坚持母乳喂养

妈妈上班前的一段时间要学会挤奶和存储乳汁，等到上班后妈妈不在婴儿身边的时候就可以给宝宝吃储存的母乳，母亲下班回到家里后就又可以在乳房上哺乳了，妈妈要学会挤奶和母乳的储存方法。

如果"熊孩子"把体温计咬断了，家长该怎么办？

生活中可能会碰到这样的情况：孩子好奇心很强，当家长给他试体温时，一不小心把体温计咬断了，结果体温表中水银被吞下胃里，家长心急如焚，生怕吞下的水银会引起中毒。

出现意外时家长应该怎么做？

其实，只要碎玻璃没有卡在食道中，情况并没有那么严重。体温计内单质汞是无机物，化学性质不活泼，与胃酸不反应，主要以蒸汽形式经呼吸道进入体内，完整的皮肤基本不吸收，消化道吸收甚微。

建议：体温计摔破或被咬碎后首先要查看皮肤、黏膜是否有破损。如无损害，不会产生危害，故对接触者也不用作特殊处理。如汞进入消化道，一般无须做特殊处理，正确的做法就是观察随访，一般几天之内汞会从消化道排出，如果不放心的话，可以做一个腹部平片，观察一下汞在腹部的具体位置。但如果皮肤有破损，或者吸入了大量金属汞蒸气，还是会造成汞中毒的，需要尽快处理。

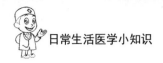

出现以下症状应立即就医

急救医生提醒：金属汞在体内停留时间过长，会形成有毒的化合物，对人体造成危害，所以要注意观察孩子的大便以及有无其他不适表现，如出现恶心、呕吐、剧烈腹痛等异常征象，应及时拨打120 入院抢救医治。

洒落的水银怎样处理？

需要注意的是，水银会挥发，温度计打碎以后，空气中汞的蒸气浓度会升高，应及时开窗让空气流通，避免对人体的伤害。如果汞散落在地上，不能用吸尘器、扫帚、拖把等进行清理，可以拿木棍或勺子把汞的液体小珠拨到纸片上，然后快速的把它放入塑料袋密封起来，扔到垃圾桶。

如何应对孩子发热？这套秘籍送给您！

"医生，我孩子发热了，怎么办？"这是儿科医生在门急诊常遇到的问题。很多家长一遇到孩子发热就不淡定了，往往一有发热就往医院跑。而医院聚集了很多生病的孩子，更容易引起相互间的传染。那孩子发热在家应如何应对，怎样判断宝宝发热"要不要紧"，何时需就医？今天我们就来讲讲有关发热的常识吧！

首先，发热并非是一种疾病，它是许多疾病初期的一种防御反应

适度发热可以增加机体的免疫能力。只有持续高热才会导致人体代谢紊乱，器官调节功能失常，危害宝宝健康。所以，在宝宝刚刚出现发热的时候，只要家长能够正确认识宝宝的急性发热，完全

不用太担心！

那么，体温多少是发热？

儿童正常体温（腋窝温度）是 36℃ –37℃，通常情况下，腋下温度 > 37.2℃，耳温 > 37.8℃，口腔温度 > 37.5℃，肛门温度 > 38℃定义为发热。

接着，我们来看一下如何评估孩子发热的严重程度？

医学上规定（腋窝温度）：

37.5℃ –38℃为低热；

38.1℃ –39℃为中度发热；

39.1℃ –40.5℃为高热；

> 40.5℃为超高热。

1 月龄至 3 岁孩子病因不明的发热不能完全凭体温高低预测疾病的严重程度，不能根据使用退热药物后的反应来判定感染的严重程度。

发热时在家如何应对

1. 别太执着于退热！一旦孩子发热，家长可以先不要急着给孩子吃药退热，多观察，从改善孩子的舒适度入手。如果孩子精神反应正常，吃东西稍减少或基本不受影响，可以不用非常积极地去退热，此时应注意多饮水补充水分。国内指南推荐38.5℃以下，以观察为主，辅以物理降温，继续观察即可；38.5℃以上给予退热药。

2. 对于中等程度以上的发热，且伴有一定程度的萎靡不振、食欲明显减退、头痛等症状，可以考虑使用对乙酰氨基酚或者布洛芬等单一成分药物退热（记住是单一成分而不是复方）。退热药一般服用后 0.5–1 小时左右才起效，体温一般下降 1℃ –1.5℃，而不能

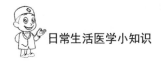

完全正常。使用单一药物有效时不推荐两种及以上的退热药物交替使用。

3. 对于高热使用退热药之余可以辅以物理降温方法，比如温水擦浴，但是物理降温法效果有限，如果孩子觉得不适或物理降温导致孩子寒战增加，抖动明显，皮肤花纹增加，应立即停止。

4. 发热的治疗目标是要缓解症状、改善孩子的舒适度，而不是让体温正常。发热不要捂汗以防体温过高中暑，不能酒精擦浴，也不要在家随便给孩子吃抗生素，要让孩子多喝水，补充水分，以防脱水，同时促进排尿散热，也是退热的一种好办法。

5. 一旦发热抽搐怎么办？

①抽搐时不能强行按压四肢；

②抽搐时孩子要移离坚硬物体以免受伤，头部可以枕上柔软毛巾；

③不要大呼小叫摇晃刺激患儿，禁忌掐患儿人中穴位；

④保持周围空气流通，避免强光噪声刺激；

⑤平躺、解开衣领，头朝侧面以防误吸，保持呼吸道通畅；

⑥及时清理口腔分泌物，防止窒息；

⑦拨打 120，及时送医院，请医生帮忙诊断治疗。

如何判断发热"要不要紧"

2013 年 5 月版英国的《Nice 儿童发热指南（5 岁以下）》主要从皮肤颜色、精神情况、呼吸情况、是否有脱水以及其他一些提示严重情况的症状入手判断。

下列情况建议及时就医治疗：

1. 3 个月以下的孩子，肛温 ≥ 38℃时；

2. 3 个月 –3 岁，肛温 ≥ 39℃时；

3. 任何年龄的孩子，腋温 ≥ 39.4℃；

4. 任何年龄的孩子体温 ≥ 40℃；

5. 持续反复发热 ≥ 5 天，哪怕每天发热只持续几个小时；

6. 发热伴精神萎靡、嗜睡、异常烦躁、面色苍白甚至青紫、持续啼哭、啼哭无力、呼吸加快（6–12 个月：呼吸频率 >50 次 / 分钟；1 岁以上：呼吸频率 >40 次 / 分钟）、呼吸困难或不均匀、鼻翼煽动等病情加重的表现时；

7. 发热伴惊厥或抽搐；

8. 发热伴关节肿胀；

9. 发热伴不明原因的疹子、颈部变硬、囟门膨隆、头痛严重、喉咙痛、耳朵痛、拒绝进食、不断呕吐或腹泻；

10. 表现出一些脱水症状（如皮肤干燥、口干、囟门凹陷、尿量明显减少甚至无尿），且喂水不畅；

11. 有免疫系统缺陷，如服用激素的孩子；

12. 口唇、甲床苍白、青紫，提示有缺氧表现。

家长在孩子出现发热后，不必过度恐慌

一般病毒性的呼吸道感染都是自限性的，3 天左右会退热，家长可以在控制高热的情况下，清淡饮食，居家观察。

如果孩子出现高热，并有明显的精神萎靡等其他严重的症状需到医院就诊。等候就诊过程中，若孩子出现明显发热，应及时服用退热药。

孩子生病，医生和孩子家长们想的一样，都希望孩子们快点好。但是生病需要遵守科学规律，找到病因，对症治疗，不可操之过急。

悉心准备的宝贝照护秘籍，您知道了吗？

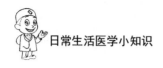

小儿退热用药知多少

发热为儿童最常见的症状之一，很多妈妈都喜欢在家里备一些药物，以防小孩感冒发烧。但在购买药物时，都会遇到一个问题：对于市面上各种各样的退热药，到底应该选择哪一种？哪种药物对宝宝最安全呢？今天我们就专门来谈谈退热药的那些事。

何为"发热"及宝妈们用药的常见误区

1. "发热"时的体温

临床治疗过程中，我们发现有一部分家长不了解什么样的体温算是"发热"，多次在体温正常的情况下使用退热药物。那么，儿童到底什么样的温度算是"发热"呢？一般来说，儿童体温较成人稍高，体温波动范围亦较成人大。目前大多采用直肠温度≥38℃定义为发热。对于0-3个月的婴儿正常直肠温度为（37.5±0.3）℃，直肠温度高于正常值2个标准差（38.1℃）则为发热，对大龄儿童而言，正常直肠温度为37.5℃。同时，还要注意测量体温的时机，儿童在活动、哭闹、饭后的体温稍高，此时测量的温度不准。其次，不同的部位，测量的体温也不同。

2. 遇"热"即退

家长通常对儿童的发热存在焦虑和恐惧心理，迫切想要降温，导致盲目用药、体温稍高就用药的现象时有发生。但是，过早使用退热药物可能会掩盖症状，影响诊断。一般推荐当体温≥38.5℃和（或）出现明显不适时，采用退热药退热治疗。

3. 追求"速"效

一般退热药物在使用后0.5-1小时起效，所以不能一味追求"速"效，甚至为了追求"速"效而同时使用2种或2种以上的药物。研究证实，发热的持续时间不能预示疾病的严重程度。

常见的退热药物都有什么特点，又该如何选择呢?

1. 对乙酰氨基酚

对乙酰氨基酚是儿童最常用的退热药物之一，也是世界卫生组织推荐 2 个月以上婴儿和儿童高热时的首选药物。其退热效果迅速，剂量为每次 10-15mg/kg，每 4-6 小时 1 次，每天不超过 4 次。使用时需注意剂量过大可能会引起肝毒性。

2. 布洛芬

布洛芬是儿童最常用的另一种退热药物，安全、高效，适用于 6 个月以上儿童及成人解热镇痛。每次 5-10mg/kg，每 6 小时 1 次，每天不超过 4 次。研究显示，单次应用布洛芬其退热作用比对乙酰氨基酚强且维持时间久，特别是用药后 4-6 小时，但对乙酰氨基酚用药 0.5 小时后体温下降速度比布洛芬更明显。对于严重持续性高热，可以采用两药交替使用的方法，但需间隔至少 4 小时。

3. 阿司匹林

阿司匹林曾是世界上应用最广泛的解热镇痛抗炎药，但目前发现该药用于儿童不良反应相对较多。因此，世界卫生组织主张，急性呼吸道感染引起的发热的儿童不应使用阿司匹林，仅限于个别疾病。

选择了药物又应该如何合理使用呢?

1. 严格选择适宜的药物和剂量

儿童应选择小儿专用剂型，按照说明书要求使用，这样易于掌握剂量且利于吸收。对于难以口服，容易呕吐的儿童，可改为外用栓剂进行治疗。避免 2 种或 2 种以上退热药物同时使用，对于持续严重高热的儿童可选择对乙酰氨基酚和布洛芬交替使用。

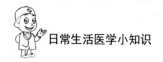

2. 不宜长期使用

自行在家退热治疗的患儿，用药一般不应超过 3 日，一味进行退热处理可能会掩盖症状，耽误患儿疾病诊治。当自行服用退热药物 3 日仍有发热时，应根据情况考虑就医。

儿童夏季腹泻怎么办？药师为您支支招

随着气温升高，又到了小儿腹泻高发的时节。腹泻病是婴幼儿高发的急性胃肠道疾病，特别是在炎热的夏季。

什么是腹泻呢？

腹泻病是一组由多病原、多因素引起的以大便次数增多和大便性状改变为特点的消化道综合征，是我国婴幼儿最常见的疾病之一，6 个月 –2 岁婴幼儿发病率高，1 岁以内约占半数；同时，该病也是造成儿童营养不良，生长发育障碍的主要原因之一。

儿童腹泻病的病因是什么呢？

1. 非感染性因素：饮食因素、气候因素等；

2. 感染性因素：可由病毒、细菌、真菌、寄生虫引起，以前两种多见。

小儿腹泻家长应该怎么办呢？

1. 对于非感染性腹泻，从饮食调整入手，只要注意调整小儿的饮食结构、习惯和规律，停止吃不适宜的食物，多饮水及防治发生脱水，大部分患儿即可自愈。

2. 对于感染性腹泻，千万不可随意使用抗生素，需在诊断明确的情况下，在医生指导下合理、足量、规范地使用抗生素。

常用药物有哪些呢？

1. 口服补液盐：小儿腹泻大多起病很急，频繁腹泻会使体内的水分和营养素迅速丢失，造成急性脱水。目前世界卫生组织推荐使用的"口服补液盐"是最经济、方便、科学的口服补液法。

2. 肠道微生态制剂：有助于恢复肠道正常菌群的生态平衡，抑制病原菌定植和侵袭，控制腹泻。常用双歧杆菌、嗜酸乳杆菌、蜡样芽孢杆菌等制剂。

3. 肠黏膜保护剂：能够吸附病原体和毒素，维持肠细胞的吸收和分泌功能，与肠道黏液糖蛋白相互作用可增加其屏障功能，阻止病原微生物的攻击，如蒙脱石散。

同时，腹泻时不必禁食，饥饿状态反而会增加肠蠕动而使腹泻加重，应多补充水分，特别是营养丰富的流质或半流质饮食，如米粥、面条、配方奶等，都是很好的选择。

水痘疫苗小贴士

1. 水痘疫苗是什么？

水痘疫苗为减毒活疫苗，经水痘病毒传代毒株制备而成，不仅能预防水痘，还能一定程度上预防水痘 – 带状疱疹病毒感染引起的神经并发症。

2. 水痘疫苗什么时候接种最好？

水痘疫苗接种的最适合年龄为 12–24 月龄，国内幼儿园儿童接种后效果也较好，12 岁以上单剂接种效果弱于儿童。一般认为，各类人群接种 1 剂疫苗已足够，但美国要求对初次接种 ≥ 13 岁的青少年和成人接种 2 剂疫苗，间隔 4–8 周。

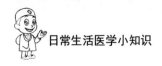

3. 水痘疫苗有效吗?

据国内外文献报道,水痘疫苗能有效减少水痘发病率,即使在免疫缺陷儿童中仍有良好的耐受性和免疫原性。

接种水痘疫苗后即使罹患水痘者其临床症状明显减轻,水痘相关并发症的发生率和病死率也大大降低,称为轻症水痘样综合征。

国外研究表明,疫苗接种者带状疱疹发生率要低于自然感染者。

据国内统计,儿童接种 1 剂次水痘疫苗后,3 至 5 年内水痘疫苗有效率为 83.4%–90.5% 不等。国外长达 7 年研究报道显示,水痘疫苗有效率为 95%,而以色列有报道显示,水痘疫苗有效率仅为 20%。

一般认为,水痘突破病例发生率随着接种时间的延长呈逐年上升趋势,疫苗效果逐年呈下降趋势。

水痘疫苗从接种到产生保护性抗体需要一个过程,时间因人而异,接种后并非立即有保护性,大部分患者在接种后 4–6 周内能产生足量有效抗体。

接种水痘疫苗者罹患水痘亦需要正规隔离及治疗。

4. 接种水痘疫苗后有什么要注意的吗?

(1)合理饮食,多饮水,一周内不得食用辛辣、生冷等刺激性的食物。

(2)穿刺部位若出现轻微红肿、疼痛等症状时,可用干净的热毛巾对注射部位进行热敷,以减轻疼痛症状。同时避免抓挠,以免发生感染。

(3)接种疫苗后的 6 天内不得让儿童服用阿司匹林等药物,儿童出现发热的症状时要注意测量其体温,并密切观察是否出现咳嗽、流涕等病毒感染的症状。

5. 什么是水痘的应急性接种?

当某区域水痘有流行趋势,或正常人接触水痘后采取的紧急预防接种措施称为应急性接种。文献统计，发现首发病例 ≤ 5 天内启动应急性接种有一定保护效果。

6. 水痘疫苗安全吗?

水痘疫苗是安全的，反应一般轻微，约 20% 的免疫者可发生注射部位红肿、疼痛，约 15% 出现发热，约 4% 的免疫者产生局部皮疹，另有 3%–5% 发生全身性水痘样皮疹。偶有报道在时间上与疫苗接种相关的严重不良反应的病例，如出现脑炎、共济失调、多形红斑、肺炎、血小板减少症等，而且多数病例的资料不足以确定其因果关系。

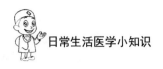

第十章 老年篇

老人过冬是个坎，来听听各科医生的建议！

对于老人来说，冬天是一年中的坎儿！很多人都听过这样的说法，老人过冬是个坎，很多老人在冬天去世，特别是高龄老人。老人要是能扛过冬天，熬到春天，又能平安过一年。不管是研究数据，还是在专家分析看来，事实也的确如此。民间也有句老话叫："老人难过冬"。老人冬天怎么过，赶快听听各科专家的建议！

冬天之所以成为老人的一个坎儿，主要是由于老年人身体的自我调节能力下降，抵抗力较弱，气温的骤降以及冷风的侵袭很容易导致原有疾病加重，特别是心脑血管疾病和呼吸系统疾病。再加上冬季感冒和跌倒多发，老人恢复较慢，也容易加重病情或诱发多种并发症。

中国慢性病前瞻性研究项目今年公布的一组数据显示，我国冬季心血管病患者死亡人数比夏天高 41%！国外也有类似现象！

呼吸科医生建议：家里放盆水

冬季寒冷干燥，再加上又是雾霾多发季节，很容易导致一些老年患者的慢性肺病急性发作。主要是哮喘、肺炎，此外，咽炎、急性气管炎和支气管炎也容易发作，此类患者从立冬之后就开始慢慢增多。特别是老人，本身抵抗力较弱，对冬季气温、湿度等气象要素的变化极为敏感，长期处于寒冷干燥的环境中，很容易发生上呼吸道感染而诱发哮喘。

另外，冬天还是感冒的多发季节，体质虚弱的老年人不可避免地成为流感病毒首要攻击目标。若不及时治疗，极有可能引起心肌炎、肺炎、肾炎等疾病，加重心脑血管病、肺病、糖尿病等基础疾病。

防范措施：

1. 最简单的方法是在暖气旁边放一盆清水，使室内空气保持一定的湿度，因为空气干燥会影响呼吸道分泌物的排出；

2. 出门尽量不要穿低领衣服，同时最好围上围巾，注意咽喉部保暖；

3. 中午外界温度较高时开窗通风。

心内科医生建议：硝酸甘油随身带

很多老人有高血压、高血脂等基础性疾病。冬季气温较低，特别是遇到大风降温天气，寒冷会刺激人体血管收缩，从而促使心率加快，血压升高，心脏负荷增加，同时也增加了脑溢血和心肌梗死发作的机会。

另外，冬季因排汗减少，饮水量减少，再加上老年人口渴的感觉较差，水分摄取不足，血液黏稠度增加，容易形成血栓，导致急性心血管事件发生或病情恶化。

防范措施：

1. 密切监测血压，常备急救药物；

2. 高血压病人服降压药时不可随意停药，如果突然停药，会出现血压反跳；

3. 最好随身携带硝酸甘油、速效救心丸等药物，以备发病时及早服药。

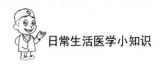

骨科医生建议：冬天要严防骨折

入冬后，老人出现骨折的现象明显增多。老年人一旦发生骨折，容易导致原有的内科系统疾病加重，以及泌尿系统感染、褥疮、肺炎等并发症。

老人毕竟年老体衰，每一种并发症都可能要了他的命。大部分骨折患者需要长期卧床，卧床导致血液循环减慢，尤其是下肢的静脉血液，由于没有肌肉的收缩，就更容易产生血栓。而血栓会随着血液循环游走至肺、脑等重要器官从而产生栓塞，导致骨折病人猝死；此外，骨折后高凝状态也增加了血栓形成的几率。

防范措施：

根据自身健康状况及运动习惯选择合适的运动项目，避免运动损伤。

消化科医生建议：喝胡椒猪肚汤

寒冷的天气里吃冷饮或饭菜不加热就吃等，人的肠胃系统很容易出现功能失调的状况，胃溃疡也容易发病，而原本肠胃功能就差的老年人更容易出现胃部不适、消化不良，甚至会引发肠胃炎。

防范措施：

1. 注意饮食要精细，切忌暴饮暴食、酗酒，尤其不要再喝冰啤酒；

2. 吃火锅时不要一味涮牛羊肉，还要适量吃些馒头、面条等面食，可对肠胃起到保护作用；

3. 常喝温水，吃温热的食物。胃寒病人可多喝胡椒猪肚汤、姜汤。胡椒和生姜都有健胃、暖胃的功效，可用于调理胃寒的病症。

皮肤科医生建议：润肤霜要坚持抹

冬季冷刺激很容易引起皮肤瘙痒症。另外，手足皲裂也是很常见的一种皮肤病，尤其是接触脂溶性或碱性物质的人群，如家庭主妇、厨师、清洁工人等。

防范措施：

1. 洗澡时水温别过高（不超过 45℃），次数别过频，一周一次就可以了；

2. 用温和保湿的润肤霜，并在洗澡完毕后适当涂抹；

3. 冬季家庭主妇做家务时最好戴上橡胶手套；

4. 不吃刺激性的食物。

失能老年人居家养护

"失能老人"是被评估为至少持续六个月以上，具有身体、精神、智力、感觉或年龄相关失能，或这些组合的人，并导致独立功能减退到需要持续养护的程度。

随着我国人口老化速度快速进展，导致老年人群中失能（中风、糖尿病截肢、听力和视力障碍、痴呆症）的患病率增加。因此，迫切需要了解国人的养老服务要求和偏好，并提出符合国人需求的养老服务模式。

失能老人的照护建议：建立失能老人服务提供模式，首先要提出一系列切合中国人生活环境的定义，用于界定失能、存在感、世界观和生活质量。

失能老人居家养护家庭往往是社会和经济活动的单元，因为家庭作为重要的单元，并且家庭和社区环境有广泛的相互作用。

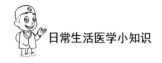

对于失能老人的照护主要集中在以下几个方面：

定期身体检查、建立健康档案、医护人员上门服务、紧急救护、转诊介绍与协助、饮食指导、用药指导、慢性病护理、紧急救援服务、康复辅助。该照护由具专业医疗行为的社区卫生服务中心负责，由签约的家庭医生具体实施，定时随访，并对养护者进行指导、检查。老年人外出就医时，家庭养护者需陪同。康复辅助应在专业人员指导下进行，康复辅助根据需要配备相应的康复器具。

而家庭日常照护者的责任更为重大：测量血压、血糖、呼吸、脉搏；观察皮肤组织变化、病情变化；压疮护理；协助服药；各种管道的护理（导尿管、鼻饲管、引流管等）；协助排便；协助翻身；协助室内活动；协助穿脱衣裤等。

家庭养护者应在接受培训并熟练掌握测量技术后进行本项操作。高血压患者应每天测量血压，糖尿病患者应每天测量血糖，非高血压、糖尿病患者可根据个人意愿选择进行，测量后做好记录。出现皮肤组织损伤、病情变化时家庭养护者应及时告知医护人员。养护者应熟悉每种药物的作用、副作用、服用方法，严格执行医嘱辅助老年人服药。进行日常护理活动时应保证老年人无不适感。

关怀访视，心理咨询，不良情绪干预；组织有益于老年人身心健康的文化娱乐、体育活动；子女探望、陪伴；辅助出行；相谈服务。

医护人员应注意老年人的情绪变化，出现不良情绪时应主动干预。社区、居家养老服务机构应定期组织老年人集体活动。子女至少能遵守法律规定，尽赡养老年人义务，尽可能多的陪伴老年人。家政服务员陪同出行应保障老年人安全，提供相谈服务应包括谈心交流、读书读报等服务，形成与老年人的良性互动，增进感情与互信。

立秋之后，还需预防空调病

持续的高温天气，市民们纷纷"躲在"空调房内避暑，家里的空调 24 小时开着，但时间一长，不适感就来了。

什么是空调病？

长时间在空调环境下工作学习的人，因空间相对密闭，空气不流通，致病微生物容易滋生，且室内外温差较大，机体适应不良，会出现鼻塞、头昏、打喷嚏、耳鸣、乏力、记忆力减退、四肢肌肉关节酸痛等症状，常有一些皮肤过敏的症状，如皮肤发紧发干、易过敏、皮肤变差等。这类现象在现代医学上称之为"空调综合征"或"空调病"。

空调病的症状

1. 感冒、过敏、风湿痛、黏膜干燥；

2. 头晕、眼花、恶心呕吐、食欲不振、睡眠不佳；

3. 紧张、烦躁、注意力难以集中、头疼；

4. 口渴、喉咙疼、浑身没劲、腰酸背疼、皮肤干燥；

5. 手脚冰冷甚至有些麻木、月经不调、腹泻或者便秘。

空调病的病因

1. 空调病其实就是由于空气干燥造成的疾病。长期在这种环境下，眼涩、嘴唇干；其次由于穿衣少，即使不出汗，在干燥的空气中也会散失大量的水分；最后就是呼吸，鼻黏膜、气管黏膜变干，严重时会发生干裂，感冒等病毒就会乘虚而入，引发感冒咳嗽。

2. 房间密闭性强、空气流动性差、风量小、长时间不开窗、阳光不足，致病微生物容易滋生。

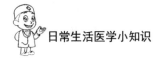

3.室内外温差较大，机体适应不良。人体的神经系统难以适应，会造成人体的生物节律及植物神经功能紊乱。

空调病如何防治

1.空调温度适宜，室内外温差不宜相差过大，一般将室内温度调至26℃–28℃比较合适。

2.空调开4小时必须开窗通风，去室外活动活动。

3.多喝开水，多吃绿色蔬菜，多参加运动，增加抵抗力。

4.空调定期清洗。以免使用时把灰尘、细菌、病毒吸入体内，容易生病。

5.一旦患上空调病，可以服用藿香正气水治疗，还可以喝一些绿豆汤进行食疗。

注意：居室开空调时，特别要关心老年人和婴幼儿，他们的温度感觉差，体温调节功能也差，易患上空调病。

老年痴呆

阿尔兹海默症，俗称"老年痴呆"，现已成为现代社会一大健康难题。导致罹患老年痴呆的因素有很多。

以下三类人易患老年痴呆

1.单身的人：单身的人常常睡不好，与社会联系普遍较少，孤独感强，他们身体健康状况更差，精神也不佳。英国伦敦大学最新研究发现，与有伴侣的人相比，单身的人患老年痴呆的风险更高。

2.空巢老人：据统计，在临床中接诊的老年性痴呆患者中，约有一半是独居的"空巢老人"，这或许与"空巢老人"孤独、空虚、缺乏交流导致大脑活动能力下降有关。

3. 牙齿掉得多的人：研究表明，牙齿掉得多的人，更容易患老年痴呆症。牙齿咬合频率如果比较大，大脑的血供其实是增加的，牙齿的碰撞，可以直接刺激到大脑的神经。

防痴呆养成6大良好习惯

1. 早起习惯：起床后马上喝杯温开水，人体在一夜睡眠中会丢失 500ml 水分，起床后需要立刻补充。而且温开水有助提升体温，体温每上升 1℃，人体基础代谢也会随之提高 10%。一周至少喝 3 次蔬菜或水果汁，能把得老年痴呆症的风险降低 75%。每天晒 15 分钟太阳适量多晒太阳能帮助人体制造维生素 D，而研究表明维生素 D 有抗癌作用。

2. 上班习惯：包里带上几块黑巧克力，疲惫时吃上几块能为您补充能量，有助提高工作效率；而且黑巧克力富含多酚，有助抗老化。同时它的升糖指数低，有助控血糖。

3. 家务习惯：有研究表明，喜欢做饭的人不易得认知障碍症，操心一天三餐对大脑就是种良性刺激。

4. 日常生活习惯：尽量避开碳酸饮料、快餐等加工食品。加工食品含有大量的磷，会妨碍人体吸收钙，不利骨骼健康。

5. 运动习惯：适当出汗。运动量要以出汗为宜，帮助排出体内蓄积的毒素。健康活到百岁者的一大共同特征就是不胖，体重只要降低 5%，得糖尿病和高血压的风险就会下降。每天步行 30 分钟。有研究表明，死亡率最高的人是那些平时几乎不走路的人，每天步行 30 分钟，能促进血液循环，有助健康长寿。

6. 晚饭习惯：晚饭可生吃洋葱。洋葱所含的硫化物能预防动脉硬化和高血压，生吃效果更好，建议切成薄片，做成蔬菜色拉吃。八九点后不吃东西。脂肪在半夜 2 点最易蓄积，如果此时处于空腹状态，脂肪就不易蓄积，按照一般消化时间推算，就要在晚八九点后不吃东西。

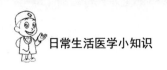

第十一章 风湿篇

怎样预防老年类风湿关节炎？预防措施有哪些？

老年类风湿关节炎与一般的类风湿关节炎并无太多区别，都是对称性、进行性和侵蚀性的关节炎，主要表现为手足及四肢多处关节疼痛，肿胀和关节功能障碍等。

1. 加强锻炼，增强身体素质

经常参加体育锻炼或生产劳动，如保健体操、练气功、太极拳、做广播体操、散步等，凡是能坚持体育锻炼的人，身体素质高，抵抗疾病的能力强，抗御风寒湿邪侵袭的能力比一般没经过体育锻炼者强得多，故此很少患病。《内经》提出的"正气存内，邪不可干""邪之所凑、其气必虚"，正是这个道理。

2. 避免受风、受潮、受寒

大部分患者发病前或疾病复发前都有受凉、受潮等病史，而这些因素在本病的发生发展过程中起着重要作用。春季雨水较多，也是"百病好发"之际，类风湿性关节炎也不例外，故要防止受寒、淋雨和受潮，关节处也要注意保暖，不穿湿衣、湿鞋、湿袜等。夏季不要贪凉、空调不能直吹、不要暴饮冷饮等，秋冬季节则要防止受风寒侵袭。切记，保暖是最重要的。

3. 注意劳逸结合

活动与休息要适度，做到劳逸结合。过于疲劳，人的免疫力也会随之下降，容易引发一些疾病。

4. 保持精神愉快

疾病的发生发展与人的精神活动状态有着密切的联系。保持精神愉快也是预防类风湿关节炎的一个方面，要善于节制不良情绪，遇事不可过于激动，生活愉快，心胸开阔，不可长期闷闷不乐。要记住"正气存内，邪不可干"。保持正常的心理状态，这对维持机体的正常免疫功能是尤为重要的。

5. 预防和控制感染

实验研究表明细菌或病毒的感染可能是诱发类风湿关节炎的发病因素之一，有些类风湿性关节炎是在患了扁桃体炎、咽喉炎、鼻窦炎、慢性胆囊炎、龋齿等感染性疾病之后而发病的。所以，预防感染和控制体内的感染病灶也是不容忽视的。

痛风病人管住嘴：喝什么也很重要

对于痛风和高尿酸血症的预防和控制来说，吃什么重要，喝什么也重要。通常，医生会忠告痛风患者一定要多喝水，以便促进尿酸的排出。那么我们就来讨论一下，除了白水之外，其他液体饮料是否适合痛风患者选择。

1. 含酒精饮料

我们知道，高尿酸血症的人应当尽量不喝酒。不仅啤酒，白酒也不能喝。红酒亦在控制之列，因为红酒并没有传说中能够预防痛风的作用。酒精有促进内源性尿酸生成的作用，而且会导致乳酸和酮体的积累，竞争性抑制尿酸排出。因此，大量喝酒往往导致血尿酸突然升高，如果再同时食用高嘌呤高脂肪食物，便会成为诱发痛风急性发作的直接原因。

2. 甜饮料

那么在饭桌上不能喝酒，喝甜饮料行不行呢？答案是也不行。

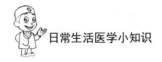

甜饮料对痛风有促进作用，这在多项研究当中都得到了确认。甜饮料中的主要成分之一的果糖，受到了最多的关注，因为研究者发现它会促进内源性尿酸的生成。在那些清凉口感的甜饮料当中，特别是产气饮料当中，含有大量的高果葡糖浆，喝这些饮料就会喝进去大量的果糖。

3. 果　汁

多项大型流行病学研究还证实，不仅碳酸饮料，甚至那些甜味的果汁，尽管确实是 100% 的果汁，但在摄入量增加时，也会增加肥胖、糖尿病和痛风风险。

这可能不仅是因为水果中含有天然果糖，还因为喝果汁很容易喝进去过多的糖分，糖分摄入过量会促进肥胖和代谢紊乱，而这些状况本身就是促进痛风的因素。

4. 咖啡和茶

日本一项流行病学调查表明，饮茶习惯和痛风危险没有任何相关性。尽管喝茶不能预防痛风，但痛风患者喝茶也是无害的，喝咖啡却似乎和痛风之间可能存在负相关性。研究者发现，咖啡的好处很可能在于其中的大量钾元素，或者其他特殊成分的作用。

不过，考虑到我国居民饮用咖啡通常会加入糖和奶精，不利体重控制和血脂控制；同时咖啡有兴奋作用，并不提倡痛风患者大量饮用咖啡。如果想发挥咖啡的益处，建议冲得稀一些，而且不要加入糖和咖啡伴侣。浓茶不建议饮用，但喝比较淡的茶是有益的，可以作为日常补水来源。

除了传统的茶之外，还有大麦茶、荞麦茶等，它们含热量极低，富含钾元素，在不加糖的情况下适合痛风患者饮用。

5. 各种汤类

痛风患者还经常得到忠告，不要喝久煮的鱼汤肉汤。由于嘌呤是一种易溶于水的物质，浓汤中嘌呤含量相当高。汤中最好也不要添加鸡精，因为鸡精中添加的肌苷酸钠和鸟苷酸钠，会参与核酸代谢而转变为尿酸。

医生经常建议痛风和高尿酸患者食用肉类鱼类的时候先煮汤，把汤留给家人喝，自己来食用煮过弃汤的肉。这样做能明显降低嘌呤的摄入量，但也会损失大量的 B 族维生素和钾，同时肉的口感大打折扣，未必是一件十全十美的事情。与其把煮过的鱼肉看成安全食品，不如直接控制鱼肉海鲜的摄入量。

相比之下，各种谷物的粥汤都是不错的选择。比如稀的小米粥、燕麦粥、玉米碎粥，多加点水，盛出上面没有米粒的部分来当汤喝，既能补充水分，又能增加 B 族维生素和钾，嘌呤含量也非常低，味道清香怡人，是不错的补水选择。

6. 苏打水

部分痛风患者认为苏打水特别适合痛风患者饮用，因为其中所含的钠对尿酸的排除有帮助。不过，钠盐是把双刃剑。它虽然有利于降低尿液的 pH 值，但过多的钠盐会增加肾脏的负担，并有升高血压的作用。

考虑到痛风患者常常伴有高血压、高血脂、冠心病和肾脏功能损害等问题，有并发症的人士并不适合无限制地饮用含钠的苏打水。如果要经常饮用苏打水，则建议日常饮食限制盐量，保证一天当中的总钠量不超标。

至于白开水、矿泉水等，则可以不限量地饮用。如果有肾结石情况，每天饮水量应达到 3 升左右。考虑到痛风通常是在夜里发作的，特别建议在睡前喝水，以避免夜间血液浓缩，血尿酸含量上升而增加急性发作的危险。

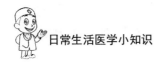

痛风患者的治疗

痛风是尿酸盐结晶在大小关节、肾脏等器官沉积，形成"小石头"刺激组织，引起组织损伤产生剧烈疼痛的一组临床综合征。轻者表现为关节炎、尿路结石，重者可出现关节残疾和肾功能不全等。

一般治疗

健康饮食：避免动物内脏（肝、肾）；限制肉类、海鲜，果汁、汽水、甜点、酒类（尤其是啤酒，也包括白酒）；鼓励低脂或无脂饮食，多吃蔬菜；

多饮水，限制烟酒：每日饮水＞2升；戒烟，禁啤酒、白酒；

坚持运动，控制体重：避免剧烈运动，鼓励每天慢跑、太极等中等强度的运动30分钟以上，肥胖者应减轻体重，使体重控制在正常范围。

药物治疗

1.急性期：及时就诊，遵医嘱对症治疗以缓解症状。同时需卧床休息，抬高患肢，避免负重。主要治疗药物有秋水仙碱片、非甾体类抗炎药或激素类。

2.缓解期：同高血压、糖尿病等慢性终身疾病一样，需要长期服用药物。缓解期主要是控制血尿酸在正常水平，促进体内痛风石和肾脏尿酸盐结石的溶解排泄，预防痛风的急性发作。主要治疗药物有抑制尿酸生成的别嘌醇片、非布司他；促进尿酸排泄的丙磺舒、苯溴马隆；促进尿酸分解的尿酸氧化酶；以及碱化尿液的药物碳酸氢钠片。

用药注意事项

1. 高尿酸血症是痛风发生的最直接病因，控制尿酸水平就显得尤为重要，血尿酸水平应维持在 300mmol/L 以下；

2. 平时不可擅自增加药物的剂量、不可擅自调整药物的种类；

3. 多种药物会引起血尿酸升高，如利尿剂、阿司匹林，合并使用其他药物的时候要咨询医生；在医生的指导下，也可以联合中药治疗；积极控制高血压、糖尿病、高血脂等疾病。

高尿酸血症及痛风患者的饮食指导

随着生活条件的改善，饮食结构的改变，高尿酸血症及痛风患者正逐年增多，如何预防高尿酸血症及痛风发作已经成为一个大众关心的热点问题，痛风的发作常常与饮食相关，因此调节饮食结构是预防痛风发作的重要环节。过去主张用无嘌呤或严格限制嘌呤的食物，但也限制了蛋白质的进量，长期严格控制蛋白质摄入量对营养摄入带来不良影响，目前主张仅禁用含嘌呤高的食物，并根据病情决定膳食中嘌呤的含量。

急性期的膳食应严格限制嘌呤在 150mg/ 天以下，可选用下列第一类或第二类含嘌呤很低的食物，蛋白质每日 50-70g，以牛奶、鸡蛋（特别是蛋白）、谷类为蛋白质的主要来源，脂肪不超过50g，以碳水化合物补足热量的需要。禁用含嘌呤高的肝、肾、胰、鲭鱼、沙丁鱼、小虾、肉汁、肉汤。液体进量每日不少于 3 升，此外可用碳酸氢钠等药物碱化尿液。

在缓解期，膳食要求是给以正常平衡膳食，以维持理想体重。蛋白质每日仍以不超过 80g 为宜。禁用含嘌呤高的第一类食物；有限量地选用含嘌呤少量及中等量的第二、第三类食物，其中的肉、鱼、

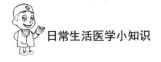

禽类每日用 60-90g，还可将肉类煮熟弃汤后食用。第二类食物中的蔬菜可少量选用；另外可自由选用含嘌呤很低的第一类食物。

[附录 1]：各种食物嘌呤含量比较

第一类：嘌呤含量少或不含嘌呤的食物

精白米、精白面包、馒头、面条、通心粉、苏打饼干、玉米，卷心菜、胡萝卜、芹菜、黄瓜、茄子、甘蓝、莴苣、南瓜、西葫芦、西红柿、萝卜、山芋、土豆、各种牛奶、奶酪、酸奶、各种蛋类、各种水果及干果类、各种饮料（汽水、茶、巧克力、咖啡、可可等）、各种油脂、果酱、泡菜、咸菜等；

第二类：嘌呤含量 50-75mg

蘑菇等菌菇类、花菜、芦笋、菠菜、豌豆、四季豆、青豆、菜豆、麦片、鸡肉、羊肉、白鱼、花生、花生酱、豆类及其制品；

第三类：嘌呤含量 75-150mg

鲤鱼、带鱼、鳕鱼、鳝鱼、大比目鱼、鲈鱼、梭鱼、鲭鱼、鳗鱼、贝壳类水产、熏火腿、猪肉、牛肉、鸭、鹅、鸽子、鹌鹑、扁豆、干豆类（黄豆、蚕豆等）；

第四类：嘌呤含量 150-1000mg

动物肝脏、肾脏、胰脏、脑、沙丁鱼、凤尾鱼、鱼子、虾类、蟹黄、酵母、火锅汤、鸡汤、肉汤、肉馅。

第十二章 肿瘤篇

怎样预防食管癌？预防食管癌常吃哪些蔬果？

恶性肿瘤疾病中很多见的一种就是食管癌了，其实发生食管癌的人数还是很多的，因为现在的人们对于饮食是否健康都不是很在意，加之，食管癌诱发因素有很多，致使食管癌的发病率一直居高不下。其实预防很重要，生活中经常吃这样几种蔬菜便能很好的预防食管癌的发生。

常吃这些蔬果能够预防食管癌

梨：梨具有生津润燥、清热化痰等作用，具有一定的防癌、抗癌作用，适合食道癌患者食用，尤其是晚期患者，对其症状有明显的缓解效果。

苹果：苹果含有一种叫多酚的物质，对于癌细胞的增殖有很好的控制效果，苹果中富含纤维素、维生素 C 以及钾元素，可以增补肠道的容量，抵制致癌物质，促进其排泄。

杏：对癌细胞具有杀灭的作用，所以也可适量食用。

山楂：含山楂酸、果糖以及维生素等营养物质，可以帮助患者消化食物。

葡萄：有益气补血、除烦解渴、健胃利尿之功效，其中含有的白藜芦醇可防止正常细胞癌变，尤其对于食道癌患者更加有益，因此建议患者多食。

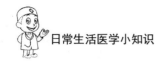

"莓"类水果：蓝莓、巴西莓、树莓和蔓越莓这几种莓类水果中都含有丰富的植物营养素，植物营养素是预防癌症的有效物质。巴西莓里的活性成分可以杀死培养基里面的癌细胞；蓝莓中含有的化合物可以使肝脏里面的致癌细胞死亡；蔓越莓有对抗卵巢癌的重要作用。

常吃冻干草莓也可防食道癌。草莓中富含一种抗氧化成分，这种成分可抑制食道癌的癌前病变。将草莓冻干后的效果更加明显，因为草莓在排掉水分后，其所含防癌成分的有效性增加了近10倍。

西兰花和甘蓝菜：植物营养素可有效预防食道癌，而通常植物营养素越多，蔬果的色泽就会越鲜艳，西兰花和甘蓝菜都属于深色系。坚持长期食用这类蔬菜对人体有很大益处，不仅仅是预防食道癌，对改善身体机能，均衡营养，优化健康有一定效果。

绿茶：绿茶含有儿茶酚，儿茶酚是一种最先用作抗癌研究的植物化学物质。绿茶中含有一种叫做儿茶素化学物质，它能有效抑制乳腺肿瘤的生长。一天两杯绿茶，既可以预防癌症又可以补水，对于大多中国人而言，喝茶是生活中必需的，所以绿茶的来源随处可得。

大蒜：以大蒜为主要成分制成的保健品近年来在市场上销售颇多，因为大蒜对许多种癌症都有预防作用，其中对消化系统癌症的预防效果最明显。有研究发现，常吃大蒜的中年妇女患结肠癌的风险比其他人低50%。

肿瘤患者如何合理饮食

肿瘤患者，经手术、放、化疗后，营养缺乏，应该怎么进补？需要忌口吗？化疗期间饮食应该注意什么？怎么合理饮食？相信每一位患者及家属都有这样的疑惑。

应该遵循以下原则

1.卫生；2.均衡、多样：六大食物种类：五谷根茎类、蛋豆鱼肉类、奶类、蔬菜、水果、坚果；3.适量；4.维持理想体重；5.少油、少糖、少盐；6.钙质丰富，每周一次海产品；7.多喝白开水。

肿瘤患者能不能大补？要不要忌口？

对营养不良的肿瘤患者进行营养支持，不仅不会促进肿瘤生长，还能够改善患者体质，增强机体免疫功能，反而对肿瘤治疗有益。美国肠内肠外营养学会发布的肿瘤患者营养支持治疗指南指出：无证据表明营养支持能促进肿瘤的生长。所以要不要"忌"，能不能"补"，还得看患者的营养状态。

化疗期间需要忌口吗？

化疗期间不要吃辛辣刺激食物，也不要喝酒，过敏体质者尽量少吃海鲜等容易过敏的食物。容易导致恶心呕吐、便秘、腹泻的食物尽量少吃或不吃，例如：加重呕吐的有含5-羟色胺：常见食物有香蕉、核桃和茄子等；含色氨酸：常见食物有小米、腐竹、豆腐皮、虾米、紫菜、黑芝麻等。导致腹泻：贝壳类海鲜。这些食物如患者有意愿吃，可以少量给予，但胃肠道反应较重者需要避免。此外，化疗期间不能吃生冷硬的食品，饮食要注重清洁、清淡，营养全面。

非化疗期间的饮食有哪些禁忌？

在饮食方面，更多的是不适合，而非禁忌。不适合饮酒（酗酒肯定是禁忌），不适合辛辣刺激食物，不适合暴饮暴食。至于那些已经列为致癌物的食物（烟熏烧烤的食物，加工的红肉，腌渍菜等），更要少吃或不吃。

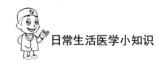

化疗期间该怎么吃？

提到化疗，很多人首先就会联想到恶心、呕吐、食欲不振，对化疗的副作用有谈虎色变之感，那么肿瘤病人在化疗期间该怎么吃呢？

化疗期间饮食注意事项

1. 进食清淡、少油、易消化食物，多吃水果；

2. 饮食宜少量多餐，不宜过饱；

3. 进食前后可用淡盐水漱口，保持口腔清洁无异味；

4. 多饮水，每日 2.5–3 升；

5. 尽量坐起来进食或者饮水，半小时后平卧；

6. 最好家属陪同进餐。

化疗期间的饮食原则

1. 化疗前：均衡饮食，每日饮食中包含谷薯类、蔬菜水果类、肉禽蛋类、奶及豆制品类以及少量油脂类五大类食物。每日 4–5 餐，加餐以水果为主。化疗前一天进食低脂肪、高碳水化合物、高维生素和矿物质的食物，如：米饭、面食、鱼肉、鸡肉、鸡蛋、瘦肉、豆腐、蔬菜、水果等。

2. 化疗中：进食低脂肪、高碳水化合物、少量优质蛋白质食物：以谷类、蔬菜、水果为主，配以容易消化的鸡肉、鱼肉和鸡蛋等，可以适当补充蛋白质。如果化疗反应较重，饮食以流质为主，可食用菜汤、米汤、果汁及一些要素饮食。

3. 化疗后：化疗后身体较虚弱，宜选择营养丰富且易于消化的食物，如软饭、稀饭、面包、馒头、鱼肉、鸡蛋、鸡肉、煲汤、土豆、香蕉等。少量多餐，适当运动，用酸奶替代牛奶，以免腹部胀气，也可以用姜刺激食欲。

化疗后血象下降的饮食调理

补充高蛋白饮食，如牛奶、大豆、瘦肉、猪蹄、海参、鱼。动物肝脏及红枣、红皮花生、黑木耳、红豆等有助于改善贫血。中医最重视以脏补脏，因此在化疗期间也可适量增加骨头汤或动物血制品，可多吃黑色食品，如黑芝麻、黑米、黑豆、黑枣等，有助于提高血象。

消化道反应的饮食调理

化疗可引起口腔黏膜炎，此时要保持口腔清洁，进食前后刷牙，补充高营养流质或半流质饮食，如莲子羹、牛奶、豆浆、鲫鱼汤等。进食时避免过热、过酸及刺激性饮食，出现溃疡可遵医嘱局部用药。胃肠道反应可出现恶心、呕吐等，此时可进食开胃食品，如山楂、扁豆、山药、白萝卜、香菇等，同时要少量多餐，进食时细嚼慢咽，饭后1小时内避免平卧。

总之，肿瘤患者化疗期间的饮食、营养是十分重要的，正确、合理、安全、健康的饮食是保证患者顺利完成化疗的前提条件，每个患者应保持良好的心态，根据自身情况进行适当的饮食调理，同时还可咨询专业营养师，并和临床医师一起协商制定化疗期间饮食计划。

如何在家照顾化疗病人

天有不测风云，人有旦夕祸福，一旦病魔降临，需要接受化疗，在医院中有医生、护士、营养师等专业人员照顾，那么在家中又该怎样被照顾呢？

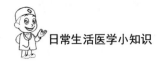

饮食篇

民以食为天。俗话说，药补不如食补，化疗病人和家属最关心的就是吃的问题，吃什么，不吃什么，怎么吃，永远是最热门的话题。事实上，化疗病人往往因治疗出现白细胞降低，感觉乏力，恶心呕吐等不适症状，而这些症状都与吃有关，故可以通过"吃好"达到减轻化疗副作用的效果。那么怎么吃呢？总的来说，化疗期间饮食的原则是清淡易消化，营养丰富。化疗期间，病人消耗较多，所以应该充分补充营养，不要因为恶心呕吐就不吃东西。如果非常难受，可以少食多餐，在能吃下东西的时候尽量进食。选择病人喜欢吃的东西，变换花样，变换种类，尽量让病人吃好。多吃新鲜的蔬菜水果，多吃纤维丰富的食物，都对病人很有好处。和其他病人交流饮食的经验也助于增进食欲。同时也要注意不要吃易过敏的食物，不要轻信无证照游医的药品。

起居篇

除了吃，平时生活中还应该注意什么呢？首先要注意居家的清洁，定时开窗通风，预防感染。卧室环境安静整洁，让病人拥有一个良好的睡眠环境，保证休息。另外，还要注意活动，生命在于运动，化疗患者感觉乏力是非常正常的，但也不能始终躺在床上，应当适当起床活动，下楼散散步，以不感到劳累为限。外出活动时要注意，不要去人多的地方，减少感染的机会。还有一些病人，比如乳腺的病人，需要术后康复锻炼的，也应该在专业的指导下逐步进行，使自己能够尽快恢复。很多病人在化疗期间为了保护外周静脉会留置PICC管，应当注意保护管路，防止脱出，定期换药冲管，避免感染堵塞，洗澡时用毛巾、保鲜膜等包裹穿刺处，防止浸湿，尤其夏天需要特别注意。PICC的病人还要注意穿刺侧的手不要提重物，不要做剧烈活动。

医事篇

照顾病人最关注的还是病人的病情。化疗后会产生很多的副作用，这些副作用大多能在整个化疗结束后减轻或消失，而在化疗间期，需要我们照顾病人，共同抵抗这些负面的因素。如果发生恶心呕吐，可以选用合适的止吐药物，另外，还要做到少食油腻，避免接触引起恶心呕吐的东西；如果发生脱发，则应积极地开导病人，并推荐爱美的患者选择适合自己的假发；白细胞降低的时候，可以应用合适的升白细胞类药物，并在饮食中加强营养支持；如果发生静脉炎，要及时到医院就诊，不得延误；便秘的时候，注意补充足够的水分，可进食膳食纤维（例如芹菜），不能改善时可以咨询医生，按医嘱用药；化疗间期患者未入院时，应当严格的遵守医嘱，定期复诊，按时复查血常规，按时服药，及时与医师进行沟通。

心理篇

保持良好的心态非常重要，用一种积极地心态去迎接化疗。以前有句老话，叫做保持革命的乐观主义精神，还是很有道理的，只要有强有力的精神支持，是没有克服不了的困难的，何况化疗只是暂时的不舒服呢？

家属是病人最亲近的人，也是病人力量的源泉和强大的精神支柱。亲人所能起到的作用在某些方面是其他任何人取代不了的。应该尽量安排好病人一天的生活，让他们感到愉悦、充实、轻松，可以让他们看看书，听听音乐，看看电视，去外面散散步，还可以做一些力所能及的家务，对改善心境大有好处。家属可以帮助病人改变病人对疾病的看法，引导其积极配合医生治疗，建立自信，重新鼓起生活的勇气，我们希望家属与患者能够经常进行思想与感情的

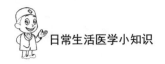

沟通，聆听病人的倾诉。

我们相信，在医护人员的共同努力下，在家人的鼓励支持下，最关键是在病人强大的自信下，我们能够让病人的生活质量得到最大的提高。

什么是放疗？

放疗是放射治疗的简称，是利用放射线治疗疾病的一种局部治疗方法。它利用各种不同能量的放射线（X线、γ线、电子线等）杀死肿瘤细胞从而使肿瘤缩小或消失。放疗的目的是尽可能杀死肿瘤细胞，同时保护正常组织。放疗可单独使用，也可与手术、化疗等其他治疗手段配合综合治疗肿瘤，以提高肿瘤的治愈率、延长患者寿命、减轻患者痛苦。

大约70%的肿瘤患者在治疗过程中需要用放射治疗，约有40%的肿瘤可以用放疗进行根治。放射治疗在肿瘤治疗中的作用和地位日益突出，已成为治疗恶性肿瘤的主要手段之一。

放射治疗与辐射损伤

放射治疗是恶性肿瘤的主要治疗手段之一。但放射线是一把双刃剑，它既能杀灭肿瘤细胞，同时又不可避免地造成正常组织的损伤。从理论上讲，只要给予足够的剂量，放疗是能够完全控制肿瘤的，但在临床实际工作中，肿瘤周围的正常组织对放射线的耐受能力限制了照射剂量。医生需要在控制肿瘤（治疗益处）和正常组织损伤（危害）之间寻找平衡点，忽视了任何一方，不但可能达不到放疗所应有的治疗效果，反而可能因治疗的不良反应给患者造成损害。

放疗后人体有放射性吗？

很多病人担心：放疗后自己的身体有无放射性？回答这个问题首先要看所用的放疗方法。直线加速器放疗后，患者体内肯定无放射性，因为放射源在体外一定距离的机器内，所以放疗后可以亲密地和亲戚朋友在一起。近距离后装放射治疗是将放射源置于体内进行局部治疗，随着放疗结束，放射源离开患者体内，因此放疗后患者体内也无放射性。

同位素治疗是将放射性元素注入血管内（如放射元素锶治疗多发骨转移），这些放射性元素随血流到达肿瘤及全身其他部位，随着人体代谢，还会排入唾液、尿液等分泌物中，所以在一定的时间内要保护好周围人员，处理好排泄物。

放射性粒子治疗是将带有放射性的粒子植入肿瘤内部从而起到对肿瘤的杀伤作用，患者体内带有一定量的放射性。

放疗期间病人可能有哪些全身反应？如何处理？

在放疗期间常见的全身反应有恶心呕吐、食欲不振、疲乏等，一般都不十分严重，多是因放疗导致胃肠功能紊乱所致，加上患者精神紧张、忧虑、疼痛等都会加重这些反应。可以服用一些健胃消食的药物，如维生素 B6、胃复安或吗叮啉、胃蛋白酶等，以促进胃肠蠕动和消化。此外，白细胞和血小板下降，也是全身反应之一，可予补血食物如猪肝、猪蹄、升血药物及中药配合治疗，必要时可进行成分血输注。

另外，患者应确立战胜疾病的信心，增强与病魔作斗争的勇气。把吃好饭当作首要的治疗，饮食上要做到色、香、味俱佳，种类多样，高维生素，高蛋白，易消化，忌辛辣，戒烟酒，饭后适当做些运动。如果全身反应严重，可采用配合输液，静滴止吐药物等办法来解决。

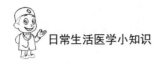

放射治疗需要多长时间?

放射治疗所需的时间取决于肿瘤的性质、病变的早晚、治疗的目的、病人的身体状况等多方面的因素,一般需时 2-7 周。敏感肿瘤的放疗一般需时较短,如淋巴瘤的放疗需时 3-5 周;而对放疗敏感性较差的肿瘤,如纤维肉瘤,则需时 6-8 周。

病变相对较早、以放疗为主要治疗的根治性放疗需时较长,一般为 5-7 周,如食管癌根治性放疗一般需 6-7 周;病变较晚的姑息性放疗则需时较短,一般为 2-5 周,如脑多发转移瘤的放疗一般可控制在 2-5 周内完成。为提高手术切除率、减少复发所做的术前放疗一般需时 4-5 周,为巩固疗效而作的术后放疗一般需时 5-6 周。

年迈体弱,同时有其他慢性疾病者,为防止放射损伤一般放疗的剂量较低,需时较短,如肺癌合并慢性支气管炎者放疗 5 周左右,而不是常规的 6-7 周;年幼者为了防止因放疗损伤影响生长发育,放疗所需时间较成人短,如儿童淋巴瘤的放疗一般需时 3-4 周。

放疗与肿瘤,您了解多少?

有人问,得了癌症要是不能开刀,是不是就看不好了?

手术确实是很多癌症首选的治疗手段,但手术不是根治肿瘤的唯一手段,也不是所有癌症都需要手术。在发达国家,恶性肿瘤 5 年生存率已高达 65%,放疗可以根治 22% 的癌症。

那放疗是不是好细胞坏细胞一起杀,副作用很大?放疗的病人身上带有射线,是这样吗?

现代放疗已经完全告别了敌我难分的"土炮时代",而是进入了精准的"导弹时代"。

精准放疗在 CT 的模拟定位下深入分析肿瘤,按肿块的立体形态直接射杀，很少累及正常组织。医生敢于加大放射剂量，从而减少射线照射次数，缩短病人的放疗时间，疗效比过去好得多，副作用也小。患者身上是不带射线的，对周围正常人没有影响。

哪些病人需要放疗？什么时候选择放疗呢？

放疗作为癌症治疗的主要手段之一，既可以单独使用，也可与手术、化疗等其他治疗手段配合治疗，主要类型有以下4种：

1. 根治性放疗，肿瘤病灶局限且对射线较敏感的肿瘤，如鼻咽癌等头颈部肿瘤、肺癌、食管癌、淋巴瘤、前列腺癌和宫颈癌等可通过放疗根治。

2. 姑息性放疗，减轻晚期肿瘤症状，缓解痛苦，尤其对脑转移、骨转移、上腔静脉压迫综合征、肿瘤压迫神经或血管等有明显的治疗效果。

3. 术前放疗，可提高肿瘤的切除率，减少术中肿瘤种植机会及术后复发率，常用于喉癌、唾液腺癌、上颌窦癌、食管癌、软组织肉瘤、直肠癌等。

4. 术后放疗，术后有残留、局部病期较晚、淋巴结转移或有亚临床病灶存在可能的肿瘤，术后放疗可提高肿瘤局部控制率，常用于脑瘤、喉癌、唾液腺癌、上颌窦癌、食管癌、肺癌、胃癌、直肠癌、乳腺癌、宫颈癌、子宫内膜癌、软组织肉瘤等。

第十三章 皮肤篇

看看您的黑痣会恶变吗?

几年前,著名导演冯小刚执导的电影《非诚勿扰2》红遍大江南北,剧中孙红雷饰演的李香山最后因为足背一个小小的“黑痣”而坠海自杀。因看了这部电影来皮肤科门诊看痣的人络绎不绝,同时也捧红了一个陌生的医学名词“恶性黑色素瘤”。色素痣人人皆有,一般平均有15-20颗甚至更多。为什么小小黑痣能夺人性命?因此很多人高度紧张,谈“痣”色变。

那么,什么是恶性黑色素瘤?

恶性黑色素瘤(简称恶黑)是皮肤癌的一种,它是由黑痣或黑斑恶变产生的,是一种很凶险的恶性肿瘤,因为它的癌细胞可以通过淋巴结和血液转移到人体的任何部位。

恶性黑色素瘤的发病率高吗?

恶性黑色素瘤偏爱白种人,澳大利亚的昆士兰是世界上最著名的恶黑高发地区,在我国的发病率并不高。据统计在中国恶性黑色素瘤发病率低于10万分之一,(上海的统计0.07/10万人)远远低于白种人。但是近年来发病率有所增加。

恶性黑素瘤的发病原因有哪些？

病因迄今尚未完全清楚，一般认为是多方面的，以下因素值得注意和进一步探讨：1. 紫外线的照射；2. 种族和遗传；3. 痣的不典型增生；4. 创伤与刺激；5. 持续摩擦；6. 病毒感染；7. 遗传因素；8. 日光，过度暴露于紫外线；9. 免疫低下的老年人 10. 与免疫有密切关系；11. 长期化学致癌物接触（二联苯、石棉、甲醛）等。

哪些部位为恶性黑素瘤的好发部位？

位于手掌、足底、鼻腔、口腔黏膜、外阴、肛门、生殖器等部位的色素痣，还有裤腰、领口、戴胸罩的部位等，由于经常摩擦或遭受刺激也容易发生恶变，一定要引起警惕，即便是良性痣，也可采取预防性切除。

可以激光点痣吗？

普通色素痣一般无需治疗！

色素痣的治疗方法包括非手术方法（微波、冷冻、化学剥脱、激光等）和手术方法。冷冻、激光、药物腐蚀等非手术治疗常难掌握深度，而常不彻底，未除尽的痣细胞可因反复多次点痣刺激出现恶变。手术切除是最彻底的色素痣治疗方案。有可疑恶变征象的色素痣建议手术切除加病理检查。

怎么预防色素痣恶变？

1. 注意防晒，尤其是老年人。

2. 容易受摩擦部位的黑痣要特别小心，例如足底是人体受力的地方，长期摩擦会导致恶变，有条件的话建议行预防性切除。千万不要自行处理，要到专科医院请有经验的医生诊治。

3. 身上有痣别乱点，减少对黑痣的刺激，尤其是多次腐蚀药物及冷冻激光方式的刺激。曾有患者在所谓的美容院反复点痣，导致癌变。

4. 注意色痣恶变的信息，洗澡时多关注身上痣有没有改变。

5. 尽量避免损伤黑痣，损伤是一种炎性刺激，也是黑色素瘤的诱因。

那我们如何来区分恶黑和普通黑痣呢？

美国国立癌症研究所提出的早期诊断恶性黑素瘤的方法，即 ABCD 法：

A（Asymmetry）是不对称，将一颗黑痣从当中划一条线，痣的两边不对称；

B（Border）是边缘不整齐，呈锯齿状改变；

C（Colour）是颜色呈杂色；

D（Diameter）是直径大于 5mm。

通俗地说就是出现下列情况需警惕！

1. 痣突然变大了，大于 5mm 就要当心了；

2. 颜色改变了，变黑加深或颜色不均，（而在性成熟及妊娠时，所有的色素痣都可以变黑，这种情况是正常的，不需担心）；

3. 形状改变了；

4. 边缘模糊不清；

5. 在靠近痣的周围发现了一些小黑点；

6. 经常有痛痒感；

7. 痣自己发生破溃或出血；

8. 痣附近的淋巴结肿大了，而且是无痛性的 色素痣大多均属良性，发生恶变的机会极少，但出现以上几种情况应警惕，建议及时到正规医院就诊。

提　醒：

　　如果能够早期发现早期治疗的话，许多恶性黑素瘤患者都是可以治愈的，并不是不治之症，恶性黑素瘤的新治疗手段和技术已逐渐趋于成熟。若剧中的李香山生活在今天就不会坠海自杀了。

其实，没有狐臭的您是个"变态"

　　其实有狐臭才是"正常"，没狐臭才是"变态"！

　　人体的汗腺分为两种，一种小汗腺一般是没有味道的。另一种大汗腺（又称顶浆腺），只集中分布在腋下，胯下，乳晕，外耳道里，排出的汗里含有各种蛋白质和脂肪酸，这些分泌物被体表的细菌分解以后，生成各种不饱和脂肪酸，才有了臭味。

　　"变态"是因为，本来人人都是有狐臭的。话说很久很久以前的人类走出热带非洲，进入亚洲温带以后，发生了基因突变，导致大汗腺减少分泌。所以，没有狐臭的人统统都是变种人！在中国，没有狐臭成了多数，狐臭反而成了少数（概率在5-8%）。中国人逃脱了终日生活在狐臭当中的命运，您都不知道这是一件多么小概率的事件。

　　但是，除了中国这块神奇的土地以外，外国人几乎人人都有狐臭！除了东亚这片黄色的土地，其他全世界都是一片狐臭的汪洋大海啊！世界上有狐臭的人远比没有狐臭的人多！所以说有狐臭的童鞋们还自卑个啥？"四海之内皆兄弟也"这句话才是真正送给你们的！

　　有狐臭的童鞋们是不是感觉胸中出了一口恶气：原来你们都是变态！

　　可能有人会说，人家那是体味（bodyodor），不是狐臭。知道

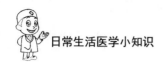

法国香水为啥子有名了吧，知道杨贵妃为啥没事泡澡堂子了吧。对此，给您个眼神自己体会。

香体露？止汗露？打针？NO！NO！NO！目前看来，最彻底的还是手术治疗。

手术怎么做？最重要的是去除顶泌汗腺这个万恶之源。早期，我们的外科医生"心狠手黑"，直接把腋窝下那块散发臭味的组织连皮带毛加汗腺一锅端，这下好了，味道没有了，大疤瘌留下了。医生们一看这样不行啊，倒洗澡水把孩子一起倒了，于是就出现了小切口汗腺刮除法，简单的说就是刮了汗腺留下皮，这下要好些了，但是仍旧有个小疤。进而大家继续想办法，直到最近，美容整形科引进了黄金微针射频治疗狐臭：微针直接刺透皮肤，皮下加热，烧死顶泌汗腺，再退针治疗下个区域，简单有效，立竿见影。血肿，疤痕，统统没有，味道淡了，恢复期短了，目前看来是比较理想的手术方式。

所以，各位有狐臭的同学，我要告诉您们的是！第一，狐臭很普遍，没必要自卑。第二，手术能够解决这个问题。第三，记住前两点。

手汗不是病多了也不行

夜晚月色皎洁又恬静，约上女神漫步湖畔，一切都刚刚好。然而，为什么我会有那么多手汗！牵也不敢牵，抱也不敢抱。怎么办？别担心！这病能治。

什么是手汗症？

属于多汗症的一种。多汗症是一种身体汗腺过度分泌汗液所致的疾病，出汗部位以头面部、手掌、足底及腋窝最为常见。汗腺的分泌经由交感神经控制，手汗症患者由于不明原因的交感神经亢奋

（T2-T4），对出汗失去了正常的控制。

手汗症有什么危害？

手汗症并非恶疾，然而对个人生活的影响颇深，主要表现在：

1. 手部皮肤常处于潮湿状态，易脱皮，且常常伴有皮炎；

2. 容易影响手的灵活性，干扰手工操作；

3. 害怕与他人握手，容易产生社交恐惧及焦虑心态。

手汗症如何治疗？

已确诊的轻度病例不必考虑手术，但中度、重度的手汗症则需采取手术治疗。目前可采用一种叫做胸腔镜下胸交感神经切断术的手术治疗方法。

手术采用微创的方式，分别取两侧腋前线第 4 肋间 2.0cm 的小切口置入胸腔镜即可完成，创伤小，恢复快。治疗的成功率高达 95%–99%，绝大多数患者术后手汗症状立刻消失，手温上升 1℃ – 3℃，术后的心理症状也能随之缓解。

水痘小科普

水痘是家喻户晓的传染病之一，好发于儿童，近期发病明显增多，家长往往谈"痘"色变。

那么水痘究竟是什么呢？

水痘是由水痘—带状疱疹病毒（varicella–zoster 病毒，简称 V–Z 病毒）引起的一种急性传染性疾病。好发于冬春季，多见于 2–10 岁儿童。

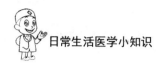

水痘是怎么感染的？

水痘病毒存在于患者或隐性感染者的呼吸道分泌物、疱液和血液中，经飞沫或直接接触疱液而传染，造成流行。其传染性很强，从发疹前 1-2 日到全部皮疹干燥均具有传染性。

水痘有什么症状呢？

（1）发热，倦怠，关节酸痛，多发生于早期或前驱期，潜伏期 9-23 天，一般 14-16 天。（2）多由躯干最先起疹，逐渐延及头面部、四肢。初期为小斑疹及丘疹，逐渐变为水疱，周围多有红晕。（3）部分患者口腔、眼结合膜、咽部和外阴黏膜也会有丘疹、水疱。（4）少部分患者可能出现皮肤、黏膜严重感染、脓毒血症、败血症等，极少数免疫低下者可能出现水痘性肺炎、心肌炎、脑炎、中毒性紫癜及内脏脂肪变性。（5）成年也可能罹患水痘，且病情通常比儿童严重，若并发肺炎死亡率是儿童的 30-40 倍。

水痘需要隔离吗？

答案是肯定的，需要隔离至全部水疱干燥结痂，暴露区痂皮脱落为止，一般需要两周左右。易感人群接触水痘患者后，应观察三周。特别注意，接触隐性感染者及前驱期患者也可能发病。

接种疫苗后是不是不会得水痘了？

（1）水痘疫苗从接种到产生保护性抗体需要一个过程，时间因人而异，接种后并非立即有保护性。（2）少部分患者接种单次疫苗后不能产生足够保护性抗体，尤其成人及较大儿童。（3）疫苗接种后对个人保护效果呈逐年下降趋势。

得了水痘怎么办？

（1）建议至正规医院皮肤科或感染科就诊，判断病情严重程度，按医嘱酌情用药、复诊。（2）给予易消化的饮食和充足的水分，发热期应卧床休息，高热者可用退热药。（3）避免抓破痘疹，尤其面部，以免疱疹被抓破化脓感染。患儿需剪短指甲，保持手的清洁。（4）被褥要勤晒，皮肤要清洁，居室通风向阳。（5）若出现高热、呕吐、头痛、咳喘、烦躁不安、嗜睡、心律不齐均须立即就诊。

光敏反应，夏日里的忧伤

夏日悄悄来临，紫外线也变得强烈起来，爱美的姑娘和小伙们，都迫不及待地露胳膊露大腿，展现自己的优美的身材。这时候的防晒衣、防晒霜等产品也是分外的走俏。但是，有一种晒伤却是令人措不及防的，那就是由于服用药物导致的光敏反应。光敏反应的表现与一般的晒伤有区别且更为严重；它会导致皮肤出现红斑、水肿，同时伴有瘙痒、灼痛或出现色素沉着，如皮肤颜色变深或出现色斑，重者可有水疱，破溃后可形成溃疡或糜烂。

可导致光敏反应的药物还挺多，比如：

1. 喹诺酮类抗菌药物：司帕沙星发生率最高，其次是洛美沙星、氟罗沙星、环丙沙星，莫西沙星未见光毒性报道。

2. 磺胺类抗菌药物：复方新诺明。

3. 四环素类抗菌药物：多西环素、米诺环素等。

4. 其他抗菌药物：庆大霉素、吡嗪酰胺、氯霉素等。

5. 抗肿瘤药物：甲氨蝶呤、替加氟、达卡巴嗪、羟基脲、表柔比星。

6. 抗真菌药物：伏立康唑、特比萘芬等。

7. 抗心律失常药物：胺碘酮、奎尼丁。

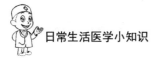
8. 降压药：地尔硫卓、呋塞米、氨苯蝶啶、吲达帕胺等。

9. 抗精神病药：氯丙嗪、硫利达嗪、氟哌噻吨、奥氮平等。

10. 抗抑郁药：丙咪嗪、奋乃静、氟奋乃静等。

11. 抗焦虑药：阿普唑仑等。

12. 降糖药：二甲双胍、格列本脲、西格列汀等。

13. 降脂药：菲诺贝特等。

有这么多的药物可能导致光敏反应，那我们怎么预防呢？

为避免光敏反应的损害，医嘱开具前会主动向患者询问有无光敏反应史，有者应慎用上述药物。如果必须服用，则做好有关的防护知识。用药期间及停药后 5 天内，应尽量少暴露于阳光中，障蔽日光、穿戴能遮蔽阳光的衣物，防止中长波紫外线照射。除此以外，可调整给药时间，如培氟沙星在晚上睡前服药，减少了日光照射，能更好保证用药安全。

发生光敏反应，该怎么办？

立即停药，然后远离阳光，如果病情严重，建议立即就医。

在此祝您远离光敏反应，度过一个只有美丽没有忧伤的夏天。

第十四章 影像检查篇

X光拍片的六种误区

　　拍X光片，是最常见的一种影像学检查。可在这看似简单平常的检查过程中，患者存在的一些错误观念还真不少。作为一名在放射科工作多年的医生，笔者对此深有感触，很有必要指出某些错误观念，提醒大家注意。

误区一：候诊时进检查室

　　进入放射科的病人可远没有在门诊看医生排队时那么"老实"，可能是候诊排队的人太多、等候时间太长，致使病人急迫的想立马检查，不管其前后是否有危、急、重症病人，也不管里边是男病人还是女病人，硬是要站在检查室内，殷切地期望着"下一位"便是自己。殊不知这看不见的X光，特别是散射线对人体具有"穿透作用"和"电离效应"，使人体产生生物学方面的改变（即生物效应），加之空气中放射性灰尘等对人体是一种损害，尤其是对小孩则更是如此。

　　所以，患者候诊"越位"时，有责任感的大夫都会好言相劝，请您在门外的椅子上静候，这时您可不要错误地臆断这是医生在故意"赶"您。

误区二：不是金属不碍事

　　随着人们就医知识的不断提高，逐步认识到凡有碍X光穿透的，

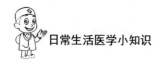

如：金属纽扣、拉链、文胸、耳环、项链、发卡、玉佩等都会在医生的提醒下一一去除，患者一般也愿意配合。然而在有些情况下患者就不那么愿意合作了。

有一位年轻的母亲带着感冒发烧的宝宝前来拍 X 光平片时，说什么都不愿意让小孩脱去衣物，认为不是金属不碍事。其结果使本来就难以诊断的小孩胸片，又因几件毛线衣的干扰，留下了重重伪影，最终她所等来的报告只有生硬的两个字：重照！相类似的还有护膝、腰围、膏药、棉被以及衣服上的油漆图案等。

所以，当您躺在摄影床上，去除盖被后，不要忘记拿掉垫在下面的被子，更不能由于急诊而忘记撤除担架。

误区三：只要能看就行

一位因车祸小腿骨折的病人疼痛难忍，而放射科医生却要给他摆出特定的姿势，他概不配合，认为只要拍了能看清是否骨折就行。

其实不然，医生给您摆正、侧位，其目的不仅仅看是否骨折，更主要的还要看其骨折端是凸向前还是凸向后，是凸向左还是凸向右，还是螺旋骨折等，这样便于骨科医生对您的治疗（是手法复位还是手术切开复位、以及如何复位等）有一个清楚的认识，更有利于骨折端对位、对线、对轴，而不至于愈后产生畸形或后遗症。如果拍出的 X 光片子既不正又不侧，医生就很难把握了。

因此，为了让您减少痛苦，避免重拍，您要遵照医生的指令完成一张标准的 X 光照片。同样，脊椎正侧位、胸部正侧位时，一定要稍稍坚持，以便照出一张标准的 X 光照片。相反，让您拍腰椎斜位看椎弓根是否有骨折时，您同样要在医生的帮助下斜到位，每一个体位您都得好好配合才行。

误区四：人体都有两个侧面

"人体都有两个侧面"，拍X光不像通常人们所用的照相机，拍左边颜面部时就看不到右边，而X光具有穿透作用，是看其内部实质性内容。因此，当拍四肢骨、脊椎的侧位时只需一种体位便可以了。有时病人硬嚷着要拍另一个侧面，这不像肺分为左肺与右肺，所以一旦哪边有病就得哪边靠片，其目的就是使病变侧能更清晰地显示在X光胶片上，以减小放大。同样，用于头颅也有左、右侧位之分。相反，当您怀疑手指或脚趾骨折去放射科拍片时，医生却给您申请的是正、斜位片，就连一个侧位都没有，这又是为什么呢？您想想看，倘若拍侧位，几个指头或趾头都重叠在一起，这还能看些什么呢？

误区五：拍的范围越大越好

一位自述"脚痛"的病人来到放射科拍片，可等医生为其拍好后他却说不对，原来他所说的"脚"是医学上所说的踝关节，而对于这两个部位的拍法则大相径庭，不是人们所想象地顺带一下一起拍摄。

因此，其一，在您说不清人体医学部位时，最好的办法就是指给医生看，不要想当然，造成医生的误解。其二，在指点时要精确，明明是颈椎的问题，说什么都得照一下头才放心，更有甚者恨不得从头照到脚。这样很不好，不仅增加X线对您的辐射，还增加您的经济负担。

误区六：站着拍、躺着拍效果一样

拍X光平片时该站着拍的，患者应坚持站着，即便在亲友的帮助下也要站着拍，就拿最常见的胸部拍照来说吧，站着拍的目的可以在重力的作用下使心影自然，在大口吸气时可以使肺部扩张，前

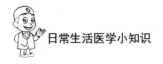

胸靠片可减少心脏的模糊、减小心脏的放大率，且可因投照距离的增大使两侧肩胛骨投影在肺野之外并减少胸部的放大率。不仅如此，还可以对病灶的性质有所判断，比如：通过站立位可以看出病灶内有无气液平，可以看出胸腔内有无胸水及其量的多少。相同的还有，站立位腹部平片，当医生怀疑有胃肠穿孔时，由于气体是向上"跑"的，所以可利用站立位观察膈下是否为"一弯残月"，以判断是否存在游离气体；当大夫怀疑您有肠梗阻时，拍一张站立位腹部平片看看是否有气液平面，以明确诊断。当然，在危及生命时就不能千篇一律了。

核医学检查对我们有多大影响？

许多患者甚至医务人员谈"核"色变，宁愿多做几次 CT、X 线检查也不愿意做一次核医学检查或者治疗，那么，事实到底如何呢？核医学真的那么可怕吗？

什么是核医学影像？

首先，让我们回到问题的原点，核医学影像到底是什么？它是一种向人体内注射微量的放射性核素，通过核素发出射线，由仪器探测显示人体脏器情况的一种显像技术。

辐射对人体健康有什么影响？

有人说，太恐怖了，我碰都不想碰辐射，您竟然还想打进来？！

您先不要害怕，您要知道，我们的环境中本来就充满了辐射，且世界高辐射地区人均寿命普遍还更高。以最高天然辐射地区芬兰和瑞典为例，人均年度辐射剂量值为 6–8mSv，人均寿命 80 岁以上。我国阳江地区辐射水平约为全国平均的 3 倍，而该地区人群中 40–70 岁的癌症高发年龄段的居民癌症死亡率显著低于全国平均水平。

因此，这至少说明了，在一定的较低的辐射剂量范围之内，辐射剂量提高并没有损害人体健康。

核医学检查会产生多少辐射？

核医学检查使用的都是短半衰期核素，代谢速度快且用量极少。常规核素检查总的辐射量范围大概在 1–7mSv 左右。

核医学检查会对身边人产生影响吗？

如果真有危险，核医学医务工作人员会首当其冲出现损害。

我国于 1956 年开始开展核医学工作，在那个年代及其以后的几十年，核医学的防护都极其简陋。中国核医学之父，北京协和医院的王世真院士今年刚过百年华诞；上海六院的马季晓老师、北京阜外心血管医院的刘秀杰老师、四川华西医院的谭天秩老师等第一批核医学前辈大都健在，很多还活跃在核医学一线工作中，这在医院其他科室可能都是罕见的现象。

医院核医学科用于检查的放射性核素主要为 99mTc（锝）和18F（氟）。以 18F 为例，如果与刚刚接受完 18F 诊断的患者交谈，在假设放射性不衰减的情况下，在 1.0 米处交谈，需要接触 3 天左右才有可能达到个人剂量限值 1mSv；在 2.0 米处交谈，需要超过 8 天才能超过个人剂量限值。核素无时无刻不在衰减，而且在体内不断排泄，受检者第二天体表的辐射水平已经接近天然本体水平，所以偶尔接触做过核医学检查的患者是安全的。孕妇和胎儿也不必担心。

关于"拍片"和"辐射"的一些真相

到医院看病，免不了会有各种各样的检查。很多老百姓对"拍片子"的各种类型傻傻分不清楚：

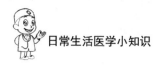

到底哪些检查适合哪些疾病呢？

做检查"拍片子"的时候会不会有辐射？

一年又能做多少次检查？

平常我们说的做检查，拍片子有哪几种？

通常在医院做的"拍片"检查包括X光、CT、B超以及磁共振

（一）X光：像把面包压扁了看

X光会穿过人体，遇到被遮挡的部位，底片上不会曝光，洗片后这个部位就是白色的。就像一片面包或一块棉花，看不到里面的纤维纹理，但用手压瘪了会清晰一些。X光最大缺点是受制于深浅组织的影像相互重叠和隐藏，有时需要多次、多角度拍摄X光片。

（二）CT：像把面包切片看

CT的检查原理是X光会分层穿过人体，之后通过电脑计算后二次成像，就像把一片面包切成片来看。优点是可以分层看，经计算后可以显示出更多的组织信息。

（三）B超：像挑西瓜前敲一敲

B超的原理是用超声波穿透人体，当声波遇到人体组织时会产生反射波，通过计算反射波成像。就像挑西瓜一样，边敲边看显示病灶情况。

（四）磁共振：摇一摇再看

磁共振机使用较强大的磁场，使人体中所有水分子磁场的磁力线方向一致，这时磁共振机的磁场突然消失，身体中水分子的磁力线方向，突然恢复到原来随意排列的状态。简单说就相当于用手摇一摇，让水分子振动起来，再平静下来，感受一下里面的振动。所以，磁共振（MRI）也被戏说为是摇摇看的检查。

这四种影像方式分别应用于何种检查？

（一）外伤骨头：粗看 X 光片，细看 CT

各种外伤，如果怀疑伤到了骨头，优先选择 X 光照片，检查结果快速易得。若要进一步观察，可以选择 CT。超声、核磁对于骨皮髓质等看不大清，一般不选择。

（二）颈椎腰椎：首选磁共振，次选 CT

颈椎病、腰椎间盘突出等椎间盘疾病需要观察椎间盘与相应的神经根，要想更好观察这些软组织，最优选择就是核磁。同样，对于关节、肌肉、脂肪组织检查，磁共振也是首选。

（三）胸部：粗看 X 光片，细看 CT

X 光胸片可粗略检查心脏、主动脉、肺、胸膜、肋骨等，可以检查有无肺纹理增多、肺部钙化点、主动脉结钙化等。

胸部 CT 检查显示出的结构更清晰，对胸部病变检出敏感性和显示病变的准确性均优于常规 X 光胸片，特别是对于早期肺癌确诊有决定性意义。但是 CT 检查的辐射剂量高于 X 光。磁共振对于肺部疾病的诊断，应用相对有限。

（四）腹部盆腔：各有优势，依疾病不同选择较多

腹部实质性脏器，通常采用 B 超进行筛查，简便快捷，但受腹腔积气的影响较大。CT 对病灶的敏感性高于 B 超，通过血管内注射造影剂，能更准确的判断病灶的范围，形态及良恶性等。核磁共振虽然检查时间较长，但对软组织的分辨力最高，通过不同的扫描序列，能较好的分辨组织成分，对病灶性质判定、良恶性判断更准确，且没有辐射。

（五）心脏：心超使用较多，排除冠心病用 CT

常规的心脏结构与功能检查，心脏彩超较为简单易行。用 CT 可检查冠状动脉，传统冠脉 CT 检查辐射量较大，常被认为不适合作为

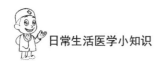

常规体检。我院放射科采用"双低"（低辐射，低造影剂浓度）法，能较大的减低冠脉 CT 的检查的辐射剂量，大大方便冠心病的筛查、随访。磁共振虽无电磁辐射，但对冠状动脉的观察不及 CT。而心脏磁共振则是评价心脏结构和功能的"金标准"。

这些检查有辐射吗？

磁共振和 B 超没有电离辐射，可以反复做这两种检查，对人体没有伤害。国内外很多医院已经开展了胎儿畸形的磁共振检查，很多妈妈做过该检查。

而 X 光机和 CT 机器在不做检查的时候是没有辐射的。常规的诊断性 X 射线检查（包括 X 光、CT）所用剂量很小，限制在安全剂量之内，致癌的几率甚至是微乎其微。随着技术的进步，现在医院用的大多数是数字成像，相对于以前的 X 光、CT 检查的辐射量更是大大减小，因此不需要因此担心而拒绝检查。

有哪些病人不适合做这些检查的？

对于 X 光、CT 检查，孕妇和近期准备怀孕的女性尽量少做，儿童检查时需要严格进行关键部位防护。

一般来说，磁共振的磁场会对金属制品产生热效应、移位、扭曲及干扰图像，因此体内装有心脏起搏器、骨科手术植入物等患者，最好咨询一下放置植入物手术的医生，了解植入物的材料情况后再选择是否可以做检查。另外，幼儿容易哭闹，无法成像，多需要用镇静剂。

第十五章 药物篇

万能神药：阿司匹林

问： 阿司匹林肠溶片应该空腹还是餐后服药？

答： 以前的阿司匹林到达胃内后在酸性胃液作用下崩解，引起胃肠道刺激甚至胃黏膜损伤出血，故餐后服用可以减少副作用。目前的肠溶阿司匹林外有一层耐酸的包衣，能保护它顺利通过胃内酸性环境不被溶解，到达小肠碱性环境缓慢释放吸收，从而减少胃肠道不良反应。如在饭中或饭后服，阿司匹林会与食物中碱性物质混合延长胃内停留时间，导致药物在胃内释放，对胃影响较大。而空腹服用可缩短胃内停留时间，所以建议阿司匹林肠溶片最好在空腹服用。但是前提条件是选用肠包衣好的肠溶阿司匹林片。

问： 阿司匹林应该早晨还是晚上服用？

答： 关于这个问题目前没有定论。有研究表明，夜里2时到上午10时之间血小板更活跃，也是心血管病高发时段，认为晚上吃阿司匹林更有效。也有研究发现，早晨服用，夜间血中前列环素的水平更高，这对预防夜间心血管病发作更有效，提出应早晨服药。其实，在哪个时间段服药并不重要，只要长期坚持服用阿司匹林就能获得持续的血小板抑制效果。目前专家们的共识是：长期服用阿司匹林的作用是持续性的，早晚没有多大区别，关键是坚持。但是睡前服用阿司匹林，胃内食物没有排空，阿司匹林与食物混合，延长胃内滞留时间，易导致胃肠道不良反应。药物一般在胃内停留1小时左右，

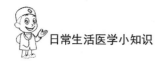

早晨空腹餐前 1 小时服用阿司匹林，不会影响阿司匹林胃内滞留时间，减小胃肠道副作用。建议早晨空腹餐前 1 小时服用阿司匹林；如果早晨空腹 1 小时服药有胃肠道不良反应可尝试夜间睡前服用。

"药"您知道：开封药品的"有效期"

药品外包装上标注的有效期是指未开启状态，一旦开启后，有效期就会发生变化，这里要和大家介绍的，是开封药品的"有效期"。影响药品稳定性的因素很多，比如空气、光线、水分、温度、微生物等，一旦药品打开了包装，就意味着可能和这些外部环境接触，任何药品在开封后应尽快用完，不可再参照包装上面的有效期存放和服用。

1. 滴眼液、滴耳液、滴鼻剂等

《中华人民共和国药典》（2015 版）对眼用制剂（包括滴眼液、洗眼剂、眼膏剂等）、耳用制剂（包括滴耳剂、洗耳剂、耳用喷雾剂等）和鼻用制剂（包括滴鼻剂、洗鼻剂、鼻用喷雾剂等）3 种剂型规定的启用后使用期限是"在启用后使用期限最多不超过 4 周"。

比如滴眼液，无菌要求高，开封后最多使用 4 周，否则内含细菌可能超标，影响药物质量和安全性。如果不慎接触了睫毛或眼睑，保质期还会缩短。因此，每次使用前最好仔细查看，如果有絮状沉淀，则不宜再使用。剪开瓶口后，还可以放在冰箱，在 2-8℃的冷藏室里保存。

2. 瓶装糖浆、口服液、混悬液等

此类药物含糖量高，本身就是良好的细菌培养基，开启后一般不宜久贮。在未受污染情况下，糖浆剂室温（25℃以下）下可保存 1-3 个月，冬天不超过三个月，夏天不超过一个月；口服溶液剂、混悬剂等室温下可保存 2 个月。

特别提醒：不能采取嘴对瓶口直饮方式服药，这样会把口中的微生物带入瓶中，污染药物，且不能准确掌握剂量，影响疗效。正确的服用方法是：使用干净量杯（一般药品会附带量杯）量取药液后服用，量杯用后洗净、晾干备用。

3.瓶装片剂、胶囊、丸剂等

通常此类药物装量较大，价格相对低廉。除慢病需长期服药的情况外，一般都是在短期内服用，总会有剩余药物，当再次使用时应常规检查药品外观，如出现异常现象，如：发霉、变色、裂片、碎片、黏连、吸潮、表面软化等则不能再用。

硝酸甘油片比较特殊，由于硝酸甘油不稳定、易挥发，药瓶开启后随着与外界空气的不断接触，效价会逐步降低。因此开封后，硝酸甘油片的有效期只有 3-6 个月。建议在药瓶上记录开启时间，并避光在阴凉处保存。

特别提醒：瓶内所附的棉球（纸团）和干燥剂在开封后应丢弃，否则它们会吸附水汽，成为药瓶内的细菌滋生地和污染源，直接影响药品质量。

4.袋装药品

塑料袋独立包装的药物多是颗粒剂或粉剂，开启后更容易失效，开封后最好在 1 天内使用，没用完的丢弃。如果是黄梅天等湿度大的天气，一旦包装内出现吸潮、软化、结块、潮解等现象，即不宜使用。

5.有独立包装单元的药品

较为常见的有铝箔"板装"药，即胶囊或药片被封在独立的塑料泡中、袋装药（干混悬剂、颗粒剂、中成药冲剂）、小支中药口服液等，此类药物只要保存条件适宜（按说明书要求）、独立包装完整，剩余药物在有效期内都可放心再次使用。

6.胰岛素

尚未使用的胰岛素产品推荐 2-8℃冷藏保存，正在使用的胰岛素产品应在室温下（不超过 25℃）保存，不必冷藏。原因有三：（1）

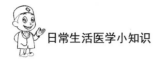

胰岛素注射液置于冷热变换的环境中，更易造成胰岛素失效；（2）已使用过的胰岛素，放入冰箱会使其水分挥发，不利于药品保存；（3）冷藏后直接使用，会增加注射时的疼痛、不适感。同样，不能将装上笔芯的胰岛素笔放入冷藏室内，每次使用后只需将针头取下，室温保存即可。

不同的胰岛素制剂，其开封后的有效期不尽相同。比如诺和灵R注射液、诺和灵N注射液和诺和锐，开启后保存4周，而诺和灵30R注射液、诺和灵R笔芯，以及诺和灵30R/50R笔芯，开启后保存不超过6周。

特别提醒：在储存的任何时候都应避免被冷冻，冷冻后的胰岛素绝对禁止使用。因此在冰箱中储存时应注意冰箱的实际温度，避免放在冰箱后部（离冷冻层较近的位置）。

7. 软膏剂

开封后室温最多保存1个月。但是出现明显颗粒、融化、出水、油臭等情况，不宜使用。

8. 中药饮片

关于中药饮片，国家没有规定其必须标示有效期。一般若中药饮片出现生虫、霉变、走油、结串、变色等变质的现象，不宜服用，否则药效会受影响，甚至危害健康。

温馨提示

有单独包装单元的药品即开即用，务必保持剩余药物包装完整。

老人用药多，往往习惯将药品拆开装在小药盒中，但需注意拆分的量，最好每日拆分，尽量不超过1周用量。

药品打开后的使用期限不等于标注的有效期，若无法短时间内服用或使用完，请在包装上注明开封时间，以便下次服用或使用时清楚知道药物是否超过使用期限。

药品怕光照、潮湿、高温，一般不同药品的储存条件存在差异，对于有些需要特殊保存的药品，药品的包装及说明书上有关于储存的项目，存放时可仔细阅读说明书。一般的药品最好保存在阴凉干燥处，禁止放在容易使药品潮解变质的场所，如浴室、厨房、冰箱内（除非是说明书要求需要冷藏的药品）。

外伤，请小心用药！

春天到了，人们穿得少了，活动多了，划伤皮肤、扭伤关节这样的事儿也渐渐多了起来。这时，人们会习惯在皮肤表面涂一些外用药，但不同的外伤，治疗方法也是不同的，否则不但不能促进伤口愈合，还可能加剧伤情。首先，要明确是哪种伤？

挫伤： 大多由于直接暴力而引起的，如软组织的挤压伤、撞击伤、摔伤等。挫伤早期可以冷敷，如果渗出严重则改为热敷，另外，配合非处方镇痛药或外固定治疗。

擦伤： 擦伤是由于皮肤和粗糙的物质发生剧烈摩擦后导致表面甚至真皮的损伤。擦伤早期应用生理盐水或消毒防腐药清洁伤口，外用非处方药预防感染。应用外用药之前，应清洗创面，防止感染。涂擦部位如有灼烧、瘙痒、红肿等症状，应立即停止用药，洗净创面，必要时向医师或药师咨询。

注 意：

硼酸洗液：不宜大面积使用，更不宜用于婴幼儿。伤口或创面如有渗血或渗出液难以敷药时，应先将创面洗净擦干，然后敷药。

碘酒：2% 的碘酒主要用于刚起的疖子、皮肤擦伤、毒虫咬伤、无名肿毒、癣症等，已破损的皮肤和伤口不宜擦用。

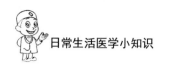

吃了这些药，请对开车说不

近年来，由于驾驶员用药不当引发的交通事故比比皆是，现在有车一族越来越多，安全用药显得尤为关键。今天，就来为大家普及一下驾驶员用药的相关知识及防范措施。

参照世界卫生组织的分类和临床经验，有七大类药物会对驾驶产生影响：抗组胺药物、抗抑郁药物、镇静催眠药、解热镇痛药、抗高血压药、抗心绞痛药、降糖药。

抗组胺药：代表：扑尔敏（马来酸氯苯那敏）、非那根、赛庚啶等。这些药物对中枢神经有明显的抑制作用，常常有嗜睡、眩晕、头痛乏力、颤抖、耳鸣和幻觉等副作用，令司机注意力不集中、反应不灵敏。

抗抑郁药：代表：多虑平、丙咪嗪等。患者服用后会打哈欠昏昏欲睡，服用量多的话会产生共济失调，连走路都不稳更别说开车了。

镇静催眠药：代表：地西泮、苯巴比妥等。这类药物对患者产生镇静、催眠和抗惊厥的效果。凡是开车之前绝对禁止服用这类药。

解热镇痛药：代表：阿司匹林、安乃近、水杨酸钠、非那西丁、氨基比林等。眩晕耳鸣是常见的表现，有的患者甚至出现了听力的减退，大量出汗甚至虚脱，假设在车来车往的马路上受到这些负面作用的影响，驾驶员的安全难以保证。

抗高血压药：代表：利血平、硝普钠、甲基多巴等。患者会出现心悸、心绞痛和体位性低血压等，同时还会有头痛、眩晕和嗜睡等，这些反应会降低司机的注意力和反应灵敏度，增加发生事故的机会。

抗心绞痛药：代表：硝酸甘油、心得安（普萘洛尔）、心痛定（硝苯地平）、消心痛（硝酸异山梨酯）等。这类药物会扩张血管从而导致头痛，使司机难以集中精神，其次还会因眼内压、颅内压升高而导致视力不清、头晕乏力等，影响到驾驶员的视野。

降血糖类药：代表：达美康（格列齐特）、优降糖（格列苯脲）等。这类药物都能引起疲倦、头晕等不适。

防范措施：

1. 开车前 4 小时慎用上述药物，或服用后休息 6 小时再开车。

2. 到医院看病时，请医生尽量避免使用会对驾驶员产生不良影响的药物。

3. 对易产生嗜睡的药物，服用最佳时间为睡前半小时。有些感冒药分日片和夜片，日片不含抗过敏药，极少引起嗜睡，可白天服用。

4. 千万不要饮酒或含酒精的饮料，乙醇是一种中枢神经抑制剂，可增强镇静催眠药、抗精神病药的不良反应。

5. 服药期间如果出现异常，尽可能去医院请教医生，不要勉强开车，以免发生交通意外。

最后，希望广大驾驶员要合理用药，引起重视，为自己和他人的生命负责！

注意！吃了这些药，千万不要喝酒！

一、输注头孢时喝酒，为什么导致患者死亡？

研究证明，如果人体同时含有酒精与部分头孢类药物成分，就会出现一种中毒现象，称为"双硫仑样反应"，又称"戒酒硫样反应"。

二、什么是"双硫仑样反应"？

双硫仑样反应，是由于服用药物后饮用含酒精的制品导致的体内乙醛蓄积的中毒反应，会引起胸闷气短、面部潮红、头痛、恶心、

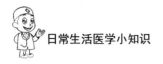

呕吐、出汗、口干、胸痛、心肌梗塞、呼吸困难、惊厥和死亡等。

酒的主要成分是乙醇，进入体内先转化成乙醛，继而在酶的作用下转化为水和二氧化碳排出体外。

部分头孢类抗生素会抑制乙醛继续转化排出，乙醛积蓄过多可导致患者出现双硫仑样反应。

三、哪些药物可以引起双硫仑样反应？

1. 抗菌药物

头孢菌素类：头孢哌酮、头孢哌酮舒巴坦、头孢曲松、头孢孟多、头孢美唑、头孢甲肟、头孢尼西、头孢西丁、头孢呋辛、头孢他定、头孢匹胺、头孢米诺、拉氧头孢等，其中以头孢哌酮致双硫仑样反应的报告最多、最敏感。

硝基咪唑类：甲硝唑、替硝唑、奥硝唑等。

其他：呋喃唑酮、氯霉素、酮康唑、灰黄霉素等。

2. 降糖药物

氯磺丙脲、甲苯磺丁脲（甲糖宁）、格列本脲（优降糖）、格列齐特（达美康）、格列吡嗪、格列喹酮、格列美脲、苯乙双胍（降糖灵）、二甲双胍等。

3. 其他与乙醇同用会增加不良反应的药物

①治疗中重度疼痛的镇痛药：吗啡、可待因、哌替啶等；

②抗过敏药：苯海拉明、茶苯海明、赛庚啶等；

③解热镇痛药：阿司匹林、布洛芬、吲哚美辛等；

④其他：利血平、硝酸异山梨酯（消心痛）、华法林、巴比妥类、氯丙嗪、三氟拉嗪、水合氯醛、别嘌醇、奥美拉唑、雷尼替丁等。

四、不喝酒会发生双硫仑反应吗？

答案是：有可能，乙醇经常会作为药物中常用的辅料或溶剂，在患者需要联合用药的情况下，这种因某种头孢菌素类或硝基咪唑类等药物与某种以乙醇为辅料或专用溶剂的药物联合用药时，也可能导致双硫仑样不良反应的发生。

药师提醒：

临床上，医师为防止双硫仑样反应，对所有应用头孢类抗菌药的患者应常规询问是否有药物过敏史和近期饮酒史，如患者在用药前有饮酒史，应禁用该类药。

对应用头孢类抗生素的患者，应当嘱其在停药后禁酒时间不能少于 7 天。

五、出现双硫仑反应后应该如何处理呢？

一旦出现双硫仑样反应，应及时停药和停用含酒精制品，轻者可自行缓解，较重者需吸氧和对症治疗。

治疗上可洗胃排除胃内乙醇，减少乙醇的吸收，静脉注射地塞米松或肌注纳洛酮等对症处理，静脉输葡萄糖液、维生素 C 等促进乙醇代谢和排泄。心绞痛患者需改善冠脉循环，血压下降者可应用升压药，数小时内可缓解。

虽然服用有些药物时喝酒，不一定有双硫仑反应，但是还是提醒各位：生命诚可贵，谨慎喝酒，谨慎服药！

家喻户晓的维生素，您真了解吗？

打开报纸、面对荧屏、手机等，各式各样的维生素、矿物质制剂广告琳琅满目。维生素作为保健品，在实际生活中经常服用维生素的人也越来越多。对于消费者来说，究竟该不该补充维生素？各种维生素都有哪些作用呢？

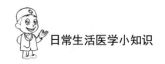

从营养上讲，所谓维生素是人体不能合成（或合成数量不能满足需要）而在人体正常代谢过程和调节生理功能方面却又不可缺少的一类物质，它们必须由食物供给。

对于能够正常膳食的人群，食物中供给的维生素就能满足身体的需要，没有必要服用维生素补充。

但对于饮食习惯差、无法正常膳食，难以达到理想的平衡膳食的人群，适当补充维生素制剂是需要的。因此，临床诊断维生素缺乏是补充维生素的绝对适应证。维生素缺乏的患者、少年儿童、60岁以上老人和孕妇，普通饮食满足不了营养需要或处于亚健康状态的人都需要保健性地补充维生素。

根据维生素性质不同，分为水溶性维生素和脂溶性维生素两大类，在两大类中各有许多种维生素。

水溶性维生素，主要有维生素 B1、B2、B6、B12、维生素 C 和叶酸等。这类维生素多含在植物性食物中，特别在新鲜的蔬菜和水果内含量较多，粗粮、豆类的含量也不少。

维生素 B1：保持循环、消化、神经和肌肉正常功能；调整胃肠道的功能，能预防脚气病。

维生素 B2：又叫核黄素。促进生长发育，保护眼睛、皮肤的健康。

泛酸（维生素 B5）：抗应激、抗寒冷、抗感染、消除术后的腹胀。

维生素 B6：用于治疗神经衰弱、眩晕、动脉粥样硬化等。

维生素 B12：抗脂肪肝，促进维生素 A 在肝中的储存，治疗恶性贫血。

夏季出汗多，B 族维生素容易从汗液中流失，所以要多吃含维生素 B 的食品，如肉、肾、玉米、豆制品中含有全面而丰富的 B 族维生素。

维生素 C：增加抗体、增强抵抗力，促进胶原蛋白的合成、治疗坏血病、预防牙龈萎缩、抗氧化。

柑橘、橙子、青椒、白菜、土豆等蔬菜水果中含有大量的维生素 C。

叶酸（维生素 B9）：抗贫血，维护细胞的正常生长和免疫系统功能。

天然叶酸广泛存在于动植物类食品中，尤以酵母、肝及绿叶蔬菜中含量比较多。

脂溶性维生素，主要有维生素 A、D、E、K 等。这些维生素多含在动物性食物里，特别是在动物内脏和脂肪里较多，蔬菜、水果里也含一些。

维生素 A：维持正常视力、预防夜盲症；维持上皮细胞组织健康，促进生长发育，增加对传染病的抵抗力，预防和治疗干眼病。

色彩鲜艳的水果中富含维生素 A，如番茄、西瓜、南瓜、苋菜、菠菜、韭菜等红、黄、绿色的蔬菜和水果。

维生素 D：调节人体内钙和磷的代谢，促进吸收利用，促进骨骼成长。

天然维生素 D 的主要来源是动物性食物，如海鱼、动物肝脏、蛋黄、牛奶，而在蔬菜，谷物和水果中只含有少量的维生素 D。

维生素 E：维持正常的生殖能力和肌肉正常代谢；维持中枢神经和血管系统的完整。

含维生素 E 最多的食物依次是花生油，甘薯，豆和蛋。

维生素 K：止血，它不但是凝血酶原的主要成分，而且还能促使肝脏制造凝血酶原。

维生素和蛋白质、脂肪、糖、水、无机盐一样，是人体不可缺少的物质。当人体缺乏维生素时，生长、发育、繁殖就要受到影响，新陈代谢也不能正常进行，就会出现一系列的维生素缺乏症。这时，补充相应的维生素是非常必要的。

但是不能忘记维生素也有毒性，不能把维生素当补品，长期或大量服用，不仅是浪费，还会产生毒性反应，甚至产生中毒症状。

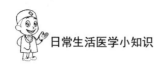

如果认为需要补充维生素，一定要经医生检查，按医生的嘱咐服用维生素。

抗菌药物使用九大误区

抗生素 = 消炎药！

抗生素不直接针对炎症发挥作用，而是针对引起炎症的细菌及部分微生物起到杀灭的作用。消炎药是针对炎症的，比如常用的布洛芬等消炎镇痛药。

多数人误以为抗生素可以治疗一切炎症。实际上抗生素仅适用于由细菌引起的炎症。人体内存在大量正常有益的菌群，滥用抗生素可能会抑制和杀灭人体内有益的菌群，引起菌群失调，造成抵抗力下降。

日常生活中经常发生的局部软组织的瘀血、红肿、疼痛、过敏反应引起的接触性皮炎、药物性皮炎以及病毒引起的炎症等，都不宜使用抗生素来进行治疗。

抗生素是万能的！

感染可由多种致病菌引起，如细菌、病毒、寄生虫等。抗生素主要针对细菌感染，是杀灭细菌的。病毒性感冒、腮腺炎、伤风、流感等常见感染性疾病均由非细菌引起，此时使用抗生素并无效果，是浪费也是滥用。此外，长期使用抗生素还会引起细菌耐药。

新的贵的抗生素好！

每种抗生素都有自身的特性，优势劣势各不相同。应根据致病菌种类、感染严重程度、患者个体情况等因素综合考虑后选择合适的抗生素进行治疗。例如常见细菌引起的肺炎，新药三代头孢有效而老药红霉素基本无效；而儿童支原体感染，老药红霉素有效而新药三代头孢则无效，同时，红霉素价格更低。

使用的种类越多，越能控制！

现在一般来说不提倡联合使用抗生素。因为联合用药可以增加一些不合理的用药因素，而且容易产生毒副作用，造成细菌耐药。为避免耐药和毒副作用的产生，能用一种抗生素解决的问题绝不应使用两种；轻度或中度感染一般不联合使用抗生素。

发烧就用抗生素！

抗生素仅适用于由细菌和部分其他微生物引起的炎症发热，对病毒性感冒、麻疹、腮腺炎、伤风、流感等患者给予抗生素治疗有害无益。咽喉炎、上呼吸道感染者多为病毒引起，抗生素无效。对于细菌引起的发热也不能盲目使用抗生素，需根据不同的致病菌进行选择，最好在医生指导下用药，避免贻误病情。

剂量越大效果越好！

抗生素除了治疗效果外，还具有一定的毒副作用，超过说明书推荐剂量可使不良反应发生率升高，毒副作用增大，而且不一定能够提高疗效。使用抗生素时应按照说明书推荐用法用量或在医生及药师指导下使用，在药效发挥到最大的同时，尽可能降低毒副作用。

频繁更换抗生素！

抗生素起效需要时间，如果使用某种抗生素的疗效不好，首先应当考虑药物用法用量是否合适，用药时间是否足够。频繁更换药物，会造成用药混乱，也很容易导致细菌对多种药物耐药。

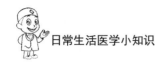

一旦有效就停药！

每种感染性疾病抗生素的治疗均有其疗程，见效后即刻停药，疗程不足可能导致体内残存的细菌反弹，导致疾病复发，需要重新治疗。抗生素治疗见效后应在医生或药师指导下继续使用，直至感染控制、疗程结束后停药。

输液更有效！

并不是所有细菌感染都提倡抗生素输液治疗，输液也需要具备一定条件。对于轻度细菌感染门诊治疗患者，目前提倡可以口服给药就不静脉输液，口服用药既简单方便，也可减轻患者的额外痛苦。如病情较重需要住院治疗者，一般采用静脉输液方式。

抗生素，使用莫随意！

1. 什么是抗生素？

抗生素，广义上称"抗菌药"，是治疗细菌引起的感染性疾病的药物，通过杀灭细菌或抑制细菌繁殖发挥作用。抗菌药物制剂种类较多，有片剂、胶囊、颗粒剂、软膏、注射剂等。

2. 哪些感染可以使用抗生素？

抗生素只可以用于细菌引起的感染性疾病，对病毒引起的感染无效。常见的细菌感染性疾病如：链球菌性咽喉炎、肺炎、尿路感染等。

3. 哪些感染使用抗生素无效？

抗生素对病毒引起的感染不起作用。如普通感冒、流感等大多由病毒感染引起，使用抗生素无效。

4. 滥用抗生素有哪些不良后果呢？

除非医生诊治后认为需要使用抗生素，否则不建议随意使用，滥用抗生素有很多不良后果,如:(1)引起不良反应,如恶心、呕吐、腹泻等;(2)发生过敏反应,如出现皮疹、瘙痒,严重时甚至可危及生命;(3)过度使用可诱发细菌耐药。

细菌耐药小知识:

抗生素的确给人类带来了福音,可以挽救严重感染患者的生命。但抗生素也正在被我们过度使用,由此带来了抗生素耐药问题。

所谓抗生素耐药,即细菌暴露于抗生素后自身发生了一些改变,从而使抗生素不再能够杀灭它,失去抗菌疗效。滥用抗生素就给细菌提供了自我调整、改变的机会,从而对抗生素耐药。这些耐药菌引起感染时,患者往往需要住院使用多种抗生素治疗,甚至可能因无药可用而死于感染。

减少细菌耐药,人人有责!

如果医生认为您无需使用抗生素,不要"恳求"医生开具抗生素。

遵医嘱服用抗生素,不要擅自漏服或随意停服。

不要多人共用抗生素,不同的细菌感染,选择药物也不相同。

不建议使用抗菌药皂或含抗菌药物的清洁产品。

抗生素皮试小知识,您都知道吗?

青霉素、头孢菌素是常用的抗生素,但是一部分人使用这类药物会发生过敏反应,轻则表现为荨麻疹、哮喘、头昏、恶心,严重时可发生过敏性休克(面色苍白、胸闷、气促、血压下降等),抢救不及时会有生命危险。为尽可能避免发生过敏反应,使用青霉素类及部分头孢类药物前需要做皮肤(或皮内)敏感试验,简称"皮试"。

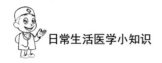
1. 皮试阴性，我是否可高枕无忧？

答案是否定的！皮试只是一道"防风墙"，可以过滤去除大部分过敏患者，但皮试阴性，并不能完全杜绝过敏反应，使用时仍应注意观察，输液过程中如果出现皮疹、嘴唇发麻、胸闷、呼吸困难，请立即告知医生。

2. 皮试是否做过一次，终身不要再做了？

患者对药物的过敏反应可随年龄、体质、药物等的不同而不同。中途停用需皮试的抗生素超过3天（72小时），需再次用药者，应重新皮试。

3. 口服药可以免皮试吗？

不可以的！阿莫西林片、阿莫西林胶囊、氨苄西林胶囊等口服青霉素类药物说明书中也明确规定使用前需进行"皮试"。口服青霉素发生过敏性休克的例子并不少见，虽然皮试程序略显麻烦，但为了自身安全，请不要疏忽大意。

4. 青霉素类药过敏患者还能用头孢么？

青霉素过敏患者使用头孢类药物时临床发生过敏反应者达5%-7%，使用头孢类药物前注意告知过敏史，对头孢菌素类药物是否皮试按说明书及医院相关规定执行。

抗生素、抗菌药、消炎药，傻傻分不清楚

抗生素、抗菌药和消炎药有何区别？这个问题真的比较有意思，说有意思的原因不仅仅是老百姓搞不清楚到底有什么区别，就连医疗机构的很多人员也不一定能搞清楚三者具体的区别。今天就用简单的文字来说说它们之间的概念和区别。

抗生素

抗生素是由微生物（包括细菌、真菌、放线菌属）或高等动植物在生活过程中所产生的具有抗病原体或其他活性的一类次级代谢产物，能干扰其他生活细胞发育功能的化学物质。

抗生素是个大类，它里面有的专门针对细菌、还有针对真菌或者肿瘤的。

大多数抗生素是由微生物产生的天然品，也有部分为对天然抗生素进行结构改造获得的部分合成产品。

抗菌药

抗菌药不等于抗生素，它只把针对细菌有作用的那部分抗生素加入了自己的阵营，并且又加入了其他人工合成的对细菌有着抑制或杀灭作用的药物（比如磺胺类、喹诺酮类等）。

举例来说，青霉素是从青霉菌提取抗生素，因为有着杀菌作用所以它也是抗菌药；丝裂霉素是链霉菌提取出来的一种抗生素，但它的作用是抗肿瘤，所以它不是抗菌药；而左氧氟沙星是人工合成的抗菌药物，它不是生物提取的，所以它不是抗生素。

消炎药

这个是老百姓口中说的最多的一个概念，其实专业的严谨的书籍中是不使用这个概念的。老百姓口中的消炎药的意思是，只要是能够治疗炎症的药物，都应该叫做消炎药，因此，这个不规范的概念，就会包括抗生素和抗菌药。所以，消炎药这个概念的使用，导致了很多药物的乱用，特别是抗生素或抗菌药的乱用。

比如感冒了，其实对于大多数感冒症状或者炎症都是病毒导致，老百姓首先想到的就是要不要消炎，要不要吃消炎药，但是目前是

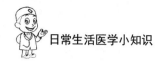

日常生活医学小知识

没有治疗这些感冒病毒的特效药，更没有必要使用抗生素，因为病毒导致的炎症，吃抗生素和抗菌药是没有任何作用的。

抗生素和抗菌素的暧昧关系？

因为暧昧，经常被人误解，制造绯闻，以偏概全等；其实抗生素以前的确是被称为抗菌素，但事实上，抗生素不仅能杀灭细菌，而且对霉菌、支原体、衣原体、螺旋体、立克次氏体等其他致病微生物也有良好的抑制和杀灭作用，后来，将抗菌素改称为抗生素。

那抗生素和抗菌药又是什么关系？

上面抗生素的概念里面，强调的是来源于微生物的代谢产物，所以，如果是人工合成的抗病原体的药物，严格意义上说就不能再叫抗生素了，就应该称为抗菌药了。抗菌药的概念比抗生素更广义，它概念里面包括抗生素。

就是说抗菌药包括：抗生素、合成抗菌药、抗真菌药。

那么消炎药又是个什么鬼？

消炎药在咱们老百姓心中，通常指抗生素或抗发炎药物。如果是针对由感染引起的感染性炎症，消炎药实际上指的是抗菌药。如果不是由感染引起的炎症，医学上对于抑制炎症反应，用的是非类固醇抗发炎剂或类固醇。

应用在药物中的时候，老百姓俗称的消炎药，糖皮质激素类药物是最常见的。还有用于类风湿性关节炎的非类固醇类消炎药，比如阿司匹林，对乙酰氨基酚，吲哚美辛，吡罗昔康等。在咱们国家，把抗菌药称为消炎药，一定程度加剧了抗菌药的滥用。

过期药怎么办？药师来帮忙！

近年来的一项调查显示，我国约有 78.6% 的家庭存有备用药品，且 80% 以上家庭没有定期清理的习惯，七成人家中都有过期药。那么药品一旦过期，又该如何处理？

过期药品一般是指有效期内未被使用，存在潜在质量问题的药品。药品有效期应以药品包装说明上标明的使用期限为准。但是药品过期并不只看有效期，一旦贮存条件发生改变，如：需冷藏的没冷藏，该密封的没密封，极易导致药品变质失效，如糖浆发霉、蜜丸生虫、维生素类氧化、抗生素类降解、蛋白类变性等。

另有一些特殊的药品，有效期与其开封日期密切相关，如：

眼药水：开封时间超过 4 周，药师建议其视为过期药品。因为开封后的眼药水极易在使用和保存过程中被泪液及空气中的微生物污染，建议开封后 4 周内用完。

瓶装口服液：开封后，药师建议在其规定的贮存条件下，保存 2 个月左右。

拆零药品：我院为了方便病人，某些药品拆零分包装，药师建议开封后最好在 1 个月之内用完，特别是一些急救药品。

胰岛素：开封之前放冰箱冷藏，一旦开封启用，放室温下不超过 1 个月。

注意：极端天气情况下，如夏天高温、高湿，药品极易潮解、失效，药品开封后保存时间可能更短。

药品过期后不仅药效降低，还可能分解出有害物质，对人体产生损害。药品管理法律法规对药品管理有严格的规定和要求，随意丢弃过期药品容易造成被不法商贩重新包装重复销售、儿童捡拾引起药物中毒等恶性后果。那么如何处理过期药品呢？药师来教您！

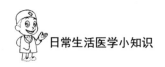

片剂、丸剂、胶囊的药品，应先用纸包好再投入垃圾桶内丢弃。

滴眼液、外用药水、口服液等液体制剂，应在彼此不混杂的情况下，分别倒入下水道冲走。

软膏剂药品，应将药膏从容器中挤出，收集于某包装内封好后丢弃。

喷雾剂药品应在户外、空气较流通的地方，避免接触明火的条件下，彻底排空。

水剂、针剂类的注射药品切勿擅自开启，应连同其完整外包装一起投入垃圾桶内。

或者，我们门诊药房的志愿者们也会不定期到社区开展过期药品免费换礼活动，可帮您代为处理过期药品，切记：如若有不法商贩来收购药品千万不可贪其小便宜。

结语：希望大家不要为了舍不得浪费，而伤害了自己的身体健康。也希望大家能遵照医生的医嘱按时、按疗程服用药品。如果觉得没有必要使用的药品可以及时与医生沟通，避免在家遗留多种不必要的药品。

如何整理家庭小药箱

药品是一种特殊的商品，它种类复杂，全世界大约有 2 万余种，它与医学紧密结合，相辅相成，它关系着人们的身体健康甚至生命存亡。随着人们健康意识的增加，大部分的家庭都会存有备用药品，以备不时之需。如果储存得当，那么小毛小病就能轻松解决，免去跑医院的烦恼，反之，则会导致更大的麻烦。

每个家庭的用药情况肯定是不同的，比如有些家庭有患有高血压糖尿病等需要长期服药的老年人，有些家庭则刚添加新成员小宝宝，有些家庭有过敏体质的成员。那么如何高效地整理家庭小药箱呢？

首先根据自家情况总结备用的药品，把家里各个抽屉角落的药品搜罗出来吧。然后就可以检查药品啦！

　　1. 将每一盒药品拿出来看一下是否在有效期内，将过期药品和不再使用的即将过期药品剔除。如果扔掉了包装盒，那么要在药品上贴上标签写好有效期。

　　2. 仔细看一下说明书上的储存条件。要求避光保存的药品一般会用棕色瓶装或内衬黑纸，如果您扔掉了外包装，那么记得外面套上黑袋子避光。要求阴凉处保存的药品温度条件是20℃以内，当夏日天气炎热，室内温度超过20℃时，可以将这些药品放到冰箱保存。要求冷藏的药品比如胰岛素等生物制剂、含有活菌的制剂等需要放到冰箱2℃–8℃保存，注意不是冷冻柜。要求密封保存的药品如果打开以后没有用完，那么根据环境因素的影响，它会变质，并不能只看包装盒上的有效期确定它是否还能使用。

　　3. 查看药品性状。说明书上性状一栏会写明此药品的性状，比如：白色或微黄色片、澄清溶液等。药品不符合性状描述就不要使用了，片剂松散、变色、受潮膨胀、有裂缝、有斑点、有碎片；糖衣黏连或开裂；胶囊黏连、开裂、有异味；丸剂黏连、霉变或虫蛀；颗粒剂严重吸潮、结块、有异臭、色点、虫蛀及发霉；眼药水变色、混浊、有异物；软膏剂有异味、变色或油层析出、发霉等则说明变质，不能再用。若您不确定药品是否变质，可以咨询专业人员。

　　4. 归置存放药品。将药品分门别类：口服药、外用药、注射剂和医用器材分开放置，成人用药和儿童用药分开，急救药与常用药分开。可以贴个便利贴标示清楚这是哪类药，适合谁用的，有效期到何时。这样的话，使用时就能容易找到所需药品，还可方便用完后进行及时补充。此外，异味较大的外用药，比如膏药之类的，更需要分开单独存放，以免串味。根据家庭备药多少，选择合适的小药箱，由于布袋和纸箱易吸潮，可能加速药品变质，所以不建议使用。

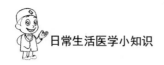

药箱也应当选择有盖的，这不仅利于防尘、避光，还能避免孩子误服药物。家庭用药不能和灭蚊、灭蟑类物品放在一起，以免不小心误服后出现中毒。确保药品存放在固定的地方，放到儿童不易拿到的地方，以免误服。

5.定期检查。根据家庭情况变化适当增减备药，并且一个季度或者半年检查一次小药箱。有长期服药的家庭每月检查一次，确保同种药品有效期近的先使用。

小药箱整理好以后建议大家先仔细阅读各个药品的说明书，以便使用时清楚适应证，用法用量，禁忌等。说明书不要丢弃，拿捏不准时可以再做参考。若自行用药无法控制病情，建议去医院就诊。

夏日预防中暑，药师教您正确用药

小暑不算热，大暑三伏天，面对这百年一遇的持续高温天气，一方面建议大家尽量减少户外活动，另一方面，可储备一些防暑、防伤风的药物，中暑时使用或外出时随身携带。那么，市面上常见的解暑药物之间有什么区别呢？使用时，有哪些注意事项呢？用药需先分"症"和"人"。

清凉油

"症"：主要用于闷热不适、中暑、头痛头晕、蚊虫叮咬等。头痛、头晕时，取少量清凉油涂于太阳穴及头颈部，能提神醒脑；蚊虫叮咬、皮肤瘙痒时，取少量清凉油涂于患处，能活血消肿、镇痛止痒。

"人"：因清凉油含有樟脑、薄荷等成分，故孕妇不宜使用。另外，有皮肤溃烂、过敏反应等症状的人也要慎用。

风油精

"症"：用于预防和治疗伤风感冒、头痛、牙痛、中暑和头晕等不适。取少量涂于太阳穴上，或以鼻闻之，可提神醒脑、祛暑镇痛。

"人"：因含有樟脑等成分，有兴奋中枢神经的作用，对胎儿、新生儿刺激较大，故孕妇、新生儿不宜使用。

藿香正气水

"症"：具有解表化湿、理气和中的功效，主要用于暑湿引起的头痛、腹胀呕吐等症状。

"人"：大多数藿香正气水含有酒精成分，患高血压、心脏病、糖尿病、肾病等疾病的人，服用前要咨询医生。过敏体质的人也要小心服用。

十滴水

"症"：主要用于因中暑而引起的头晕、恶心、呕吐、腹痛、肠胃不适等。十滴水用于治疗中暑，属于短暂的急性疾病，病程仅数十分钟或数小时，故在发病时服用 2-5ml 即可。十滴水所含的药物成分有一定毒性，故不宜多服。

"人"：其药性燥热，过敏体质者、哮喘病人和孕妇不宜使用。

人 丹

"症"：具有开窍安神、清热祛暑、解毒辟秽之功效。主治中暑受热引起的头昏脑胀、恶心呕吐、腹痛泄泻等症。成人每次口含 5-10 粒，儿童适当减少。

"人"：因感冒引起恶心等症时，不适宜服用人丹。

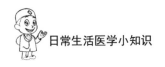

降暑两"水"慎替用

入夏后，藿香正气水与十滴水几乎都成了家庭中必备的防暑应急药品。由于这两种中成药均能治疗夏季暑热引起的胃肠不适、腹痛恶心等症状，所以不少人都误认为这两者功效相等，可以相互代替使用。其实，藿香正气水与十滴水无论在药物组成、功效主治与用法用量上都有着很大的差别。

藿香正气水主要擅长治疗夏季风寒湿邪所引起的夏季感冒、胃肠炎等疾病，治疗范围较广泛，既可治疗夏秋的各种感冒及胃肠炎等，亦可用于中暑而引起的胃肠不适。而十滴水仅用于中暑证，即感受暑热引起的头晕昏迷、胃肠不适等。一药主治风寒湿之邪所致疾病，一药主治暑热湿之邪所致疾病，两者的功效主治截然不同，因此当对症选用。

藿香正气，认清"水"和"液"

藿香正气水和藿香正气液由于制剂工艺的区别，其剂型、口感、适应人群和注意事项都有一定区别。

藿香正气水浸出制剂含乙醇量40%–50%，性味辛苦。而藿香正气口服液在生产工艺方面有所改进，浸出制剂不含乙醇，性味辛微甜。服用含酒精的藿香正气水，切记，不能使用头孢菌素！服用含酒精的藿香正气水，可能导致"假性酒驾"，不过不用担心，只需申请休息片刻后重新检测即可。不过对于藿香正气水等乙醇含量高的药品，服用后最好还是避免驾驶机动车。

藿香正气水药效比较迅猛、口感较差，小儿和年老体虚者服用时应有医生指导。而藿香正气口服液不含酒精，口感好，对肠胃无刺激，尤其适合老人、妇女及儿童服用。

用药时机巧把握

一般来说，在进入高温环境或到太阳强烈照射的户外时，为防中暑，可提早半小时按说明书服用解暑药。

有的药物药效强，比如前面提到的藿香正气水，身体虚弱、不能耐受者，服用后可能导致呕吐加重。建议体弱者于饭后半小时服用，此时食物消化了一部分，能使药物更好地吸收。

夏天出游，有"药"无患

又到了一年一度的暑假，爸爸妈妈们又开始摩拳擦掌，准备带孩子们出去"浪"了。但是，外出游玩之前，提醒大家一定要未雨绸缪，做好准备，特别是要准备一些常用的药物，以备不时之需。下面，就为大家推荐一份夏天出游用药清单，供大家参考。

蚊虫叮咬药：夏天旅游为防蚊虫叮咬，可事先在身上喷防蚊花露水或使用防蚊贴。万一被叮咬，可以涂樟脑膏、绿药膏、止痒消炎水、白花油、清凉油、风油精等药物。

注意：

1. 无极膏（复方倍氯米松樟脑乳膏）、地塞米松软膏均含有激素，长期使用可致皮肤萎缩、毛细血管扩张、色素沉着以及继发感染，不宜长期大面积使用。

2. 清凉油、风油精不要涂在眼睛和鼻子附近，防止刺激。

3. 小儿应避免使用含有激素的药膏。

4. 绿药膏含有林可霉素和利多卡因，1个月以内婴儿禁用。婴幼儿建议使用紫草膏。

防暑药：夏天容易中暑，按人员数量必须带足防暑药品，如藿香正气水（胶囊）、仁丹、清凉油等。另外，还可以准备一些食盐，

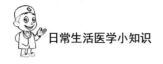

关键时刻，冲杯盐水服用，以补充出汗流失的盐分，防止脱水。

注意：

仁丹含有解暑成分广藿香叶，薄荷脑，但因其为中药颗粒，见效相对慢。清凉油含有薄荷脑、薄荷素油，涂抹太阳穴，透过皮肤直接作用，见效快。两者联合使用，内外兼施，加快痊愈。

晕车药：人在空腹、疲劳的状态下容易出现晕车症状。如果您经常乘车晕车，应备好晕车药，如晕海宁（茶苯海明）等，或者在乘车前贴上晕车贴。

注意：

1. 晕车药建议在乘车前半小时服药。

2. 不足 7 岁的儿童，使用晕海宁的剂量不明确，不推荐使用。

感冒药：夏天出游，室内室外温差较大，加上旅途劳累，容易患上感冒、发烧等疾病。感冒时，成人可以服用白加黑（美息伪麻片）、泰诺片（酚麻美敏片）、百服宁（对乙酰氨基酚）、布洛芬等感冒退烧药；儿童推荐服用泰诺口服液（酚麻美敏混悬液）、泰诺林（对乙酰氨基酚混悬液）等。另外，还可以服用一些中成药，如蒲地蓝口服液、蓝芩口服液、板蓝根颗粒等。

注意：服用泰诺等感冒药期间，不要驾驶汽车哦！

肠胃药：外出游玩时，由于改变了平日的饮食习惯或吃了不洁、生冷等刺激性的食物，很容易出现呕吐、腹泻等症状，可以服用氟哌酸、黄连素、思密达（蒙脱石散）等；腹泻严重者应口服补液盐并及时就医。

注意：氟哌酸禁用于 18 岁以下未成年患者，思密达需空腹服用。

跌打损伤药：旅游期间，万一关节扭伤，摔伤了怎么办？建议在患处冷敷后，使用云南白药喷雾剂、扶他林（双氯芬酸乳胶）或红花油，促进局部血液循环，加速肿胀消退。

注意：

1. 使用外用药时，轻轻揉搓皮肤，以使药物成分渗透皮肤，直达患处。

2. 小的外伤伤口，如割伤、划伤、挫伤，经过消毒后，可使用创可贴。而较大、较深的伤口，应先消毒，并用医用纱布和绷带等进行止血，并及时去医院就诊治疗。常用的消毒液有碘伏、酒精、双氧水等。

此外，出去旅游前，应根据目的地的不同，准备不同的药品。如去西藏等高原地带旅行，为了缓解缺氧带来的高原反应，最好自带便携式制氧器或小的氧气瓶（氧气包），还可以带一些红景天、西洋参、丹参丸、胃复安、维生素等药物。去热带或亚热带地区旅游，应带好防晒霜、芦荟胶、炉甘石洗剂等。

特别提醒：如果本身就有心脑血管或糖尿病等基础疾病，外出旅游应记得带上平时吃的药物，同时带好硝酸甘油、速效救心丸等急救药品。

冬季冠心病患者巧用硝酸甘油

冬季是冠心病患者心绞痛、心肌梗死高发的季节。硝酸甘油作为救命药，是冠心病患者的必备药物。它通过扩张冠状动脉、外周静脉和动脉，增加冠状动脉血液和氧的供应，降低心肌氧的消耗，改善心肌缺血和缺氧状态，缓解心绞痛症状。

几乎每个人都知道硝酸甘油，很多人家中都备有硝酸甘油。但是真正了解这种药物正确用法的人却并不多，那么，我们应该如何使用硝酸甘油呢？

不离手边：心绞痛发作既突然又剧烈，如果急救药不在身边，有可能危及生命。所以，有心绞痛发作危险者，应把硝酸甘油放在

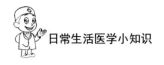

外衣口袋里，便于自己取药含服。

含快于吞：因舌下毛细血管很丰富，采取舌下含服法，药物可迅速吸收入血，1–2 分钟即发生止痛作用。而吞服入胃肠，起效不如含服迅速。且舌下黏膜明显干燥，需水或盐水湿润，否则含化无效。

一而再三：实际上，一般情况下硝酸甘油舌下含服后，2–3 分钟起效，5 分钟达最大效应，作用持续 20–30 分钟。如果含 5 分钟后仍不见效可以再含服 1 片；如此重复 2 次。但事不过三，若 3 片仍然无效，就应考虑心肌梗死或其他严重病症的可能。不要再加大药量，应立即呼叫急救车。

长短效结合：硝酸甘油起效快，维持时间短，心绞痛发作时，急救一般选用硝酸甘油。如果心绞痛反复发作，可与中长效硝酸酯类药物同时服用，以延长维持时间，预防再次发作。

喷贴并用：目前，硝酸甘油已有了口腔喷雾剂和贴膜剂。口腔喷雾剂用于发作时，用量小、吸收快，立即见效；贴膜剂外用在左前胸部，药物经皮肤均匀吸收，在 24 小时内持续发挥抗心绞痛的作用。二者搭配，可互补长短。

亦治亦防：对冠心病人，硝酸甘油不一定必须在心绞痛发作时用，也可用于预防。有经验的屡发病人，预料高危因素（激动、愤怒、精神刺激、疲劳等）出现时或之前，如在用力大便或劳动前 5–10 分钟预防性含服 1 片硝酸甘油，可以预防心绞痛发作。

蹲坐防晕：含硝酸甘油时，宜取坐位，或靠墙下蹲位。因为硝酸甘油能使全身静脉扩张，站立时，血液坠积下肢，致脑血不足，容易发生体位性低血压、晕厥等；然而，含服硝酸甘油后取平卧位也不好，因平卧时回心血量增加，加重心脏负荷，也会使药效减弱。所以蹲或坐位最适宜。

服用硝酸甘油常见的不良反应有血管扩张性头痛、头晕、面部潮红、恶心、呕吐、腹痛、视力模糊、反射性心动过速、体位性低血压、呼吸加快,甚至出现晕厥等。若服用硝酸甘油过量还可出现精神错乱、抑郁、狂躁、紫绀、冠状动脉痉挛等,甚至是呼吸麻痹、窒息死亡。硝酸甘油导致过敏的不良反应较为少见,但严重者也可出现过敏性休克,若治疗不及时危害极大,所以在服用硝酸甘油时需要注意。

注意事项

1. 大量喝酒后不要含服硝酸甘油,以免引起低血压;

2. 吃伟哥后千万别用硝酸甘油,后果严重哟;

3. 青光眼病人一定不要用硝酸甘油;

4. 血压低的人(血压低于 90/60mmHg)不要用硝酸甘油;

5. 注意日期勿失效,硝酸甘油通常在生产日期 1-2 年后即失效。有的硝酸甘油因反复打开瓶盖,3-6 月就可能会失效。失效的硝酸甘油,在舌下含服时,不会出现辣涩的感觉,也不会出现头胀、面红等表现。

药剂用对,才能见效

经常有病人取药时会问"这个药片小孩吃不了,能不能碾碎或化在水里喝呢?这种胶囊可以剥开吃吗?"

药品种类繁多,而且同一种成分的药物会有诸如片剂、胶囊剂、口服液、颗粒剂、注射剂、软膏剂等不同剂型。不仅如此,片剂又有肠溶片、缓释片、控释片、分散片、咀嚼片、泡腾片等不同剂型,胶囊剂也有软胶囊、肠溶胶囊、缓释胶囊等,不同的剂型有着不同的使用方法和注意事项,如果使用不当,不仅可能导致疗效下降,副作用增加,甚至还可能引起严重的不良后果。

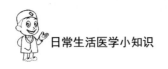

下面就介绍一些常用剂型药物的使用注意事项

片剂是药品最常用的剂型，分为口服片和外用片，普通口服片剂温水送服即可，老人儿童服用不方便还可以掰开碾碎。外用片包括阴道片和专供配制外用溶液用的压制片，不可口服，提醒大家注意，不要看到「片剂」字眼就以为是可以吃的药。

分散片：可以直接温水送服，也可将药片溶于温开水中服用，分散片释药速度快，老人儿童或片剂较大不易吞服时分散片就显得尤为方便。

泡腾片：温水完全溶解后（气泡完全消失）口服，不能直接口服，否则泡腾片会在口腔及胃肠道中释放大量气体，造成胃溃疡，甚至窒息。

缓、控释片：一般情况下，都需要整片吞服，不能掰开、嚼碎或碾碎。否则会破坏剂型，无法控制剂量，甚至导致药物大量释放，造成危险。有些有特殊说明可以掰开的药物，也一定要沿着标注的刻痕掰开。缓、控释制剂每日仅用1-2次，服药时间宜固定。部分缓、控释片（如硝苯地平控释片）会将药物放进一个壳中，药物完全释放后，这个"壳"会完整的排出体外。服用这些药物后，若发现大便中有药片，不用担心是药品质量问题或是药物没有被吸收。

肠溶片：在药物表面包裹一层特殊外衣而使药物在胃内不被溶解，到达肠道后才溶解释放药物。一些对胃黏膜有刺激性的、有效成分易被胃液灭活的药物常制备成肠溶片。因此亦不能掰开、嚼碎。

舌下片和口含片：舌下片是将药物置于舌下，使其溶解后被舌下血管吸收。不可吞服，否则起效缓慢，达不到治疗效果。同样，口含片在胃肠道吸收缓慢或不吸收，有些药物有首过效应，如不在口腔内充分含化而吞服后，会造成血药浓度下降，失去应有的疗效。还有含后不宜立即饮水和进食。

咀嚼片：先在口腔内充分嚼碎后服用，才能发挥药物的最佳疗效，否则作用效果将大打折扣。

胶囊剂：温水送服，如直接吞服极易黏在喉咙或食道里。尽量不要剥开服用，因为其中的药物可能对胃和食管有较大的刺激，且不易吸收。尤其是缓释胶囊和肠溶胶囊切勿剥开。

糖浆剂：服用后在咽部黏膜表面形成保护膜，服后半小时不宜喝水，以免影响疗效。

颗粒剂：温水冲化后，立即服用，不可长时间放置。特别一些抗生素在高温和有水的条件下，容易分解产生致敏物质，不仅降低疗效，还可使人体产生过敏反应。

栓剂：常用的有阴道栓和直肠栓，天气炎热时，如栓剂变软可将其放入冰水或冰箱中待其变硬再使用，不影响疗效。1. 阴道栓：应于睡前使用，给药后 1–2 小时内尽量不排尿，以免影响药效，月经期停用。2. 直肠栓：对于起全身作用的栓剂，需塞入肛门内儿童约 2cm，成人约 3cm 处，以达到直肠部位，保证药物吸收。对于起局部作用（如治疗外痔和肛裂）的栓剂，仅塞入肛门口即可。

想要药物发挥满意的治疗效果，减轻或避免毒副作用，就要知道不同剂型的使用方法，再根据患者自身的特点和需求选择合适剂型的药物服用。

药师告诉您：感冒到底要不要用抗菌药物

感冒的特点

感冒是病毒引起的上呼吸道急性卡他性炎症，以鼻咽部局部症状为主，如鼻塞、流涕、打喷嚏、咽部不适、咳嗽等，有时伴有轻微的全身症状，如低热、轻度畏寒和头痛、关节肌肉疼痛、全身不适等。

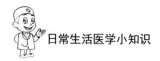

感冒病人外周白细胞计数一般正常或偏低，淋巴细胞比例很可能升高。

根据病史、鼻咽部发炎的症状及鼻腔黏膜充血、水肿、有分泌物，咽部轻度充血等体征，医生即可作出临床诊断。

感冒病毒与治疗

感冒病毒：约 200 多种，常见的鼻病毒也有 110 种病毒亚型。

病毒的分离与检测：感冒病人一般不作病毒分离，因为病毒种类多且无确切的监测手段，目前有些医院开展的血清病毒抗体的检测也无法用于早期诊断。

抗病毒治疗：目前的抗病毒药物对引起感冒的大多数病毒并无确切的疗效。

所以，治疗感冒通常不用抗病毒药物。

感冒不需用抗菌药物的情况

感冒初期病毒侵入，表现为鼻腔及咽黏膜充血、水肿，上皮细胞破坏，少量单核细胞浸润，有浆液性及黏液性炎性渗出，患者会出现鼻塞、流清涕等症状。几天后人体免疫细胞发挥作用，鼻咽腔分泌物变脓、变黄，这就是疾病演变的正常过程。

感冒需要抗菌治疗的情况

有合并细菌感染的征象：白细胞和中性粒细胞增高，持续流脓涕和鼻窦痛，扁桃体红肿疼痛，耳胀耳痛外耳道脓性分泌物，出现黏性或脓性痰和肺部啰音等应给予抗菌药物治疗。

"药" 正确用才有效

经常会碰到患者问："这个药应该饭前服还是饭后服呢？如果是每天一次，那是早晨吃好还是睡觉前吃好呢？"

其实影响药物吸收的因素有很多，比如药物的特点、药物的不良反应，还有人体的生理功能或病理现象呈明显的昼夜节律等，即使是同一种药物在不同的时间或不同状态下服用，疗效或毒副作用有可能完全不同。如果希望用药后获得满意疗效，减轻或避免毒副作用，就需要在合适的时间服用。

先介绍几个概念：

空腹指清晨至早饭前、餐前 1 小时或餐后 2 小时；

餐前服用是指饭前 30 分钟服用；

餐时服则是指饭后片刻或进食少许后服药；

餐后服用是指饭后 15-30 分钟服药；

睡前服是指临睡前 15-30 分钟；

半空腹服是指在两餐之间服用。

那么，如何选择正确的服药时间呢？下面我们简单介绍几种常用药物的服药时间要求。

降压药

人体血压的变化具有昼夜节律性。收缩压和舒张压均在 24 小时内呈现动态变化特点。大致呈现"两峰一谷"的波动状态。9：00-11：00 和 16：00-18：00 最高，从 18：00 起缓慢下降，至次日凌晨 2：00-3：00 最低。即：晨时血压开始上升，晚上开始下降，夜间睡眠时降至最低。而大多数高血压患者的血压变化规律与正常

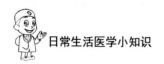

人一致，其夜间血压下降约为白天血压的10%–20%，也称"杓型"变化规律。但也有少数患者的血压其夜间血压下降低于白天血压的10%，也称"非杓型"变化规律。

如果您是"杓型"高血压，白天高、晚上低，则上午7时和下午14时服药为宜，使药物作用达峰时间正好与血压自然波动的两个高峰吻合，此时降压效果最好。不宜在睡前或夜间服用，以避免血压于夜间的睡眠中过低导致组织低灌注而诱发缺血性脑卒中，尤其是老年人。

如果您是"非杓型"高血压，则应于晚间睡前服药。钙通道阻滞剂和ARB类药物于早晨或晚上服药对24小时平均血压的作用相同，但晚上服药可更有效地降低夜间平均血压，进而有助于非杓型血压向杓型血压的转化。

有些食物可能会影响我们的药物吸收和作用的发挥，所以一般降压药建议空腹吃。请注意，监测血压很重要哦！

降糖药

糖尿病患者血糖具有昼夜节律性，其特点是昼高夜低，清晨始升高，午后达高峰，凌晨跌低谷。

降糖药物分很多种，比如促进胰岛素分泌的，瑞格列酮（诺和龙）、格列喹酮（糖适平）、格列齐特（达美康）之类的，需要饭前15–30分钟服用，胰岛素也是需要饭前给药，这样才能在我们进餐的时候发挥降低血糖的作用；但是也有特殊情况，比如二甲双胍，由于它可能带来比较明显的胃肠道不适，所以饭后服用比较好。而阿卡波糖（拜糖平）、伏格列波糖（卡博平）则需要进餐时候服用，与饭一起嚼碎了服用。请注意，监测血糖很重要，不同的降糖药物给药时间不一样哦！

降脂药

夜间服用效果优于白天，因人体胆固醇的合成多发生在夜间。比如阿托伐他汀（立普妥）、辛伐他汀（舒降之）、氟伐他汀（来适可）等大部分药物建议夜间服用。

抗抑郁药

晨起服用效果优于白天。因抑郁症患者的症状发作晨时重暮时轻。

铁剂、钙剂

铁剂在晚上服用效果优于白天。因铁剂在晚上 19：00 服用要比早上 7：00 服用吸收率增加 1 倍。并且铁盐对胃肠道有刺激性，且在胃酸的作用下易吸收。因此，以晚饭后半小时为宜。

钙剂在晚上服用效果优于白天，因人体的血钙水平在后半夜和清晨最低。因此，在临睡前服用效果最佳。

激素类药物

激素类药物的作用与内源性激素的生理节律关系密切。内源性 ACTH 和糖皮质激素的分泌有昼夜节律性。血药浓度在凌晨 1：00 最低，以后又逐渐升高，到上午 7：00-8：00 达到高峰，以后又逐渐降低，直至 13：00 后又达到最低点。

故必须长期应用糖皮质激素的患者，采用早 7：00 一次性给药或隔日早 7：00 一次性给药，不但可使药物的不良反应和停药后的不良反应降到最低程度，而且可获得最佳疗效。

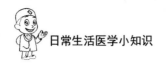

消化系统用药

宜空腹服用。促胃肠道动力药如：多潘立酮、莫沙必利。助消化药如：多酶片、乳酸菌素片。空腹服用可使药物充分作用于胃黏膜，在酸性条件下时胃黏膜表面的黏蛋白络合形成一层保护膜。

安全用药，健康相伴

随着世界医学不断进步发展，人均寿命大大提高。各类药物是抵抗疾病、恢复健康的最重要且最常用的武器之一。但由于个体差异、自身免疫状态变化、某些特殊病毒感染等多种可知甚至尚未明确的原因，致使恼人的药疹也随之而来，其中重症药疹可同时造成内脏、黏膜广泛、持续性损害，部分患者甚至有生命危险。近年来，重症药疹发病率逐渐增高。

什么是重症药疹？

重症药疹是指皮损广泛和伴有全身中毒症状及内脏受累的药疹，病情严重，易出现严重并发症，病死率较高。传统意义上的重症药疹包括剥脱性皮炎型药疹，重症多形红斑型药疹和中毒性表皮坏死松解型药疹。

重症药疹有什么危害？

除皮肤损害外，还可能造成多处黏膜（包括口腔、眼、胃肠道、泌尿道、肛门周围黏膜等）损伤，如溃疡、渗出及坏死等。可合并肾肝肺脏的损害、电解质紊乱、血小板减少、溶血性贫血、过敏性休克、再生障碍性贫血等。

一般什么药容易引起重症药疹？

重症药疹多见于解热镇痛药、磺胺类、安眠镇静药、抗生素类、抗癫痫药及血清类药物过敏。

青霉素及头孢类抗生素导致的 3 种类型重症药疹比例相当；磺胺类以中毒性表皮坏死松解型药疹为主；解热镇痛药、其他抗生素、抗癫痫药以重症多形红斑型药疹为主。

重症药疹的潜伏期有多久？

从用药到出现过敏症状，一般要 2-30 天不等，平均 10 天左右，与普通药疹类似。剥脱性皮炎型药疹潜伏期，一般较重症多型红斑型及中毒性表皮坏死松解型长。

如何预防重症药疹！

所有药物都有一定致敏性，因为个体差异及用药时自身免疫状态变化等多重因素，有时药疹不能避免，但可以采取一些措施，避免重症药疹发生。

用药前需要做到：

1. 杜绝自行滥用药物，至正规医院或诊所配药。尽可能减少用药品种。

2. 既往有药物过敏史，及近亲属有药物过敏情况，需详细告诉医护人员。

3. 用药后若有发热、瘙痒、轻度红斑、胸闷、气喘等不适，需立即停药并及时向医护人员反应，确定是否出现药物过敏，及时对症治疗。

4. 青霉素、阿莫西林、普鲁卡因、抗血清等易致敏药物用药前，

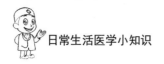

必须做皮试。

重症药疹治疗方案！

1. 立即停用致敏药物，多饮水、静脉补液促进体内药物排除；
2. 大剂量皮脂类固醇静脉滴注，做到早期、足量原则；
3. 防止继发感染；
4. 注意补液及维持电解质平衡；
5. 加强眼部、口腔及外阴糜烂面护理；
6. 肝脏、肾脏、肺部损伤均对症治疗，监测病情变化。

正确看待药品不良反应

普通市民常常会问"这个药有没有副作用啊"，药师通常会回答"有"，这时病人常常会很紧张甚至拒绝用药。那么今天就跟大家谈谈药品的不良反应。

药品不良反应是指合格药品在正常临床使用下出现的与用药目的无关或意外的有害反应。也就是说药品的不良反应的发生不能说明药品质量不好或者使用不当，任何药品都可能会发生不良反应。

不良反应的分类及产生原因

副作用：是指在治疗量出现的与治疗目的无关的不适反应。产生副作用的原因是药物选择性低，作用范围广，例如在麻醉时使用阿托品是为了保持呼吸道通畅，预防术后肺炎发生，但同时引起的腹胀、尿潴留就是副作用。

毒性作用：由于病人的个体差异、病理状态或合用其他药物引起敏感性增加，在治疗量时造成某种功能或器质性损害。例如庆大霉素等具有耳毒性。

首剂效应：一些病人在初服某种药物时，由于机体对药物作用尚未适应而引起较强烈的反应。例如哌唑嗪等降压药首次应用治疗高血压可导致血压骤降。

变态反应（过敏反应）：药物或药物在体内的代谢产物作为抗原刺激机体而发生的不正常的免疫反应。这种反应的发生与药物剂量无关或关系甚少，治疗量或极少量都可发生。临床主要表现为皮疹、血管神经性水肿、过敏性休克、血清病综合征、哮喘等。

继发反应：由于药物的治疗作用所引起的不良后果。例如应用抗肿瘤药物引起机体免疫力低下。

特异质反应：因先天性遗传异常，少数病人用药后发生与药物本身药理作用无关的有害反应。该反应和遗传有关，与药理作用无关。

停药综合征：一些药物在长期应用后，机体对这些药物产生了适应性，若突然停药或减量过快就会使机体处于不适应状态，而导致反跳回升现象和疾病加重等。例如停用高血压药物出现血压反跳及心悸、出汗等症状。

不良反应有哪些临床表现

最常见于皮肤及其附件，临床表现主要为皮疹、瘙痒、皮肤红肿等；其次为消化系统，临床表现主要为恶心、呕吐、腹泻等；第三为中枢及外周神经系统，临床表现主要为头晕、头痛、眩晕、肢体麻木等；第四为局部损害，临床表现为眼肿、手麻等；第五为心血管系统，临床表现主要为心悸、心慌、血压改变等。

发生不良反应时怎么办？

首先应停药。一般的不良反应在停药后会很快消失；并向医生咨询，若症状确属药品不良反应，今后应慎用该种药品。如果不良反应非常严重，应该去医院就诊治疗，及时使用有助于药物从体内

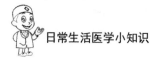

排出，保护有关脏器功能的其他药品。

如何预防不良反应的发生

向医生提供自己及家族详细的食物和药物过敏史，这点对有过敏倾向和特异质以及有不良反应家族史的患者十分重要。

向医生提供在不同科室开具的药品和自用药品的使用情况，避免重复用药以及联合用药产生的不良反应。

用药时密切观察自身身体变化，以便及时停药和处理，防止恶化。

严格遵守医嘱，对于有些用药后需要按规定检查器官功能的要及时复查。

第十六章 营养篇

深夜食堂之健康吃泡面

最近引起热议的中国版《深夜食堂》已收官，相信大家不仅被剧中的故事情节深深吸引，也对剧中出现的一道道美食垂涎三尺，其中泡面的做法也让大家耳目一新。那么泡面到底有多少营养价值呢？

1. 泡面＝？

泡面一般由面饼和料包组成，面饼的基本加工程序是用筋力较强的精白面粉和面（其中可能加入碳酸钾、氯化钠、磷酸盐、植物胶等添加剂以加强筋力，还可能加点黄色素让颜色看起来像鸡蛋面），先蒸煮熟，然后用棕榈油快速炸制，令其水分降低到可以长期保存的程度，再脱去表面附着的油脂。料包通常至少有 2-3 袋，一个是液态调味油包，或者加了动物脂肪的酱包；另一个是盐、鲜味剂和香辛料、紫菜虾皮之类的低水分风味配料混合而成的粉包；再加上一丁点脱水或腌制的蔬菜包。

2. 泡面中的营养成分？

面饼的营养价值，实际上是精白面粉加上油脂，油脂含量通常在 18%–24% 之间，蛋白质含量为 8%–10%，还有少量水分、矿物质和膳食纤维（总共占 8%–9%），其余的就是淀粉了。从营养价值上看，泡面面饼低于馒头烙饼之类的普通面食，而油脂含量则要高的多。

料包中的第一大成分就是脂肪，酱包的油脂含量超过 50%，含

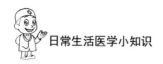

有很高比例的饱和脂肪酸。粉包当中，含有过多盐分和大量鲜味剂，其中钠含量几乎是推荐的一日摄盐量（6g）的总和。蔬菜包含有少量的脱水蔬菜或肉粒蛋粒等，只能作为颜色点缀，没有多少营养价值。

总的来说，泡面是一种加了油和盐的主食，食物类别单一，蛋白质及维生素矿物质含量过少，脂肪含量特别是饱和脂肪过多，从而引起肥胖、高脂血症、糖尿病、心血管疾病等一系列慢性病。盐分含量过高，如长期食用易导致高血压，且对肾脏损害大。泡面中还含有大量食品添加剂，如磷酸盐、防氧化剂、防腐剂等，若长期食用，对人体造成的危害是极大的。泡面偶尔吃一次无妨，但经常用它代替正餐，将会造成营养不平衡和多种微量元素缺乏以及钠摄入量超标的问题。

3. 怎样健康吃泡面？

可选择面饼半块，料包三分之一袋，额外再加入富含蛋白质的食物，如白水煮蛋、豆腐制品适量，还可放些番茄、黄瓜、生菜等可以生吃的蔬菜，以增加维生素与矿物质，餐后喝一杯牛奶或酸奶，还可加餐一个水果。这样不仅营养价值提高，口味上也能得到满足。

您真的了解燕窝吗？

您的朋友圈是不是已经被如此刷屏？您的朋友圈是不是有很多女性在食用燕窝？

燕窝传入中国起，便迅速成为人们心中最珍贵的滋补品。随着健康轻生活理念的普及，燕窝早已成为爱美人士食谱的座上常客。

燕窝盛产于东南亚地区，是海鸟金丝燕的巢穴，多建在热带、亚热带海岛的悬崖绝壁上。金丝燕的口腔能分泌出一种胶质唾液，再混合其羽绒及其他物质，经海风吹干后，变成半透明而略带黄色的物质，其形状很像燕子的巢，因此被称为燕窝。

燕窝的营养价值

100g 干燕窝内含有：蛋白质 49.9g，钙 42.9mg，碳水化合物 30.6g，磷 3.0mg，铁 4.9mg。碳水化合物一般是用来提供能量的，燕窝的蛋白质含量确实较高，但是您并不会像进食豆制品那样大口吞嚼。每次燕窝推荐量大约为 3-5g，也就相当于摄入的蛋白质总量约为 2g，所以意义也就没那么大了。另外，营养学上衡量蛋白质的质量主要是看氨基酸组成，燕窝的蛋白质主要是胶原蛋白，氨基酸组成并不完全，属于不完全蛋白质。

燕窝最主要的营养价值是其富含的活性物质：唾液酸。它是从燕窝的蛋白质复合物中提取出来的，以国内的一些检测数据来看，该成分可达到燕窝干物质重量的 3%-15%，并在一些动物试验中有一定的保健意义。

然而这一研究结果与现实情况有些出入，动物试验使用的唾液酸剂量与人体能吃进去的含量完全不可同日而语。

目前，并没有明确的证据证明燕窝有神奇的功效。

不吃主食减肥？是时候停止了！

减肥永远是现在小伙伴们热议的话题，很多小伙伴在减肥时，都会选择不吃主食，只吃肉和菜，短期内真的瘦了，似乎更加证实了"米饭、面食是让人发胖的原因""主食是慢性病的元凶"等种种传言。

但是，真相往往是令人伤心的，引起肥胖的真正原因并非是主食。营养师要为主食打抱不平啦！

接下来有请主角登场：碳水化合物。主食的营养成分主要是我，大部分人 50%-60% 的热量摄入来自我。我和蛋白质、脂肪一起被

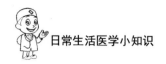

称为三大产能营养素，我们仨比例平衡，任何一种营养素摄入过多都会引起肥胖。同等重量下，我产生的能量易被身体利用，而我的兄弟脂肪所提供的能量约是我的 2.2 倍，且不易被利用，所以摄入过多脂肪易导致能量过剩，这才是肥胖的祸端。

在我国，国人的主食以谷物为主，主要有大米、小米、小麦、薯类等。主食中富含的碳水化合物是人体不可缺少的营养物质，对构成机体组织、维持神经系统和心脏正常功能、增强耐力、提高工作效率有重要意义。可以说，主食是个宝，对身体健康大有好处。

而且对于我国这样一个从小习惯于以碳水化合物食物为主食的国家，长期不吃主食难以坚持，人们宁愿接受少油的烹调方法，也不愿意接受一辈子不吃主食的生活。两三个月固然能够暂时忍受，但如果成年累月不吃淀粉类食物，人们会感觉不幸福。若以肉为主食，虽然短期因产生酮体（生酮饮食）而快速减重，但除非您一辈子坚持这种吃法，否则只要开始恢复淀粉类主食，体重马上就会反弹，此前的成果化为乌有。而体重忽高忽低的波动非常有害健康，折腾自己又有什么意义呢？

营养小贴士：虽然碳水化合物不可缺少，但吃多了也会因能量过剩导致糖尿病与肥胖等健康问题，故应尽量避免。

我们认为这种低碳水化合物减肥法也并非一无是处，对于一些从未减肥过的肥胖人士、需用低碳水化合物或低热量饮食治疗的患者，这些方法是治疗所需的措施，但这些治疗需在医生的帮助和营养师的指导下真正实施到位，切实保持食物比例合理、营养供应充足，而且减重后需要长期管理和指导。

今天您吃全谷杂粮了吗？

一般谈到"吃粗杂粮"的问题，得到的都是一片排斥的声音：

随着餐桌越来越丰富，我国居民的嘴也越来越挑剔，大家更乐意选择易消化、易咀嚼、自认为营养价值高的食物，其带来的后果就是慢性疾病发生率越来越高。究其根本，不光是能量摄入超标了，更主要的是老百姓们抛弃了有营养的"全谷杂粮"类主食，转而选择了口感颇佳的精白米面。

所谓"全谷物"是指脱壳之后没有精制的粮食种子，保留了种子外层的粗糙部分及谷胚，保持原有的营养价值。大部分粗粮都属于全谷，比如小米、高粱米、各种糙米、小麦、黑麦、荞麦等。还有一些食物虽然不属于全谷物，但可以整粒当粮食食用，没有经过精磨，称为"杂粮"，比如红小豆、绿豆、各种颜色大小的芸豆等，此类食物也是非常健康的主食选择。

全谷杂豆类每日推荐食用量 50-150g
——《中国居民膳食指南》

这些口感差、难咀嚼的主食，为什么要推崇呢？下面就来盘点下"全谷杂粮"的优势。

1. 营养素更全面

相同重量及能量下，全谷杂粮类营养价值要比精白米面高的多，尤其是 B 族维生素和钾、镁等微量元素，一般高达 3 倍以上。比如说，精白面粉维生素 B1 含量只有全麦的 1/4；大米的铁钾含量只有小米的 1/5。同样为了吃饱肚子，为什么不选择营养素更全面的全谷类呢？

2. 纤维素含量更高

全谷杂粮类含有较为丰富的纤维素含量，与同等质量下的精白米面相比，其能提供更多的膳食纤维和抗性淀粉，在便秘多发的现代，更能帮助清肠通便，增加肠道有益菌群，更有助于降低多发的肠癌风险。

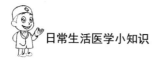

3. 饱腹感强

进食同等能量的精白米面速度更快，饱腹感差、易饥饿，会不自觉地超标摄入能量。而全谷杂粮饱腹感较强，不易进食过量，能够有效地控制膳食总能量，对于想要控制体重的胖友们何乐而不为呢？

4. 保健成分更多

全谷杂粮还含有较多的抗氧化物质，如类黄酮、花青素、类胡萝卜素等，这些物质有助于预防癌症、冠心病，能帮助控制血胆固醇等。而精白米面中几乎不含此类成分。

5. 更好地管理血糖

全谷杂粮可以说是糖尿病病人的福音。进食同等质量及能量的精制米面与全谷杂粮，前者有较高的升糖能力，而且加工越精细升糖能力越高。而全谷杂粮类因为需要咀嚼，消化速度慢，其对餐后血糖影响较小。因此，糖尿病病人宜选择部分全谷杂粮替换部分主食。

细数了全谷杂粮的这么多好处，那到底应该怎么吃呢？

营养小贴士

1. 部分"全谷杂粮"替换白米饭，建议循序渐进添加；

2. 全谷杂粮提前浸泡，或改用压力锅烹调，这样杂粮饭也能质地柔软又易消化；

3. 合理选择及烹调，基本人人可以吃粗杂粮。

秋意浓，养生润为先

秋意浓，天凉好个秋！然而，秋季早晚温差大，降雨量减少，空气环境越来越干燥。这样的季节会诱发机体一系列不适应情况，如：1. 呼吸系统：嗓子疼、咳嗽、痰多、鼻腔干燥等；2. 消化系统：消化不良、大便干燥或黏腻，或贪食肥甘油腻的食物；3. 皮肤紧绷、干燥、瘙痒、口干、唇裂、眼涩等老百姓俗称"上火"的症状。

由此可见，干燥的症状很普遍也很强烈，大家通常都会用什么方式来对付秋燥呢？多喝水、多喷水、开空气加湿器、擦唇膏、吃水果。

这些大家都试过了，好像也不见明显的效果，总觉得该干还是干。原来，这些方法有一定局限性，治标不治本。最重要的解决办法是滋阴。中医认为，每个季节有不同的外邪当令，秋季是燥邪，因此，滋阴是润燥的根本。

究竟哪些食物有滋阴的功效呢？营养师告诉大家，饮食大有讲究！

人们常说要吃些"滋阴润燥"的食物，如银耳、山药、小米等，这是中国古代医学留下来的宝贵财富，同时它也是具有科学依据的。

1. 百合：味甘性寒，滋阴润肺，静心安神。口干舌燥皮肤紧，恰恰就是中医讲到的肺主皮毛，开窍于鼻。湿百合可以用来炒菜或煮甜品吃，干百合一般用来入药、泡茶或炖汤，两种百合都可以起到很好的滋阴、润燥、止咳、宁神的效果。食疗代表：百合莲子银耳羹、百合红枣粥。

2. 石斛：性微寒，养阴清热，生津利咽、美容养颜，被誉为中医"九大仙草"之首，是一种名贵的中药材。有效成分为石斛多糖、石斛碱等，具有独特的药用价值，尤以滋阴功效最为显著。新鲜石斛嚼出来有黏黏的感觉。食疗代表：石斛百合（蜂蜜）茶饮，石斛老鸭煲。

3. 山药：性甘、平益肾气、健脾胃、补心气不足。很多植物性食物煮后会呈现出膨胀、黏稠的状态。这类物质是植物胶质，也叫多糖，属于可溶性膳食纤维，具有很强的吸湿性和保湿性。同时，膳食纤维不能被人体消化，这些食物可以把水分一直带入大肠，延缓了水分吸收和排泄速度的同时，使大便变得柔软成型。山药就属于这种食材，不光滋阴，还能健脾生津。食疗代表：山药萝卜粥、玫瑰山药泥。

总之，秋季尽量少食用具有"喝水"欲望的食物，如食果干、

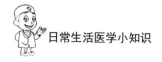

腌制品、油炸食品。还要注意口味清淡，少食用辛辣刺激及过咸的食物（辛辣刺激的食物会增加对胃肠道刺激；过咸的食物中的钠离子由于渗透压作用会使血管中的血容量增加，而使身体组织中的水分减少，故应少食）。

素食，您吃对了吗？

近年来，被称为"国际素食日"的 11 月 25 日，受到越来越多人的追捧，素食也在各种所谓健康人士中沸腾，素食成为其追求健康、瘦身美容的途径。殊不知，"国际素食日"的主要目的是关怀动物，推广以植物性饮食取代动物性饮食，其更大的意义在于保护环境，并不是提倡人们以纯素食为生。

的确，长期大量食用肉类会使蛋白质、脂肪、盐分等摄入过量，导致体重、血脂、血糖、血压过高，进而可能引发一系列慢性疾病。与之相反，蔬菜等很多素食含有大量纤维素，可以增加肠道蠕动、促进排便，有利于人体健康。但是在实际生活中，许多信仰纯素食的人士存在很多食用误区。殊不知，这种错误的膳食结构，很容易出现健康问题。

常见误区

1. 烹调用油、糖、盐过量

素食通常都比较清淡，为了满足口味需要，有些素食者会添加较多调味剂（油、糖、盐等）进行烹制，其实这些做法会带来过多能量，精制糖和油脂一样容易升高血糖、血脂，而过多的食盐摄入是高血压的诱因。

2. 过量食用水果

水果含糖量大多在 4%-14% 之间，部分含糖量在 14% 以上，能量不能忽视。素食者如果食用过多水果，应相应减少主食摄入量，防止能量过剩。

3.生吃大量蔬菜

一些素食者热衷于凉拌或沙拉的形式生吃蔬菜，认为这样才能充分发挥营养价值。实际上，蔬菜中很多营养成分需要加热烹调才能很好吸收，如维生素 K、胡萝卜素等都是脂溶性维生素，在加油烹调后能有效提高吸收率。而且沙拉酱所含热量并不比油脂烹调的热量低。

4.主食只吃精白米、面

精白米面因加工丢失了大部分的营养素，特别是 B 族维生素损失 70% 以上，且不吃肉类又减少了 B 族维生素的供应量，豆制品中维生素含量也较少，故应在主食中添加部分杂粮、杂豆，以提高 B 族维生素的摄入量。

5.没有配合补充复合维生素

素食并不是只吃蔬菜水果这么简单，与吃普通膳食相比，它更加注重食物的平衡和搭配，还应配合服用复合维生素等营养补充剂。只有在各类营养素充足且相互平衡的条件下，才能体现出素食的各种优势。

如果说您为了想要健康而食素，或许您正在远离健康。其实荤素搭配更益于健康哟！

中国营养学会发布的 2016 版《中国居民膳食指南》中，推荐多吃蔬果、奶类、大豆，适量吃鱼、禽、蛋、瘦肉。

其实不论是吃素还是吃荤，都应根据自身需要，合理均衡饮食。老年人长期吃素容易导致钙、铁等微量元素缺失，而青少年长期吃素容易导致身体发育迟缓。

营养师建议，平时要坚持荤素搭配，每天坚持吃一斤以上蔬菜、一个鸡蛋、二两瘦肉。

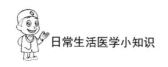

帕金森患者，饮食有讲究

帕金森患者必须远离蛋白类食物？可以吃什么？怎么吃？有什么食物帕金森患者不能吃？

并不是如此，帕金森病患者饮食应当均衡，各种营养元素均需摄入。其饮食应注意以下几点：

1. 均衡饮食：食物应多种多样，包含米面、蔬菜、水果类、蛋类、奶类、豆类或肉类等，满足身体对各种营养的需求。

2. 多吃谷类：通常每天吃 300-500g 的谷类食物，如米、面、杂粮等。谷类主要提供糖（碳水化合物）、蛋白质、膳食纤维和维生素 B 等营养，并提供能量。碳水化合物不影响左旋多巴的药效。

3. 多吃蔬菜和瓜果：每天大约吃 300g 的蔬菜或瓜类，1-2 只中等大小的水果。获取多种维生素和矿物质，以及膳食纤维。

4. 适量吃奶类、蛋类和豆类：奶类含丰富的钙质，钙是骨骼构成的重要元素。对于容易发生骨质疏松和骨折的老年帕金森患者，每天建议喝 1 杯牛奶或酸奶。牛奶所含蛋白质可能影响左旋多巴药效，建议晚上睡前喝牛奶。此外，豆腐、豆腐干等豆制品也可以补充钙，但注意尿酸高的患者避免摄入过多豆制品。

5. 限量吃肉类：每天摄入大约 50g 的肉类，选择瘦肉、禽肉或鱼肉。肉类食物可以分配在早、晚或午、晚餐中，但是对于一些病人，为了使白天的药效更佳，也可只在晚餐安排蛋白质丰富的食物。

6. 尽量不吃肥肉、荤油和动物内脏：一方面过多的脂肪会延迟左旋多巴的吸收，影响药效；另一方面饱和脂肪酸和胆固醇摄入过多还可促进老年患者心脑血管动脉粥样硬化，导致冠心病、脑中风，加重帕金森患者痴呆症状等。

7. 改善便秘：便秘是帕金森患者常见症状之一，可能原因包括疾病本身引起的肠神经系统退变、肠道菌群失调、抗帕金森药物副作用等。建议定时排便；补充足量水分，每天至少饮 2 升的饮用水；增加膳食纤维摄入，多吃富含纤维的蔬菜瓜果等。

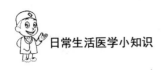

附 家庭急救：不可忽略的话题

俗话说"天有不测风云，人有旦夕祸福"。现实生活中"万一"常常是难以避免的。但是在紧急关头如果能了解一些急救知识，采取相应的紧急措施，就能避免病情的进一步恶化，甚至能转危为安。其实关于家庭急救不外乎以下三个方面。

急救常识

打急救电话

许多人肯定不以为然，急救电话不就是拨打"120"，有些地区拨打 999 吗！确实大致如此，但电话只是其中一部分，另外一些注意事项也非常重要：（1）要讲清楚病人的姓名、性别、年龄，确切地址、联系电话；（2）要告知病人目前的主要症状和已经采取的急救措施；（3）尽可能的告知过去得过什么疾病或服药的情况；（4）最后也是最为重要的，即约定具体的候车地点，地点要具有标志性，容易找到，以免耽搁时间。

配备家庭急救箱

随着人民生活水平的提高，健康意识在一定程度上也有了很大的提高。现在许多的家庭都或多或少会准备一些急救药品或简单的设备，但也存在一些问题，即种类不齐全，急救物品缺这少那，实际上，家庭急救箱可以按照下面的清单来准备。

（1）消毒好的纱布、绷带、胶布、脱脂棉、三角巾；

（2）体温计、医用的镊子和剪子；

（3）酒精、紫药水、红药水、碘酒、烫伤膏、止痒清凉油、伤湿止痛膏；

（4）内服药大致可配置解热、止痛、止泻、硝酸酯类和助消化等类型的药物。

有了急救箱，是不是就高枕无忧了呢？答案是否定的，因为急救箱如果长期不用，里面的药品很可能会过期、失效甚至转变为有毒物质。因此，至少每隔三个月检查一次急救箱，及时补充用完的物品和药品，更换过期和即将过期的药品，如发现药品的性状发生了改变，例如受潮、变色等，也要及时处理。最好使用可以密封的急救箱，可以防潮防污。

心肺复苏（口对口人工呼吸、胸外心脏按压）

根据最新的资料显示：我国每年心脏猝死的总人数高达 50 多万，平均每分钟就有 3 人因心脏原因在发病 1 小时内死亡！国际先进地区猝死抢救成功率最高可达 30%–50%，而中国的北京、上海、广州等大城市不足 3%。如果全民普及心肺复苏，每年将会有 20 余万猝死病人有可能救活。让我们再来了解另外一组数据：一旦呼吸心跳停止，10 秒后脑缺氧、昏迷；30 秒后抽搐、大小便失禁；4 分钟脑细胞开始受损；6 分钟后脑细胞均可造成不可逆的损害。我们必须珍惜 4 分钟以内的黄金抢救时间，6 分钟是抢救极限。所以，时间就是生命。如果我们的家庭成员不幸发生心跳骤停，在"第一现场"能够立即进行心肺复苏，同时等待医院的救援，那么抢救的成功率将大大提高。那么如何尽可能有效的做好院外心肺复苏呢？下面我

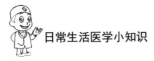

们把心肺复苏分解成以下八个方面：

（1）判断环境安全：在家中进行心肺复苏之前一定要确定目前所处的环境是否安全：即是否现场正处于火灾或者煤气泄漏等，如果是这样，一定要立即把患者转移至安全处进行心肺复苏。

（2）判断意识、呼吸和脉搏。

（3）呼救（拨打 120）。

（4）患者体位。

具体的操作方法：看到患者倒地后马上把患者仰放在坚硬的平地上。若患者是俯卧或侧卧，抢救者应一手护颈，一手护躯体，把患者头颈身体在同一平面上转动，放平。翻身时特别要注意保护脊柱。

（5）胸外心脏按压（下图）：男性在两乳头连线的中点，女性在剑突上两横指的位置；手掌的方式：双手掌根重叠（儿童用单手掌根，婴儿用中指、无名指）；按压次数和频率：30 次（频率100–120 次以上 / 分）；按压深度：成人 5–6cm，儿童 5cm 和婴儿 4cm 或胸廓前后径的 1/2–1/3。

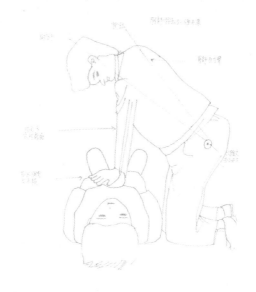

（6）开放气道（下图）：先解开患者的衣领，清除口腔的异物，然后采用仰头举颏法，让患者的下巴与耳垂连线与地面成90度角，儿童成60度角，婴儿成30度角（下图）。

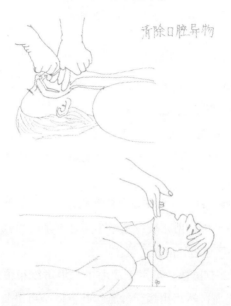

（7）人工呼吸：采用口对口或用简易呼吸器吹气两次；每次吹气的气量400-600 ml（胸部有起伏）。

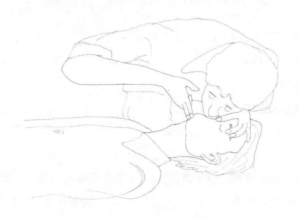

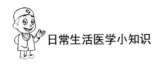

（8）五个周期：在施行心肺复苏的过程中规定五个周期为一组，每个周期行心脏按压 30 次，人工呼吸 2 次。做完五个周期后可对患者的意识、呼吸或脉搏进行重先评估，如若患者呼吸、脉搏仍未恢复则继续进行下一组心肺复苏，直至医院救护人员赶到。

止血法

（1）较小或较表浅的伤口，应先用冷开水或洁净的自来水冲洗，但不要去除已凝结的血块。

（2）伤口处有玻璃片、小刀等异物插入时，千万不要去触动、压迫和拔出，可将两侧创缘挤拢，用消毒纱布、绷带包扎后，立即去医院处理。

（3）碰撞、击打的损伤，有皮下出血、肿痛，可在伤处覆盖消毒纱布或干净毛巾，用冰袋冷敷半小时，再加压包扎，以减轻疼痛和肿胀。伤势严重者，应去医院。

（4）伤口有出血，可用干净毛巾或消毒纱布覆盖伤处，压迫 10~20 分钟止血，然后用绷带加压包扎，以不再出血为度，视情况去医院处理。

催吐法

神志清醒的口服毒物的人，只要胃内尚有毒物，除强腐蚀性毒物外，都可进行催吐。催吐是排出胃内毒物的最好办法，并可加强洗胃的效果。

具体的操作方法：

（1）用压舌板、匙柄、筷子、手指等搅触咽弓和咽后壁使之呕吐。

（2）如因食物过稠不能吐出、吐净，可嘱病人先喝适当的温清水或盐水。然后再促使呕吐，如此反复行之，直至吐出液体变清为止。

对一些疾病的初步急救

呼吸道异物堵塞

在日常生活中，我们常常会在饮水或进食的时候，由于某些外在的刺激而使得异物进入呼吸道，此时如果是饮品或小的异物，人体多半会通过代偿性的呛咳反射而把异物排出呼吸道。但是当异物较大或进入过深时则可快速引起呼吸困难，严重者可发生窒息死亡。而且此类意外情况多发生于5岁以下儿童，1~3岁占多数，常见于进食花生、瓜子、果冻、口香糖、骨头等食物，进食时大声哭笑、打闹、边跑边吃等容易引发事故。针对这种情况，美国外科医生海姆立克教授发现了可以利用肺内残余气体形成气流冲出异物的急救方法（海姆立克法）。当然面对这种情况，最为妥善的急救方法应该是在进行海姆立克急救的同时，做好前往医院抢救的准备。下面我们对不同人群的海姆立克法进行介绍。

（1）施救对象为成人：救护者站在受害者身后，从背后抱住其腹部，双臂围环其腰腹部，一手握拳，拳心向内按压于受害人的肚脐和肋骨之间的部位；另一手成掌捂按在拳头之上，双手急速用力向里向上挤压，反复实施，直至阻塞物吐出为止（右图）。

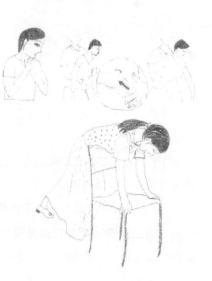

（2）施救对象为3岁以下的小孩：应该马上把孩子抱

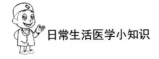

起来，一只手捏住孩子颧骨两侧，手臂贴着孩子的前胸，另一只手托住孩子后颈部，让其脸朝下，趴在救护人膝盖上。在孩子背上拍1～5次，并观察孩子是否将异物吐出。

（3）施救对象为婴儿：将患者的身体扶于救护员的前臂上，头部朝下，救护员用手支撑伤病者头部及颈部；用另一手掌掌根在伤病者背部两肩胛骨之间拍击5次。如果堵塞物仍未排除，实施5次压胸法。使患儿平卧，面向上，躺在坚硬的地面或床板上，抢救者跪下或位于其足侧，或取坐位，并使患儿骑在抢救者的两大腿上，面朝前。抢救者以两手的中指或食指，放在患儿胸廓下和脐上的腹部，快速向上重击压迫，但要刚中带柔。重复之，直至异物排出。

中 风

中风，也称脑卒中，以猝然昏倒，不省人事，伴发口眼歪斜，语言不利，半身不遂或无昏倒而突然出现半身不遂为主要症状的一类疾病。

（1）保持安静：如果病人是清醒的，要注意安慰病人，缓解其紧张情绪。不要摇晃患者，尽量少移动患者，尽快呼叫急救车。

（2）保持呼吸道通畅：应使病人仰卧，头肩部稍垫高，头偏向一侧，防止痰液或呕吐物回流吸入气管造成窒息。如果病人口鼻中有呕吐物阻塞，应设法抠出，保持病人的呼吸道通畅。宽松患者衣物，如有假牙也应取出。

（3）起病时禁止喂药、进食、喝水。

心绞痛

心绞痛是冠心病引起的一个急性发作症状，由于冠状动脉粥样硬化使心肌血管变窄、血流量减少，此时，若再遇到劳累、运动、情绪激动紧张、用力排便等加重心脏负担的情况，常可诱发心绞痛。特点为阵发性的前胸压榨性疼痛感觉，可伴有其他症状，疼痛主要位于胸骨后部，可放射至心前区与左上肢，常发生于劳动或情绪激动时，每次发作3-5分钟，可数日一次，也可一日数次，休息或用硝酸酯制剂后消失。

相应的急救方法：

（1）立即停止一切活动，平静心情，就地采取坐位、半卧位或卧位休息；

（2）舌下含服硝酸甘油一片。血压低者不能服用服硝酸甘油；

（3）疼痛缓解后，继续休息一段时间后再活动；

（4）如果疼痛持续不缓解，应及时呼叫救护车；

（5）立即按压患者的内关和合谷穴，每个穴位按压50次，两个穴位可循环按压。内关穴是手厥阴心包经的常用腧穴之一，位于前臂掌侧，当曲泽与大陵的连线上，腕横纹上2寸，掌长肌腱与桡侧腕屈肌腱之间。常用于治疗心绞痛、心肌炎、心律不齐、胃炎、癔病等。合谷穴，别名虎口。属手阳明大肠经。原穴。在手背，第1、2掌骨间，当第二掌骨桡侧的中点处。

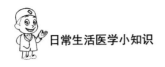

对意外伤害的急救

烧烫伤

烧烫伤是日常生活中常见的意外，由热能引起，可造成局部组织损伤、皮肤功能障碍、液体丢失、细菌感染等，严重者可危及生命。烧伤对人体组织的损伤程度一般分为三度：Ⅰ度表现为轻度红、肿、痛、热，感觉过敏。表面干燥无水泡；Ⅱ度分为浅Ⅱ度和深Ⅱ度，浅Ⅱ度表现为剧痛、感觉过敏、有水泡；泡皮剥脱后，可见创面均匀发红，水肿明显；深Ⅱ度表现为感觉迟钝，有或无水泡，基底苍白，间有红色斑点，创面潮湿；Ⅲ度表现为皮肤疼痛消失，无弹性，干燥无水泡，皮肤呈皮革状、蜡状、焦黄或炭化；严重时可伤及肌肉、神经、血管、骨骼和内脏。

急救措施：

（1）脱离热源，如现场有危险，应迅速转移伤者，如衣服着火应迅速扑灭；

（2）用冷清水冲洗 20 分钟或至无疼痛感觉时；

（3）轻轻擦干伤口，用纱布遮盖，保护伤口；

（4）严重烧伤，迅速拨打急救电话，送医院；

（5）不随便涂药，不挑开水泡。

溺 水

溺水现象，在现实生活中最常见的急症，溺水后由于大量水或水中异物同时灌入呼吸道及吞入胃中，水充满呼吸道和肺泡，引起喉、气管反射性痉挛，声门关闭及水中污物、水草堵塞呼吸道，导致肺通气、换气功能障碍，引起窒息甚至致呼吸、心跳骤停，以致死亡。

急救措施：

（1）排除口腔异物：

①仰卧时，将溺水者头部偏向一侧，以防异物堵塞气管；

②昏迷状态下，舌根后坠易堵塞气管，应将头偏向一侧；

③观察口腔，用手清除溺水者口腔异物，如无呼吸，立即给予人工呼吸两次。

（2）心肺复苏（同上）。

触　电

现代社会，生活离不开电，人触电事故也常有发生。人触电会造成电烧伤，常有生命危险。轻者有惊吓、发麻、心悸、头晕、乏力，一般可自行恢复。重者出现强直性肌肉收缩、昏迷、休克、心室纤颤，低压电流可引起心室纤维性颤动至心跳骤停。

急救措施：

（1）切断电源：用绝缘物将伤病员与电线分开，如用木棒、竹竿挑开电线；遇有高压电击伤者，要先拉闸断电，切勿贸然上前施救；施救者脚下可穿胶鞋或垫上木板；

（2）如果伤者神志清楚，检查有无烧伤外伤并及时处理，并尽快送医院治疗；

（3）如果伤者神志不清楚，应立即检查其呼吸、脉搏。若停止应立即实施心肺复苏，并呼叫急救车。

一氧化碳中毒

一氧化碳俗称煤气，为无色、无臭、无味、无刺激性的气体。在日常生活中，家庭用火、取暖、洗浴时缺乏预防措施，是导致一氧化碳中毒的主要原因。中毒时，病人最初感觉为头痛、头昏、恶心、呕吐、软弱无力，大部分病人迅速发生痉挛、昏迷，两颊、前胸皮

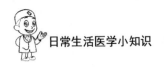

肤及口唇呈樱桃红色，如救治不及时，可很快因呼吸抑制而死亡。

急救措施：

（1）立即打开门窗，将中毒者移至通风良好、空气新鲜的地方，并注意保暖；

（2）马上拨打急救或报警电话，说清中毒者的地址，以便急救人员尽快赶到；

（3）在医务人员未到来之前，要让患者保持侧卧，因为煤气中毒的病人往往会发生呕吐，一旦呕吐容易造成病人窒息，发生危险；

（4）松解患者衣扣，保持其呼吸道通畅，清除口鼻分泌物；如发现呼吸骤停，应立即进行口对口人工呼吸，并进行心外按摩。

有机磷中毒

食入含有机磷的农药（如敌敌畏等），或吸入毒气沙林，以及喷洒农药时皮肤接触和呼吸道吸入农药，都可引起有机磷中毒。患者可出现头晕、呕吐、肌肉抽搐、流口水、出大汗，甚至大小便失禁、昏迷、瞳孔缩小等，呼出气体和呕吐物有大蒜臭味。

急救措施：

（1）呼吸道吸入者，应立即离开现场，移至空气新鲜流通的地方；有条件者可吸入氧气；

（2）如皮肤黏膜沾染，应立即脱去衣服，并用肥皂或其他碱性溶液充分洗净；

（3）如毒物已经进入消化道者，应立即催吐（用手指伸进口腔，刺激喉咙催吐）；

（4）如患者昏迷，可侧卧位，保持呼吸道通畅，并尽快呼叫急救车。

结 语

　　总之，人吃五谷杂粮，哪能不生病，况且一些意外伤害也常常不期而至。防患于未然固然重要，但是掌握基本的家庭急救技能则能在危急时刻做到自保或保他。